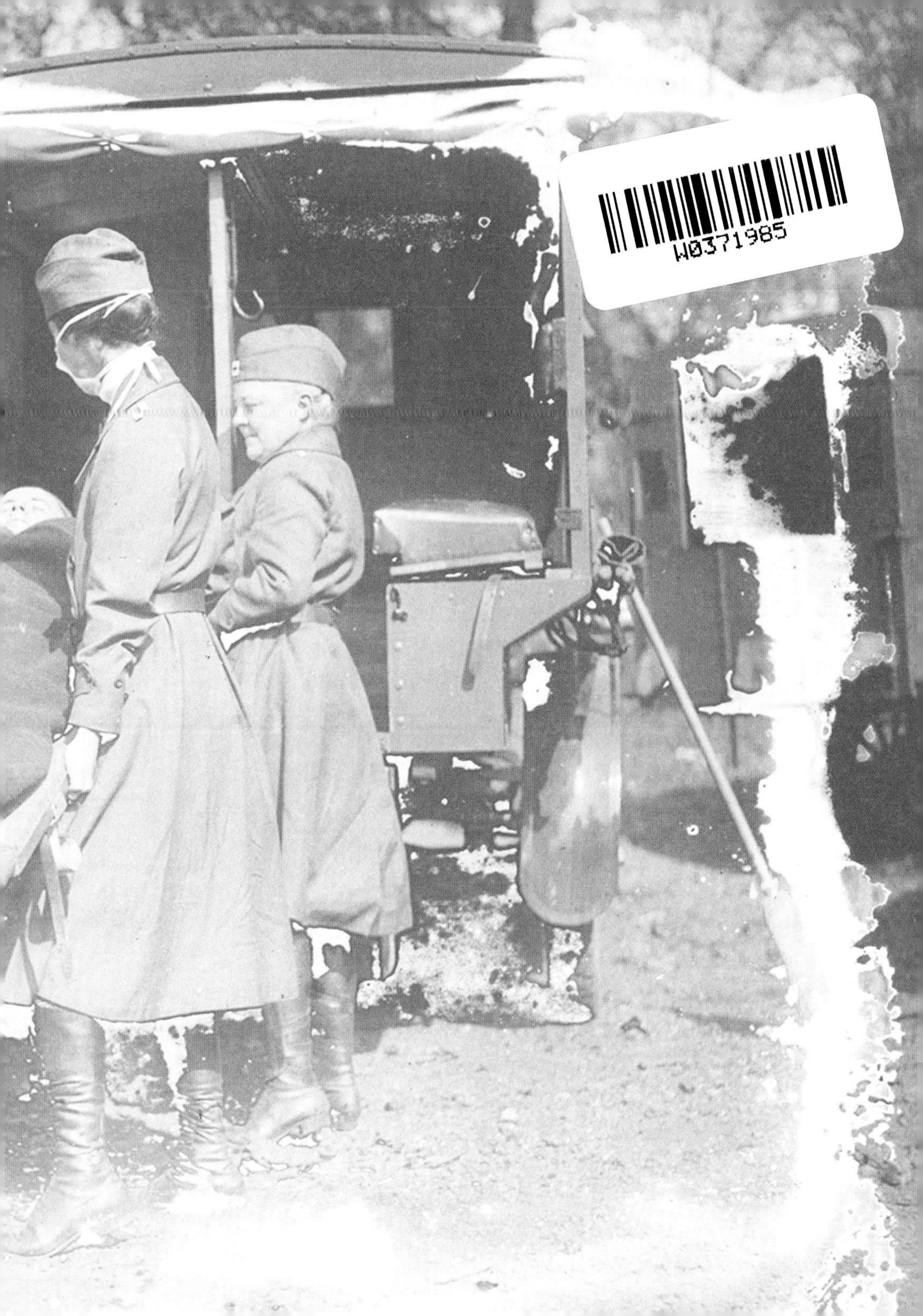

Harald Salfellner

Die Spanische Grippe

Eine Geschichte der Pandemie von 1918

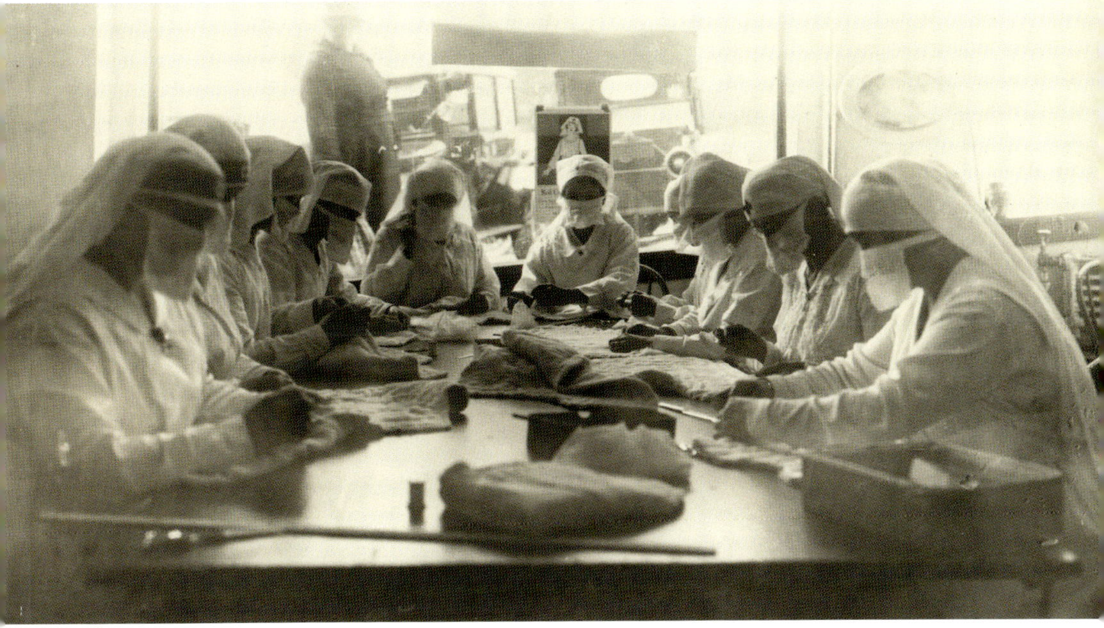

Vitalis

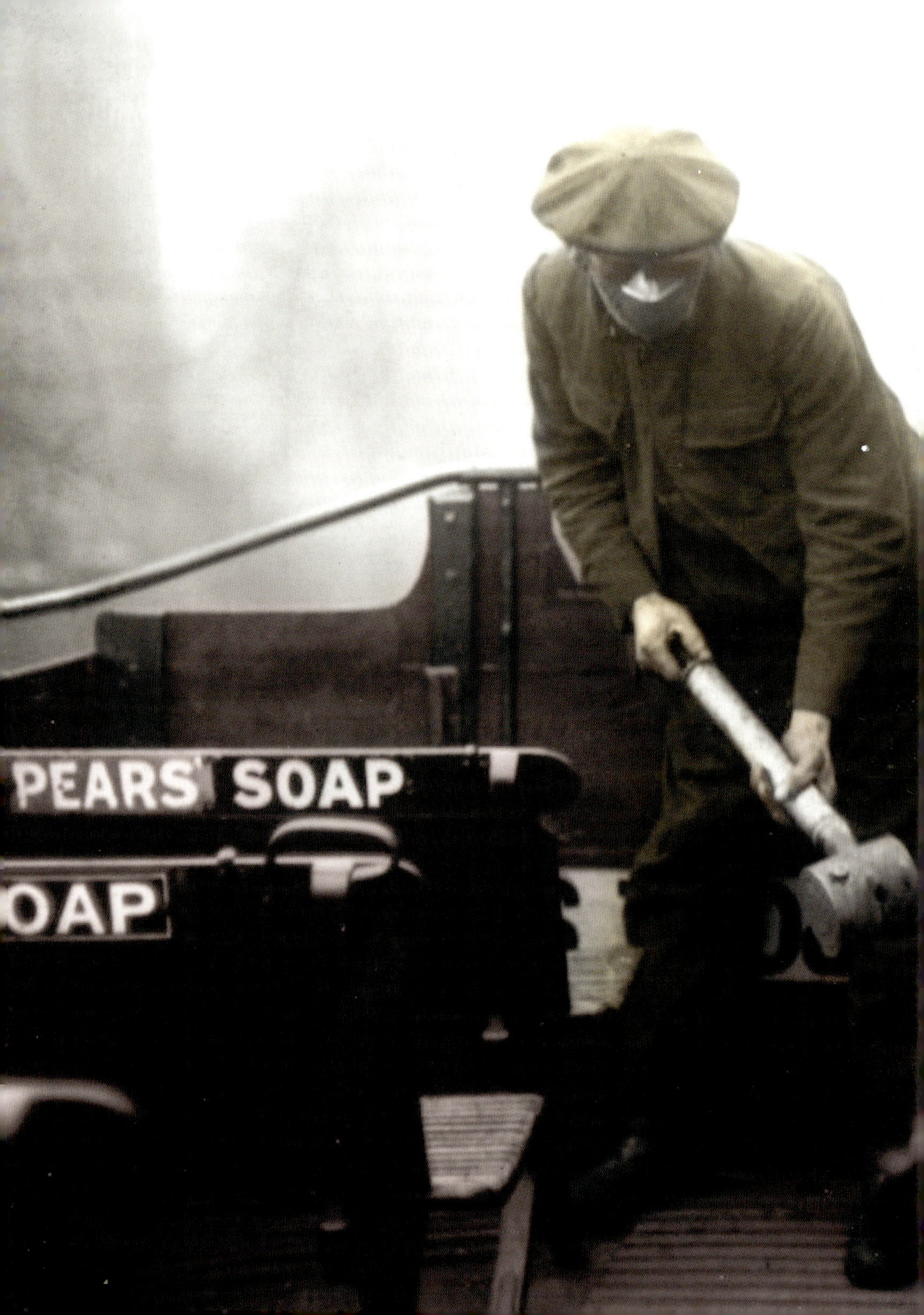
PEARS' SOAP
OAP

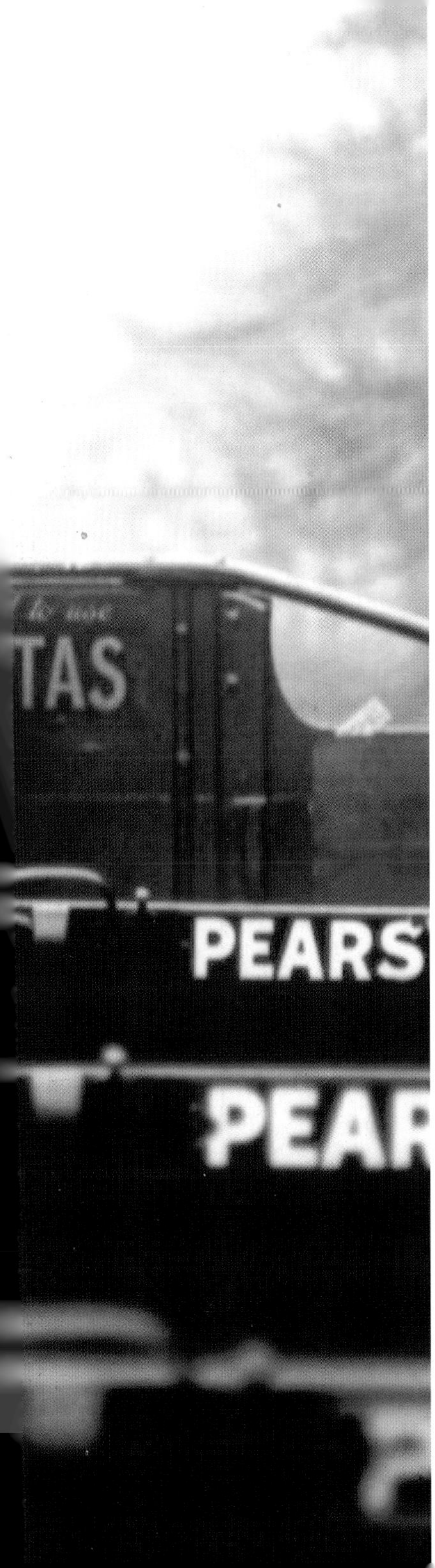

Inhalt

TITELSEITE: Mitarbeiterinnen des Roten Kreuzes stellen Grippeschutzmasken her, Camp Boston, Massachusetts, 1918.

LINKS: Ein Mann mit Gesichtsmaske desinfiziert die obere Plattform eines Autobusses der London General Omnibus Company, 1920.

Anläßlich der Erstausgabe des vorliegenden Buches im Jahr 2018 wurde mir in zahlreichen Pressegesprächen die Frage gestellt, ob ein vergleichbarer Seuchenzug wie die Spanische Grippe auch in unseren Tagen denkbar sei. Wer den Stand der biomedizinischen Wissenschaft, die grundlegenden epidemiologischen Prinzipien und nicht zuletzt die strategischen Waffen viraler Erreger kennt, der kann nur mit einem „Ja“ antworten. Weniger die Frage, ob verheerende Gesundheitskatastrophen drohen, steht zur Debatte, als vielmehr wann. Meiner Einschätzung wurde von mancher Seite widersprochen: Die Kriegsseuche von 1918 könne sich im tiefsten Frieden gar nicht wiederholen, man verfüge ferner über internationale Gesundheitsorganisationen, habe ein weltweites Überwachungsnetz geknüpft, kenne wirkungsvolle antibakterielle und antivirale Wirkstoffe, verstehe pandemische Impfstoffe herzustellen und würde kritisch Kranke im Ernstfall mit modernsten intensivmedizinischen Methoden am Leben erhalten. All das mag stimmen, jedoch soll die andere Seite der Medaille nicht übersehen werden: Antibiotika und Virostatika sind vor Resistenzbildung nicht gefeit und Vakzinen können zu spät kommen oder in Sachen Treffsicherheit danebenliegen. In wirklichen Ernstfällen mit hunderttausenden Schwerkranken wären die Kapazitäten des Gesundheitswesens in allen Staaten rasch erschöpft, zumal Ärzte und Pflegekräfte schon im Normalfall den Betrieb geradeso aufrechterhalten können. Zudem reicht bei einer heute vierfach so großen Weltpopulation wie 1918 schon ein deutlich weniger virulenter Pandemiestamm, um ein Massensterben wie 1918/19 auszulösen.

Nun führt uns die COVID-19-Pandemie vor Augen, wie schnell und wie unerbittlich Seuchen über uns hereinbrechen und welch unabsehbare Folgen sie nach sich ziehen können. Mag die Corona-Krise auch die diesjährigen Schlagzeilen dominieren, so kann bereits in den kommenden Jahren ein pandemisches Grippeereignis mit höherer

Mortalität als bei der COVID-19 ins Haus stehen, da hier nicht chronologische, sondern biologische Gesichtspunkte maßgeblich sind. Die interpandemische Phase zwischen Russischer Influenza 1889/90 und Spanischer Grippe betrug knapp 30 Jahre, von dieser waren es etwa 39 Jahre bis zur moderaten Asiatischen Grippe 1957, der wieder folgte 11 Jahre später die Hongkong-Grippe im Frühling der Blumenkinder. Es ist ein pandemisches Roulette, dem die Menschheit ausgeliefert ist, und einzig das ist gewiß, und in der Fachwelt unstrittig: daß die Kugel wieder rollen wird. Warum entsprechende Vorsorgen dennoch unterblieben, das wird zu untersuchen sein. Immerhin hätte sich mit einem Bruchteil der nun anfallenden astronomischen Summen das europäische Gesundheitswesen krisenfest für den Katastrophenfall machen lassen. Nur mit einem Kopfschütteln ist es zu quittieren, wenn in Krankenhäusern Schutzmasken fehlen oder vom Personal selbst genäht werden müssen. Die drastischen Maßnahmen, die zahlreiche Regierungen 2020 zur Eindämmung der COVID-19 getroffen haben, werden geduldig von Mehrheiten mitgetragen. Nach der Corona-Krise aber wird zu überlegen sein, wie man sich auf künftige pandemische Ereignisse vorbereiten kann, ohne im Ernstfall Millionen von Menschen ins wirtschaftliche Verderben zu stürzen. So könnte uns die Corona-Krise im 21. Jahrhundert zur Lehrmeisterin werden, wie die Influenza anno 1918. Den Anfang markiert die sachliche Feststellung: Auch in Zukunft wird mit Pandemien wie der Spanischen Grippe oder COVID-19 zu rechnen sein.

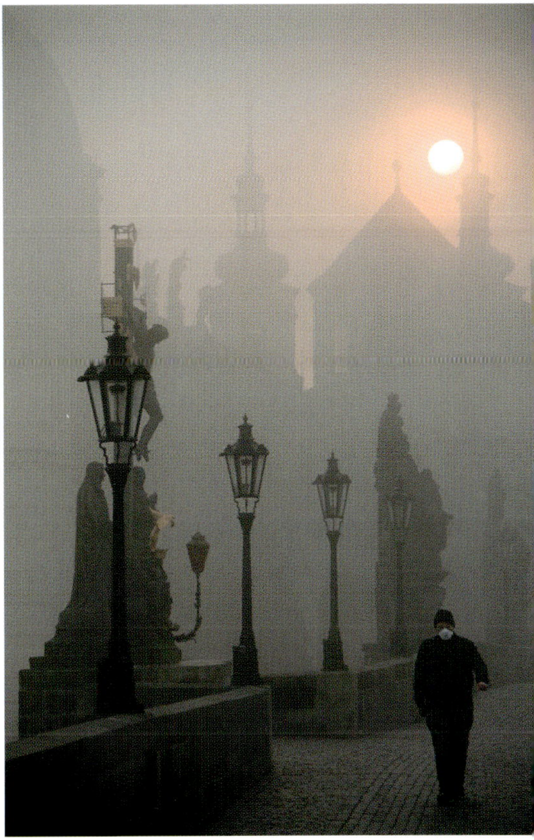

Die Karlsbrücke in Prag in Corona-Zeiten, März 2020.

Harald Salfellner, Prag im März 2020

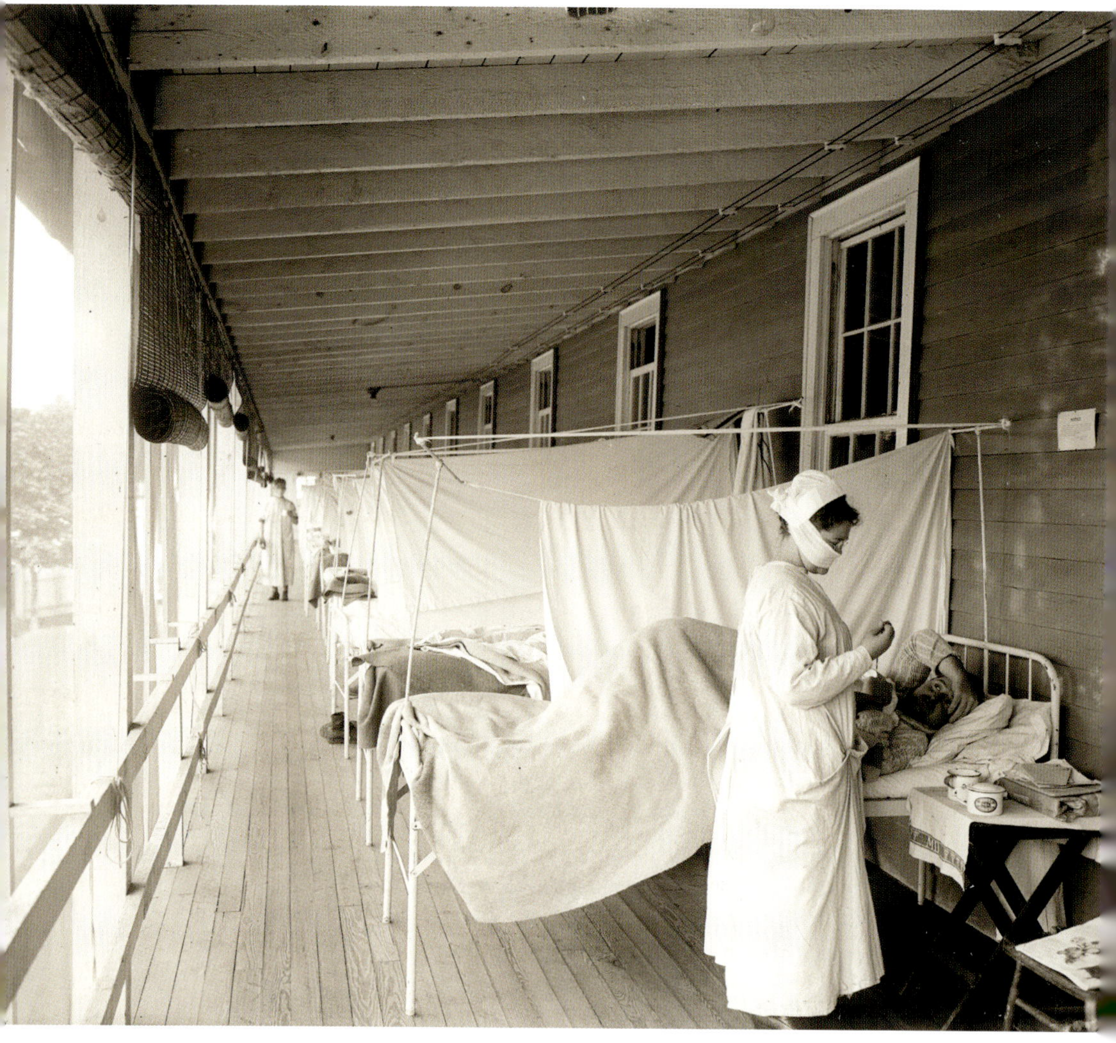

Grippestation des Walter Reed Hospitals in Washington, um 1918.

Frühsommer 1918 – seit vier Jahren tobt ein blutiger Krieg. Millionen schon haben ihr Leben gelassen, in Galizien, am Isonzo, an der Westfront. Da geht durch die Unterstände das Gerücht von einem geheimnisvollen Bazillus, der bei Freund und Feind die Kräftigsten aufs Lager wirft, mit hohem Fieber und rasendem Schmerz. Zu Tausenden dämmern die Soldaten auf ihren Pritschen, ehe sie nach drei, vier Tagen wieder hinaus müssen in die Schlacht. Frühherbstnebel wallen schon über die Schützengräben und immer noch brüllen die Mörser, als die Grippe ihren zweiten Anlauf nimmt. Diesmal zeigt sie ihr anderes, ihr tödliches Gesicht. Zu hunderten stöhnen die Sterbenden in den Feldspitälern, ringen nach Luft, ersticken im Hustenkrampf. Auf den Sektionstischen werden die Lungen freigelegt, sie sind gefüllt mit Blut und Schaum und Schleim. Eine Art „inneres Ertrinken", meinen die Pathologen. Immer mehr verenden nach kurzem Krankenlager, kein Arzt kennt ein Mittel gegen das Leid. Nicht nur an der Front, auch zu Hause sterben die Brüder, die Schwestern, die Eltern. Die Diagnose ist fast immer gleich: Lungenentzündung infolge Influenza. Kein Landstrich bleibt verschont, eindringlich bimmeln in Städten und Dörfern die Sterbeglocken, die man noch nicht zu Kanonen eingeschmolzen hat. In eigenen Straßenbahngarnituren rumpeln die Särge zu den Kirchhöfen hinaus, in den Totenkammern stauen sich die Leichen. Die Zahl der Opfer schnellt ins Unermeßliche. Sechs Millionen zählt man erst, dann heißt es zwölf, schließlich zwanzig, endlich fünfzig, wenn nicht gar hundert. Wucherndes Zahlenwerk, Chiffren düsterer Qual. Menschenschicksale, verkürzt zu nackten Ziffern. Den ganzen

„Gehen Sie nach Hause und ins Bett, bis Sie wieder gesund sind". Ein Poster der Chicago Public Health campaign warnt vor der oft mit Pneumonie einhergehenden Influenza.

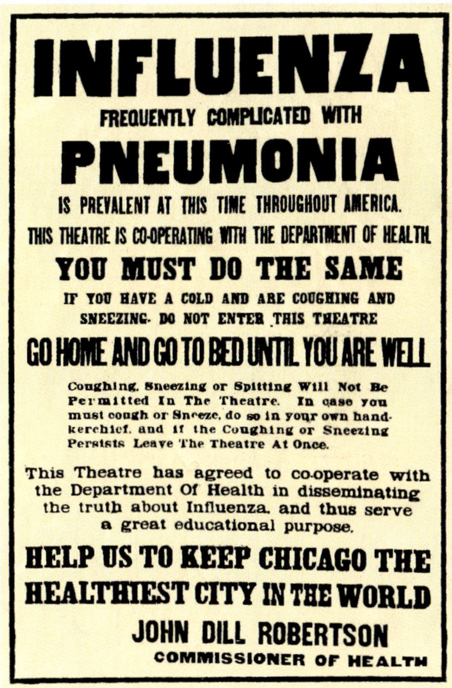

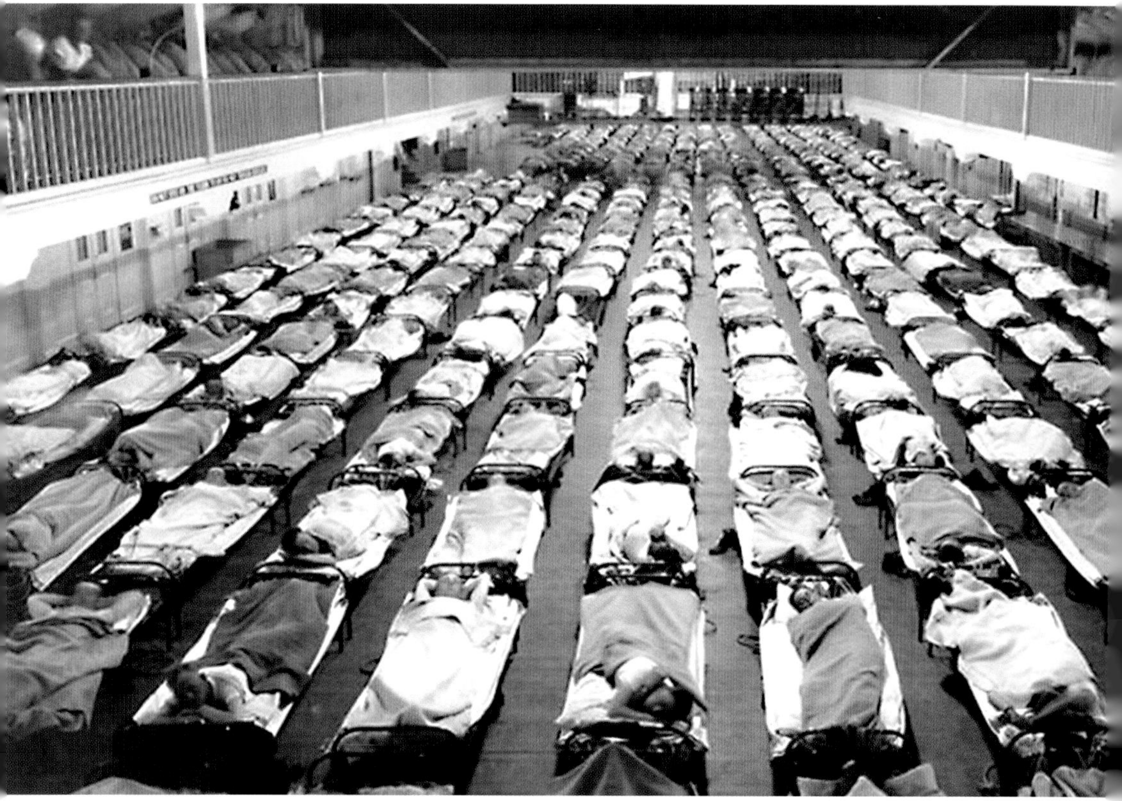

Ein Schlafsaal der Naval Training Station in San Francisco, Kalifornien. Zur Verminderung des Infektionsrisikos sind die auf Eisenbetten lagernden Männer „Kopf bei Fuß" angeordnet. Um 1918.

Globus hat das Unheil erfaßt – die Küstenstädte der Neuen Welt, die Pilgerstätten Indiens, die Missionsdörfer hoch im Norden. Nur einige abgeschiedene Eilande bleiben verschont, etwa Neu Guinea, Ost-Samoa oder St. Helena, Napoleons Verbannungsinsel inmitten des Atlantiks. Die Vereinigten Staaten von Amerika beklagen 675.000 Tote, Brasilien 300.000. Härter getroffen noch stöhnt das erschöpfte Europa, wo die Grippe 2 ½ Millionen ins Verderben reißt, meist junge Menschen am Anfang ihres Weges. In Indien sind fast 14 Millionen ausgelöscht, wie viele es in Rußland und in China sind, das weiß niemand. Keine Seuche in der aufgezeichneten Geschichte hat je in so kurzer Zeit so viele Menschenleben vernichtet,

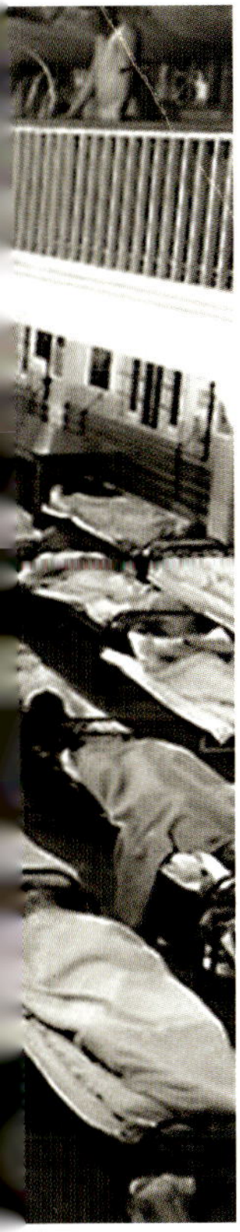

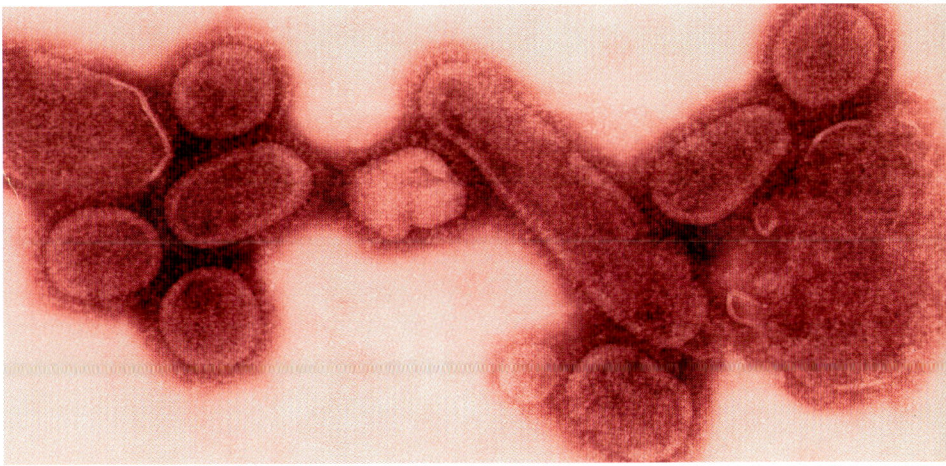

Elektronenmikroskopische (TEM) Aufnahme des Pandemievirus' der Spanischen Grippe, 2005.

wie diese sagenhafte Pandemie der Spanischen Grippe zwischen 1918 und 1920. Ihr Blutzoll übertrifft bei Weitem das Sterben auf den Schlachtfeldern.

Lange schon schweigen die Waffen, als die Grippe endlich ihre Wut verliert. Die Davongekommenen haben die Toten beweint, das Leben geht weiter. In den USA, wo man gerade ein Hundertstel oder höchstens zwei der weltweiten Verluste zählt, nehmen sich einige Autoren des Themas an. In anderen, weit schwerer getroffenen Ländern, schwindet das Verhängnis aus dem Bewußtsein der Nachwelt. Selbst in dickleibigen Folianten über jene Zeit findet sich selten mehr, als eine beiläufige Erwähnung der mysteriösen Pandemie – zu grell flackert das Feuer der politischen Brände, zu schrill lärmt der Maschinenkrieg in den Frieden hinein. Vom millionenfachen Grippetod gibt es keine heroischen Fotos, aber aus Akten und Zeitungsnotizen, aus Tagebüchern und Sterbematriken steigt ein Bild auf, das uns noch hundert Jahre später erschüttert. Die vorliegende Zeitreise in die Welt unserer Urgroßeltern sei Nachruf und Denkmal zugleich den Abertausenden, denen die Spanische Grippe zum tragischen Schicksal wurde.

Viele Namen, eine Krankheit

Gespenstische Gestalten mit weißem Mundschutz, Moribunde mit blauen Lippen, Männer mit Schaufeln vor offenen Gräbern – ist das die Influenza, die uns vertraut ist seit Kindertagen her? Plötzlicher Kopfschmerz und Husten, ein paar Tage Schwitzen bei Zitronentee und Aspirin, und nach einer Woche im Bett wieder rüstig ins Amt – so ist es Jahr für Jahr, ein lästiges Übel, mehr nicht. Von Zeit zu Zeit aber steht der exotische Zwilling dieser saisonalen Influenza auf, die pandemische Grippe, deren tödlicher, genetisch geschärfter Keim unaufhaltsam um die Welt geht und große Teile der Menschheit befällt.

„blitzartiges Einsetzen der Beschwerden" S. 14/15 unten „Keuchhusten" S. 12

So ist es 1781, als sich der Russische Catarrh oder Morbo Russo, die größte Influenzakatastrophe des 18. Jahrhunderts, über Sibirien, Rußland und Preußen nach Westeuropa wälzt, so ist es 1889, als die Russische Grippe zwischen St. Petersburg und Paris wütet und tausende Fiebernde erstickt. So ist es wieder 1918, als die Influenza Einzug hält in den Kasernen Amerikas und Schützengräben Flanderns und schließlich todbringend durch Europas Fabriken, Bureaus und Zinshäuser fegt.

Louis Raemaekers, *Die Ernte ist reif*, 1914.

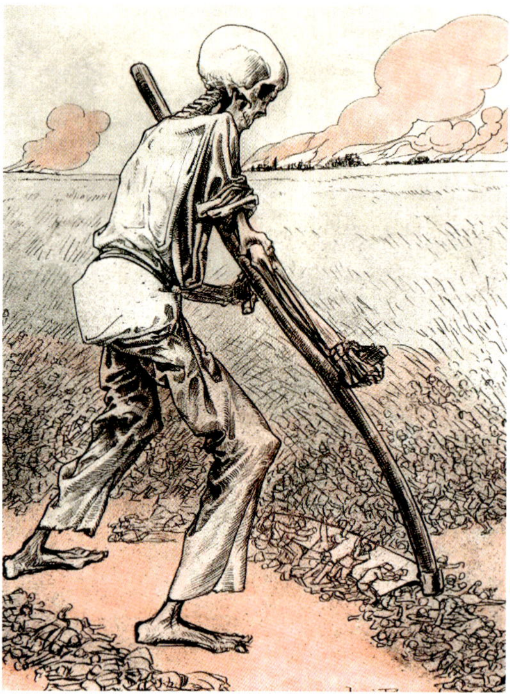

Als epidemische oder pandemische Seuche wird die Grippe schon seit Jahrhunderten unter wechselnden Namen beschrieben. Schon im ausgehenden Mittelalter werden in Paris grippeartige Krankheiten, die mit allgemeiner Prostration, Kopfschmerzen, Husten und Fieber einhergehen, mit einem Schuß Ironie als Tac bezeichnet, was sich wohl auf die schlagartig einsetzenden Kopfschmerzen bezieht.[1]

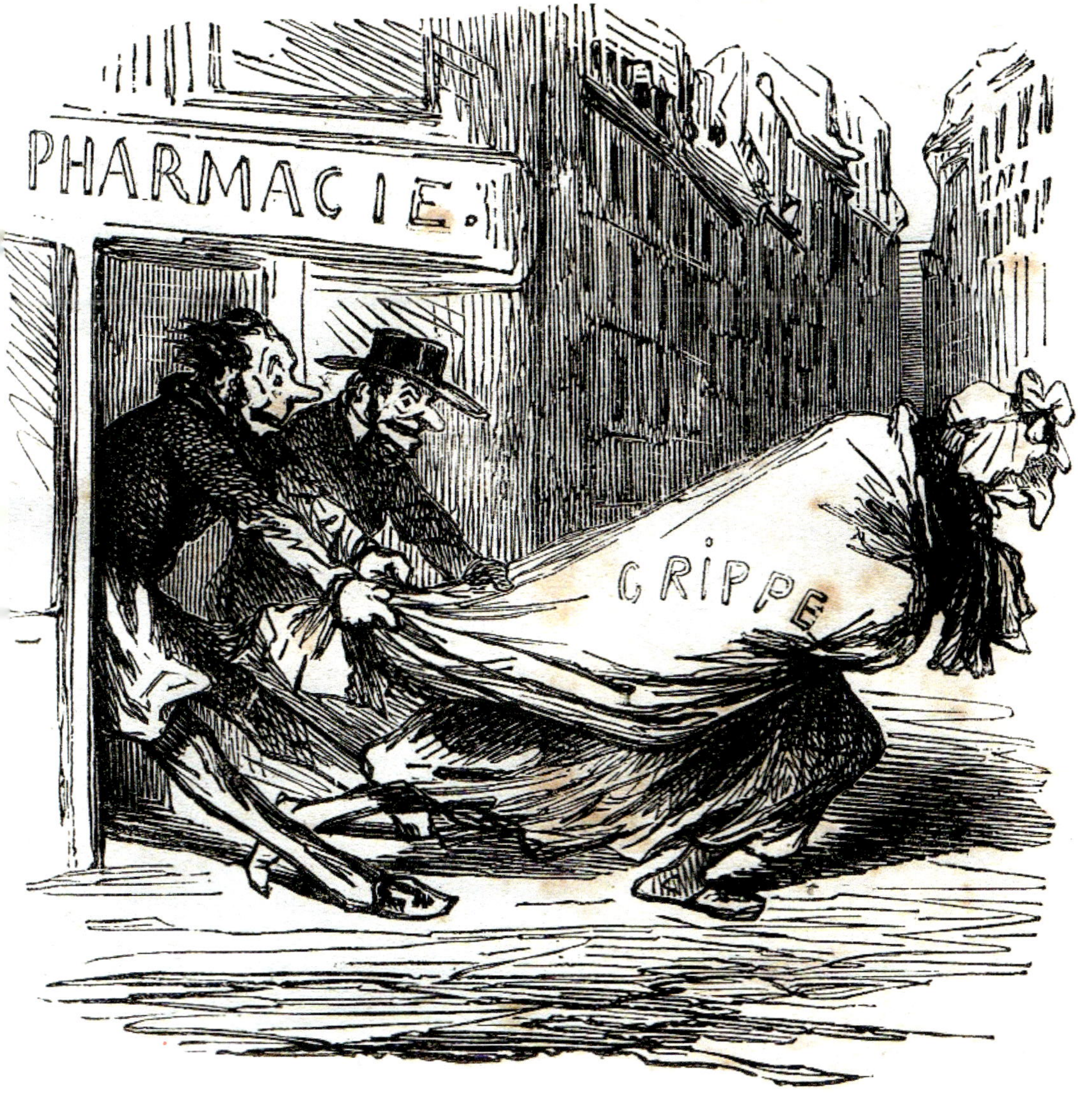

„Die Ärzte und die Apotheker unternehmen alle Anstrengungen, um die Grippe so lange wie möglich in Paris zurückzuhalten." Illustration für das *Album par Cham* im *Croquis Parisiens,* mit Bildern von Charles Amédée de Noé (Cham). Paris, 1852.

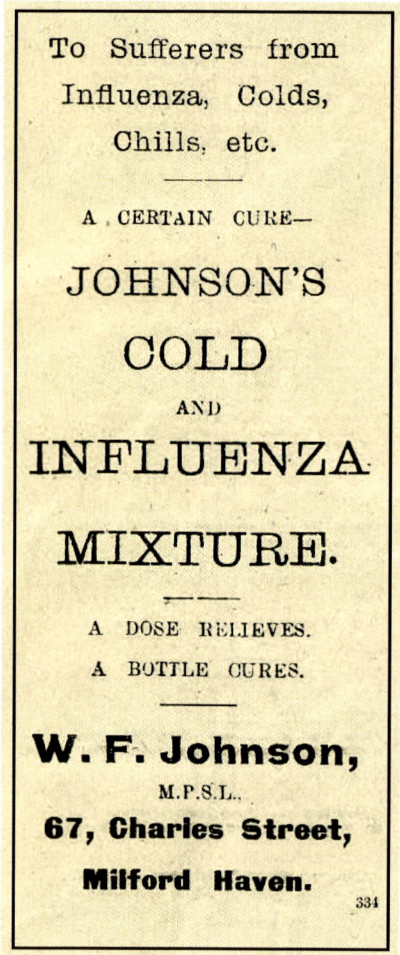

OBEN: „Eine sichere Behandlung" – englische Reklame für eine Mixtur gegen Erkältung und Influenza.

RECHTE SEITE: Illustration *Die herrschende Epidemie* in der britischen Satirezeitschrift *Punch*: „Du kannst ruhig lachen, mein Junge, aber es ist kein Spaß, mit der Influenza zu scherzen!" London, 1847.

Der damals in Paris für grippeartige Krankheiten umgehende Ausdruck COQUELUCHE leitet sich vom coqueluchon her, einer Art Kapuze, geeignet das rasend schmerzende Haupt zu verhüllen.[2] Später wird der Begriff auf den Keuchhusten gemünzt, was immer wieder Anlaß zu Verwechslungen gibt. Als GANGERLUCCI findet der Terminus Eingang ins Deutsche.[3]

Trotz eingehender Forschungsbemühungen ist es ungewiß, ob der in der frühen Neuzeit epidemisch wütende ENGLISCHE SCHWEISS vulgo SUDOR ANGLICUS der Grippe beizustellen ist, die im damaligen England auch mit dem Begriff SWEATING SICKNESS bezeichnet wird. Die Ärzte und Astrologen führen das Übel damals auf den Einfluß der Sterne zurück, vermuten eine INFLUENTIA ASTRORUM.[4] In Italien wird man später mit dem Begriff INFLUENZA DI FREDDO auf den Einfluß der Kälte verweisen.

Geradezu modern mutet der gelehrte Begriff FEBRIS CATARRHALIS EPIDEMICA an, der bei der Epidemie von 1593 die Runde macht. Für das 16. Jahrhundert sind zahlreiche weitere Bezeichnungen allein im Deutschen bezeugt, die sich einmal auf das Geräusch des Giemens beim Krampfhusten beziehen und dann wieder auf den mutmaßlichen Ursprung: SPANISCHER PIPS, ZIEP, PIPFF, HAANENZIPF, HÜHNERWEH, SCHAFFSKRANKHEIT oder BEHAIMISCHER SCHAFPIFFS. London stöhnt 1658 unter einer Grippepandemie, die von den Engländern THE VERNAL FEVER bezeichnet wird, das Frühlingsfieber. Von SCHAFSHUSTEN dagegen spricht der barocke Kanzelredner Abraham a Sancta Clara, als 1694 ganz Wien unter einem epidemischen Katarrhalfieber leidet und sich der Streitbare durch das beständige Husten und Räuspern der Gläubigen in seiner Predigt gestört sieht.[5]

Von einem KATARRHALFIEBER ist auch in der Todesanzeige des deutschen Dichters Johann Wolfgang von

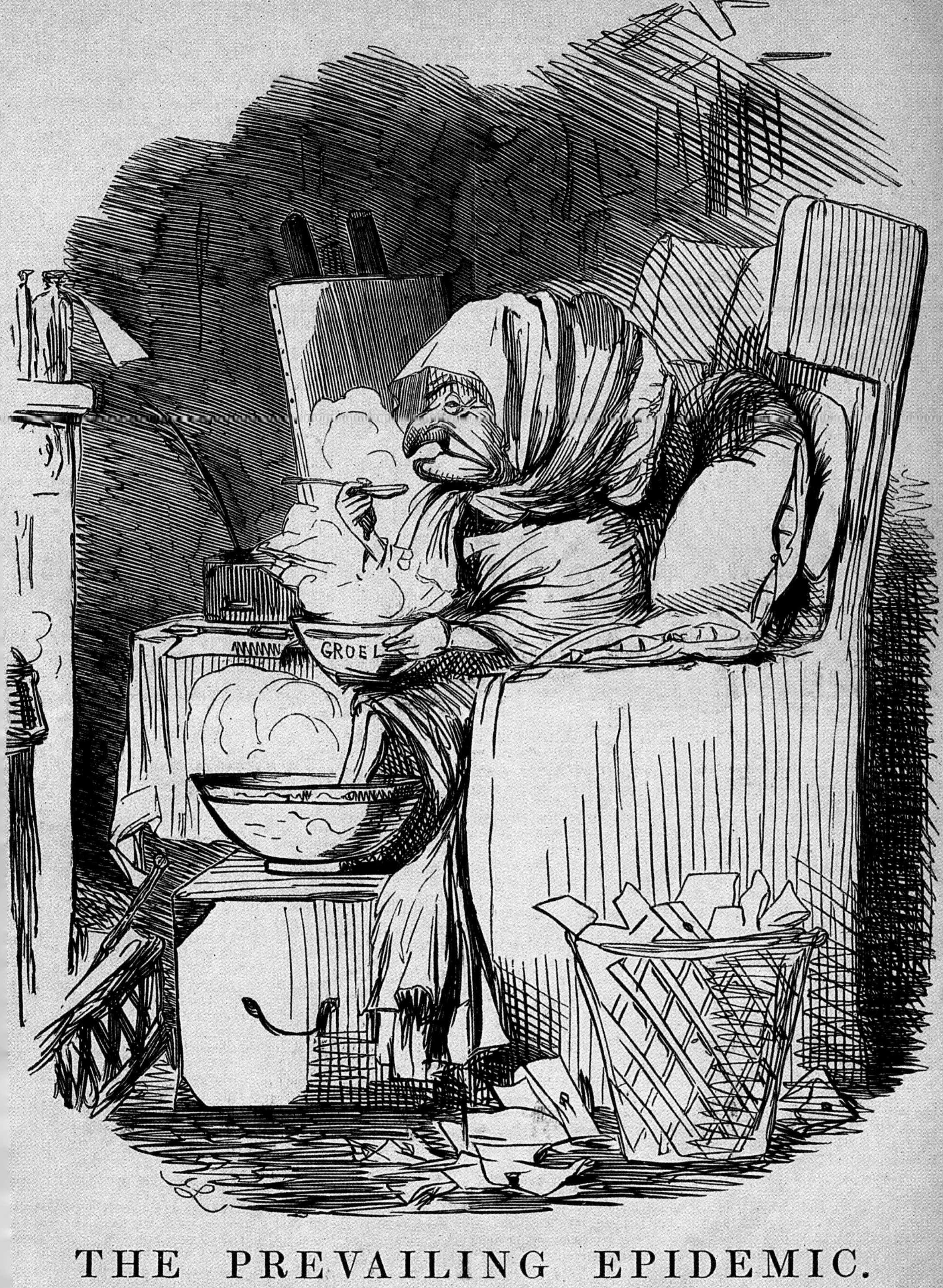

THE PREVAILING EPIDEMIC.

"Ah! You may laugh, my Boy; but it's no Joke being Funny with the Influenza!"

Goethe die Rede, der am 22. März 1832 in Weimar den kardialen Komplikationen einer Grippe erliegt.

Seit dem 18. Jahrhundert steht der Ausdruck INFLUENZA als eigentliche Krankheitsbezeichnung in Gebrauch, seit dem 19. Jahrhundert ist der Begriff GRIPPE allgemein üblich. Mag sein, daß er von dem französischen Verb gripper herrührt, was soviel wie ergreifen, haschen oder fassen heißt und das blitzartige Einsetzen

Wilhelm Schulz: *Die spanische Krankheit*. Der Friedensengel wartet am Straßenrand: „Und dieses scheußliche Frauenzimmer hat überall Zutritt!“ *Simplicissimus*, 23. Juli 1918.

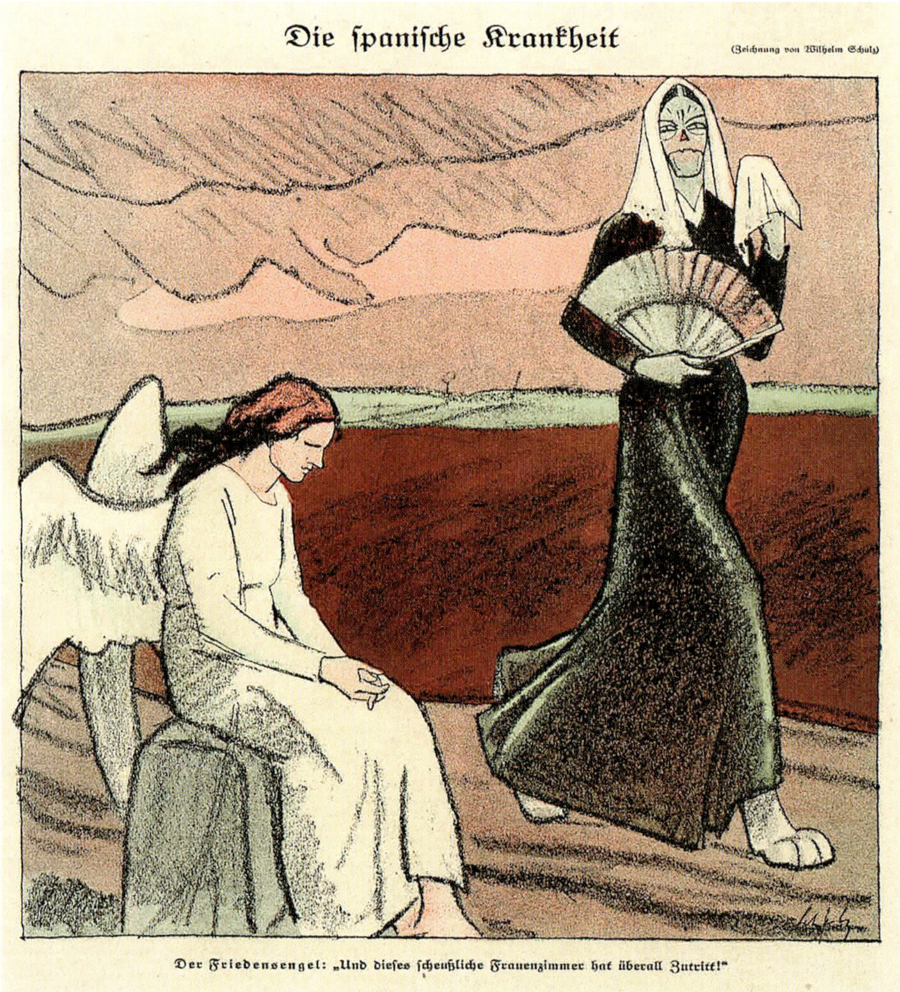

der Beschwerden widerspiegelt. Im Französischen ist schon im ausgehenden 17. Jahrhundert die Bezeichnung lagrippe (la grippe) verbreitet, die auch im medizinischen Schrifttum von 1918 aufscheint. Im Mittelhochdeutschen steht grîpan ebenfalls für greifen. Auf einen slawischen Ursprung verweist dagegen CHŘIPKA, der tschechische Begriff für die Influenza, abgeleitet vermutlich von chraptět, zu deutsch etwa heiser sein.[6] Auch im Russischen steht der Terminus für Heiserkeit.

Aus dem historischen Grippeschrifttum sind zahlreiche weitere, meist lokal verbreitete Synonyma des 18. Jahrhunderts bekannt – SCHNUPFENFIEBER, BLITZKATARRH oder im Hinblick auf das herrschende Wetter auch NEBELSEUCHE. Immer wieder wird in der Presse über die MODEKRANKHEIT gelästert. Deutsche Soldaten des Ersten Weltkriegs heißen die Grippepandemie FLANDERNFIEBER oder auch HUNGERGRIPPE, ihre amerikanischen Gegner THREE-DAY FEVER, KNOCK-ME-DOWN FEVER oder wegen der oft auffallenden zyanotischen Hautverfärbungen PURPLE DEATH. In Polen heißt die Grippe von 1918/19 BOLSZEWICKA CHOROBA, also Bolschewikenkrankheit – die moderne Version des althergebrachten RUSSISCHEN KATARRHS. Die Briten sagen kurz FLU, die Franzosen BRONCHITE PURULENTE, die Amerikaner EPIDEMIC INFLUENZA, die Spanier knapp GRIPE oder GRIPPE. Durch eine Agenturmeldung, vielleicht auch durch die unbedachte Äußerung eines spanischen Gesundheitsfunktionärs, kommt Ende Mai 1918 die Bezeichnung SPANISCHE GRIPPE oder SPANISCHE KRANKHEIT auf, die sich schließlich nicht mehr tilgen läßt.

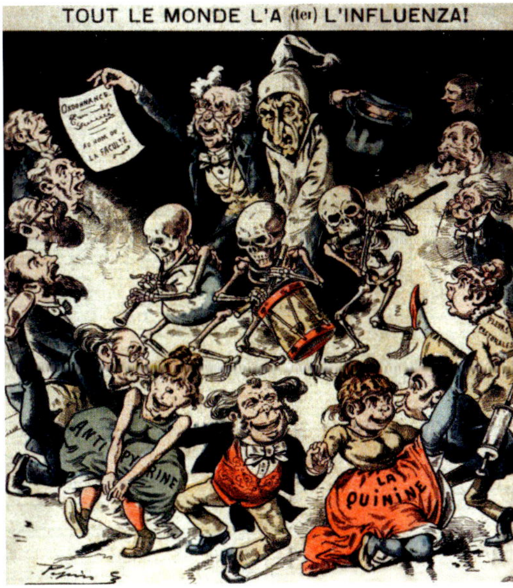

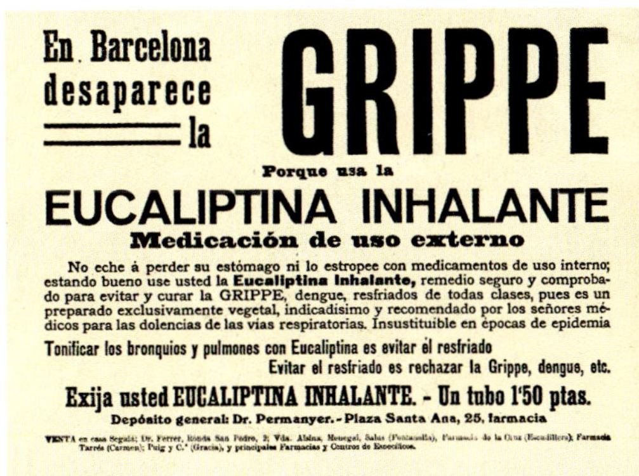

OBEN: Umschlagblatt von Édouard Guillaumin (Pépin) für die Zeitschrift *Le Grelot*: *Die ganze Welt hat(te) die Influenza*. Freudentanz der Ärzte und Apotheker, 1890.

UNTEN: „In Barcelona ist die Grippe durch das Inhalationsmittel Eucaliptina inhalante verschwunden". Reklame für ein Eucalyptuspräparat, 1918.

Schon 1889/90 reißt die Russische Grippe-Pandemie abertausende Menschen in den Tod. Ein spezifisches Mittel gegen die Krankheit hat man nicht, die Ärzte kennen nicht einmal den Verursacher der Seuche. Da tritt im Jänner 1892 der 33jährige Posener Richard Pfeiffer mit einer vorläufigen Mitteilung[7] in der *Deutschen Medizinischen Wochenschrift* an die Öffentlichkeit, in der er die Entdeckung des Grippeerregers bekanntgibt. Der an der Berliner Charité in Bakteriologie und Hygiene habilitierte Pfeiffer, zwischen 1887 und 1891 Assistent Robert Kochs, reicht 1893 in der *Zeitschrift für Hygiene und Infektionskrankheiten* den Aufsatz *Die Aetiologie der Influenza*[8] nach – und setzt damit eine Zäsur in der Grippeforschung. Der mutmaßliche Erreger der Influenza sei demnach ein gramnegatives Stäbchen, das sich vor allem in den menschlichen Schleimhäuten des oberen Atmungstraktes breitmacht und dort ernsthafte Entzündungen hervorruft. In der Lunge ist der Bazillus Urheber gefährlicher Pneumonien. Auffällig ist seine Vorliebe für bluthaltige Nährböden, weshalb er später als Haemophilus influenzae in die medizinische Literatur eingehen wird.

Pfeiffers Entdeckung kommt zur rechten Zeit. Bereitwillig wird sie von der Fachwelt aufgenommen, die erfolgsverwöhnte Bakteriologie kann einen weiteren glänzenden Sieg verbuchen. Auch andere Ärzte finden das Grippestäbchen nun in ihrem Sektionsgut. Dann schwindet die Pandemie 1889/90 langsam aus dem Blickfeld der Zeitgenossen, womit auch das Interesse an dem vermeintlichen Erreger erlahmt. Pfeiffer selbst wendet sich neuen Aufgaben zu, entdeckt 1896 noch den Micrococcus catarrhalis, nimmt Teil an

In der medizinischen Fachliteratur erscheinen ab dem Sommer 1918 zahlreiche Beiträge zur Ätiologie der Spanischen Grippe, hier Beiträge in der *Deutschen Medizinischen Wochenschrift*, Sommer 1918.

Aus der Medizinischen Universitätsklinik in Marburg.

Die spanische Krankheit ist Influenza vera.

Von Prof. **G. v. Bergmann.**

Vielgestaltige Krankheitsbilder, die in ihrer Eigenart und Häufung von uns Jüngeren kaum gesehen wurden, das ist der packende Eindruck der Pandemie, die an uns jetzt wie im Fluge vorbeizieht. Wenige Wochen, und jene Häufung interessanter schwerer Krankheitsfälle wird zunächst vorüber sein.

Aus dem Institut für Infektionskrankheiten „Robert Koch" in Berlin. (Direktor: Geheimrat Neufeld.)

Zur Bakteriologie der diesjährigen Influenzaepidemie.

Von F. Neufeld und P. Papamarku.

Bei einer Anzahl von Influenzafällen haben wir mikroskopisch und kulterell im Auswurf typische Pfeiffersche Influenzabazillen nachgewiesen; diese wuchsen sehr üppig auf Agarplatten, wenn dem flüssigen Agar etwa 10—20% defibriniertes Blut, z. B. Pferde- oder Meerschweinchenblut, zugesetzt wird, das vorher durch Saponinzusatz oder Gefrieren und Auftauen vollständig gelöst worden ist.[1])

Nach Zusatz der Blutlösung kann man nach dem Vorgang von Levinthal[2]) den Nährboden durch kurzes Aufkochen und Filtrieren klären.

Zur Aetiologie der Influenza.

Von Prof. Dr. **H. Selter.**

Direktor des Hygienischen Instituts der Universität Königsberg.

Es kann wohl keinem Zweifel unterliegen, daß wir es bei den augenblicklich pandemisch herrschenden Erkrankungen mit einer echten Influenza zu tun haben, die sich in ihrem klinischen Verhalten nicht von den Epidemien der Jahre 1889—92 unterscheidet. Als Erreger der letzteren wurde der Influenzabazillus angesehen, der 1892 von R. Pfeiffer entdeckt wurde. Seine ätiologische Bedeutung wurde aber von Kruse[1]) angezweifelt, der es für auffallend erklärt, daß der Influenzabazillus in der eigentlichen Influenzazeit 1889/90 von keinem gesehen worden ist. Bis zum Jahre 1904 habe ich im Westen Influenzabazillen noch öfter bei Erkrankungen der Atmungsorgane gefunden, später aber nicht mehr, obwohl wir wiederholt influenzaähnliche Erkrankungen hatten, im Jahre 1908 sogar eine recht beträchtliche Epidemie, die von Frankreich zum Rhein herüberkam. Die jetzige Epidemie muß die Entscheidung bringen, ob wir die Influenzabazillen als die Erreger der Influenza anerkennen oder ob wir ihnen nur die Rolle von Begleitbakterien zuschreiben sollen. Es wird wohl das erste Bestreben jedes Bakteriologen gewesen sein, nach Influenzabazillen zu fahnden, deren Kultur zwar nicht so leicht wie die anderer Bakterien ist, deren Nachweis aber jedem geübten Bakteriologen gelingen muß.

einer Expedition unter der Leitung von Robert Koch und Georg Gaffky zur Erforschung der Pest in Indien, und wird schließlich 1899 auf den Lehrstuhl für Hygiene an der Königsberger Universität berufen. Im Jahr 1909 finden wir ihn endlich als Ordinarius des Hygieneinstitutes in Breslau. Sein Bazillus hat indes Eingang gefunden in die medizinischen Lehrwerke. Rund um den Globus memorieren ihn Medizinstudenten als Verursacher der Grippe.

Daß viele Kollegen den Influenzabazillus selbst in eindeutigen Grippefällen nicht finden können, weder in Kultur, noch unter dem Mikroskop, das steht nicht in den Kompendien. Andere wieder stoßen auf das Stäbchen, wo es gar nicht sein sollte – bei Keuchhusten und Masern, bei Tuberkulose und Diphtherie. Merkwürdig ist ferner, daß der Pfeiffer'sche Bazillus im Tierversuch nicht pathogen ist, zumindest nicht Grippe hervorrufen kann, wiewohl es an Versuchen bei Mäusen, Ratten, Hasen, Hunden, Katzen und Affen nicht fehlt.

LINKS: M. Schroedter, zeichnerische Darstellung von Influenzabazillen nach Pfeiffer in einem Ausstrich von Taubenblut. Frontispiztafel in Leo Müller: *Die Influenza*, 1908.

RECHTS: Lichtmikroskop von Feinmechaniker Rudolf Fuess in Berlin zur Zeit der Entdeckung des Pfeiffer'schen Influenzabazillus'. Hier Modell Nr. II, 1892.

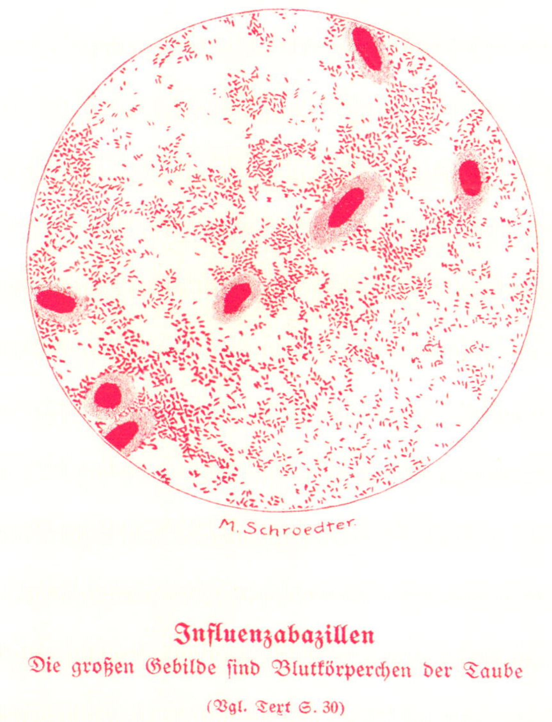

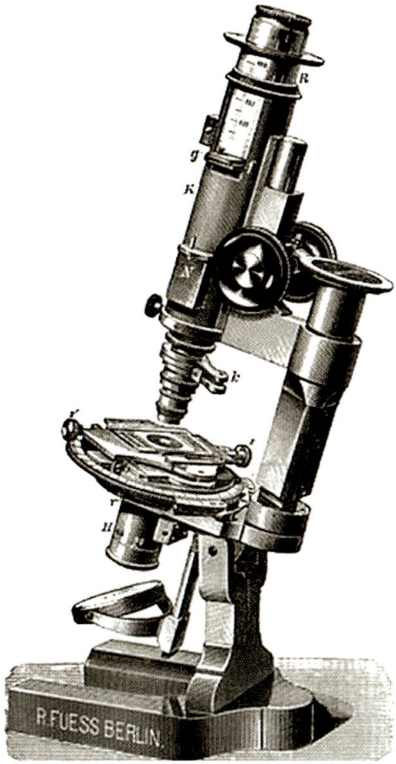

Sommer 1918 – wieder ist Grippezeit, wieder erscheint eine Fülle von Aufsätzen, die sich mit der ätiologischen Frage auseinandersetzen. Richard Pfeiffer findet „seine“ Influenzabazillen gleich zu Beginn der Pandemie bei einer Anzahl kriegsgefangener Russen und sieht die Rolle seiner Influenzabakterien bestätigt. Aber die Zahl der Zweifler nimmt zu, die sein Stäbchen bei Grippekranken vermissen und die folglich von einem Irrtum sprechen. Über die Pandemiemonate hinweg wächst sich das Sperrfeuer zwischen den Lagern zu einem wahren Gefecht aus und auch nach dem Abflauen der Seuche findet das Hickhack kein Ende. Die Pfeifferianer werfen ihren Kritikern Unerfahrenheit in der Methodik vor – es sei eben kompliziert, den Bazillus in Kultur zu züchten und es gelinge nur erfahrenen Experten auf idealen Nährböden, und dann auch nur unter ganz besonderen Umständen. Das wollen die Skeptiker nicht hinnehmen, führen sie doch Neues im Köcher. Aus allen Ritzen steigt nämlich die Idee von einem invisiblen, filtrierbaren, ultramikroskopischen Virus als Verursacher der Influenza, der zwar den Boden für die tödlichen Lungenentzündungen durch pyogene Bakterien bereite, sonst aber mit Bakterien

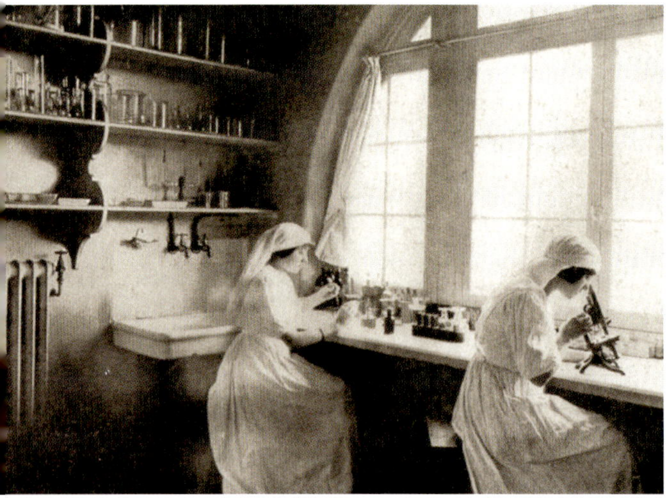

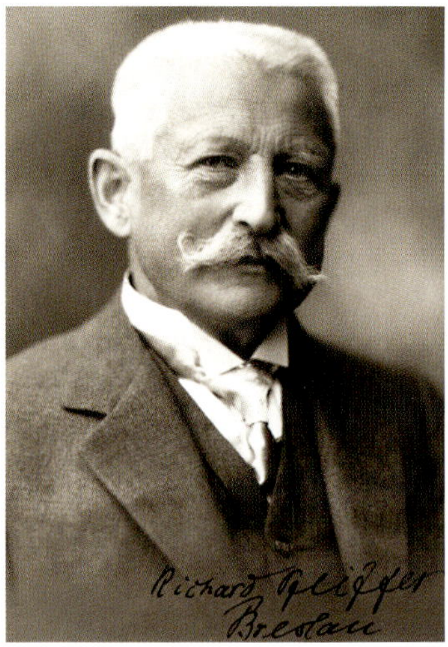

LINKS: Auf der Suche nach dem Grippebazillus, undatiert.

RECHTS: Geheimer Medizinalrat Univ.-Prof. Dr. med. Richard Pfeiffer in einer Festschrift zum 70. Geburtstag, ca. 1928.

wenig gemein habe. Filtert man bakterienhaltige Sekrete etwa mittels eines Berkefeldfilters, so schlüpfen die winzigen Viren durch die Poren, das Filtrat bleibt infektiös. Zum wichtigsten Argument für die virale Ätiologie wird somit der Umstand, daß es zumindest fallweise gelingt, die Krankheit mit filtrierten Influenzasekreten auf Versuchstiere zu übertragen.

In der Zwischenzeit hat sich der Aufstieg der amerikanischen Medizin zum Weltklasseniveau vollzogen. In großen bakteriologischen Studien wird Pfeiffers Influenzabazillus auf den Prüfstand gestellt, etwa von Edwin Jordan an der University of Chicago[9], von Frederick Lord in Boston und von zahlreichen weiteren Bakteriologen und Pathologen im ganzen angloamerikanischen Sprachraum.[10]

Überall das gleiche Ergebnis: das Influenzastäbchen könne nicht der Erreger der Grippe sein. Richard Pfeiffer aber hält wacker dagegen, verteidigt den Bazillus, der dreißig Jahre zuvor seinen Weltruhm begründen half und mit dem seine Autorität und sein Ansehen in der Öffentlichkeit verknüpft sind. In dem Aufsatz *Das Influenzaproblem* richtet er den Jüngeren aus, daß er in den Arbeiten zu dem filtrierbaren Virus nur Unbestimmtes und Widersprüchliches sehe, daß die Virushypothese noch völlig in der Luft hänge, wohingegen seine eigene Auffassung von der bakteriellen Ätiologie gut fundiert sei.[11]

Das Problem bleibt in Schwebe und ist ungelöst noch, als sich Pfeiffer 1925 in den Ruhestand zurückzieht. Als der deutsche Reichskanzler dem „durch die Entdeckung des Influenzabazillus um die Volksgesundheit hochverdienten Geheimen Medizinalrat"[12] im März 1938 zur Vollendung des achtzigsten Lebensjahres herzliche Glückwünsche übermittelt, kann längst kein Zweifel mehr sein, daß Pfeiffers Bazillus ein Blindtrieb der Mikrobiologie gewesen ist, ein wissenschaftlicher Irrtum mit langem Schatten.

Als Pfeiffer am 15. September 1945 seine Augen für immer schließt, ist die Grippe vollends zu einer Domäne der Virologen geworden. Bald schon werden diese wie gebannt auf die winzigen sphärischen Gebilde starren, die vor ihren elektronenmikroskopisch verstärkten Augen flimmern.

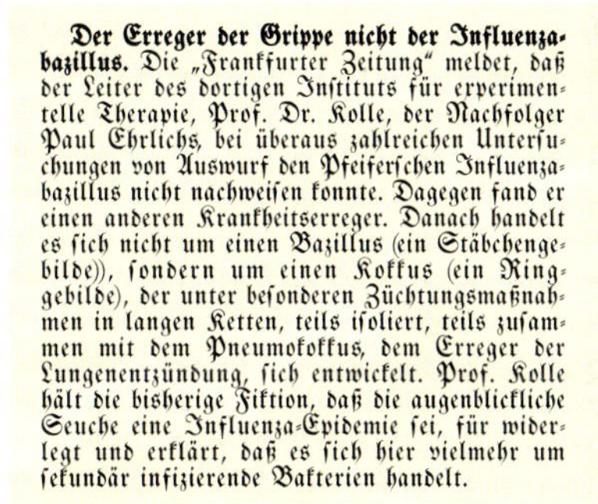

Der Erreger der Grippe nicht der Influenzabazillus. Die „Frankfurter Zeitung" meldet, daß der Leiter des dortigen Instituts für experimentelle Therapie, Prof. Dr. Kolle, der Nachfolger Paul Ehrlichs, bei überaus zahlreichen Untersuchungen von Auswurf den Pfeiferschen Influenzabazillus nicht nachweisen konnte. Dagegen fand er einen anderen Krankheitserreger. Danach handelt es sich nicht um einen Bazillus (ein Stäbchengebilde)), sondern um einen Kokkus (ein Ringgebilde), der unter besonderen Züchtungsmaßnahmen in langen Ketten, teils isoliert, teils zusammen mit dem Pneumokokkus, dem Erreger der Lungenentzündung, sich entwickelt. Prof. Kolle hält die bisherige Fiktion, daß die augenblickliche Seuche eine Influenza-Epidemie sei, für widerlegt und erklärt, daß es sich hier vielmehr um sekundär infizierende Bakterien handelt.

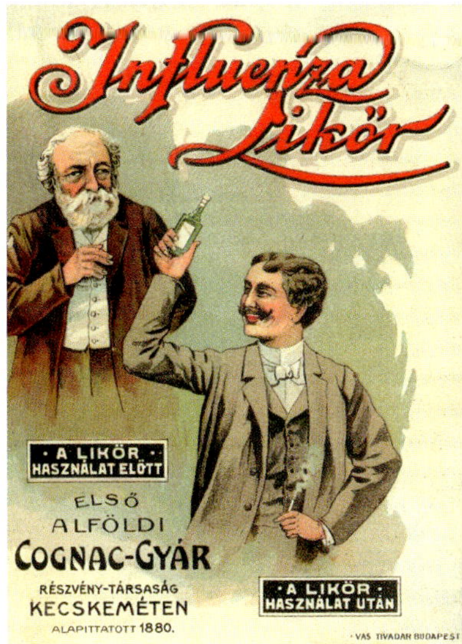

OBEN: *„Der Erreger der Grippe nicht der Influenzabazillus.* Die ‚Frankfurter Zeitung' meldet, daß der Leiter des dortigen Instituts für experimentelle Therapie, Prof. Dr. Kolle, der Nachfolger Paul Ehrlichs, bei überaus zahlreichen Untersuchungen von Auswurf den Pfeiferschen [sic] Influenzabazillus nicht nachweisen konnte. Dagegen fand er einen anderen Krankheitserreger." Zeitungsmeldung im *Prager Tagblatt*, 26. Juli 1918.

UNTEN: Reklame für ungarischen Influenza-Likör, undatiert.

UNTEN: Medizinisches Personal mit Atemschutzmasken bei einem Influenzapatienten. US Naval Hospital in New Orleans, 1918.

RECHTE SEITE OBEN: Hustende während der Grippezeit. Reklame für Formamint-Tabletten, *The Illustrated London News*.

RECHTE SEITE UNTEN: Edvard Munch, *Selbstportrait mit Spanischer Grippe*, Nasjonalgalleriet Oslo, 1919.

Die unkomplizierten Fälle der Spanischen Grippe entsprechen weitgehend dem klinischen Bild der altbekannten Saisongrippe: Nach einer Inkubationszeit von ein bis zwei Tagen stellt sich hohes Fieber bis 41° Celsius ein, mit Frösteln und Schüttelfrost, dazu hochgradigem Krankheitsgefühl, starken Kopf-, Muskel- oder Gelenkschmerzen. Die Betroffenen fühlen sich blitzartig elend, können sich kaum auf den Beinen halten und suchen das Bett auf. Ihr Gesicht ist rot und

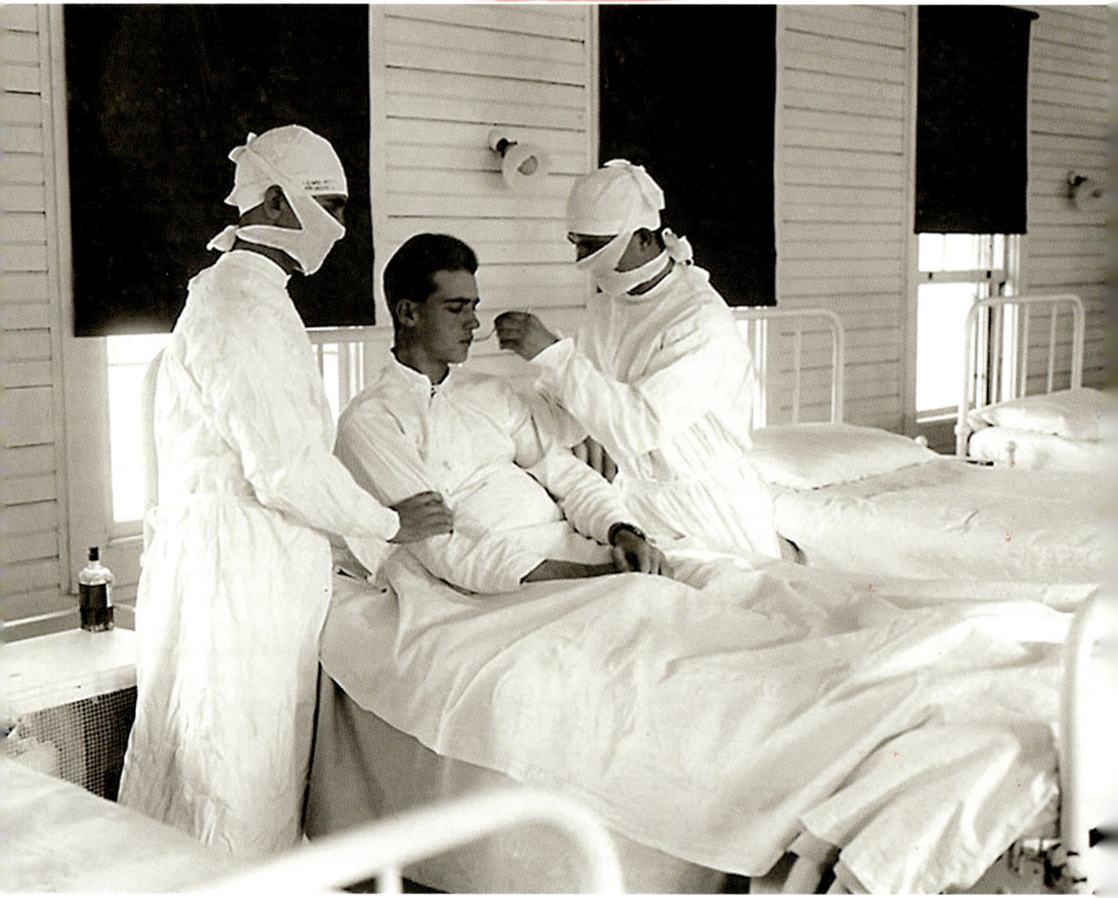

gedunsen, die Haut heiß und trocken. In den meisten Fällen entwickelt sich eine Entzündung der Kehlkopf-, Luftröhren- oder Bronchialschleimhaut, verbunden mit krampfartigem Reizhusten, Heiserkeit, Schmerzen unter dem Brustbein und katarrhalischem Auswurf. Anstelle des sonst üblichen fließenden Nasenkatarrhs beobachten die Ärzte von 1918 häufig trockenen Stockschnupfen. Im Vordergrund steht exzessives, kaum erträgliches Kopfweh. Die Leidenden werfen sich stöhnend von einer Seite auf die andere, gebärden sich wie rasend, umklammern das Haupt mit beiden Händen oder brüten wie stumpfsinnig vor sich hin.[13]

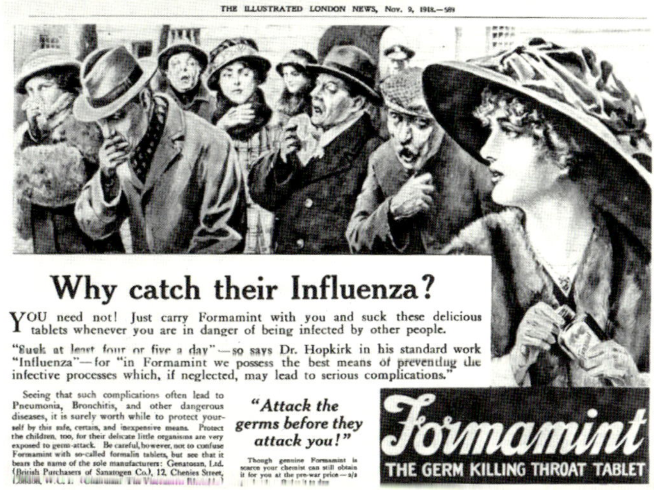

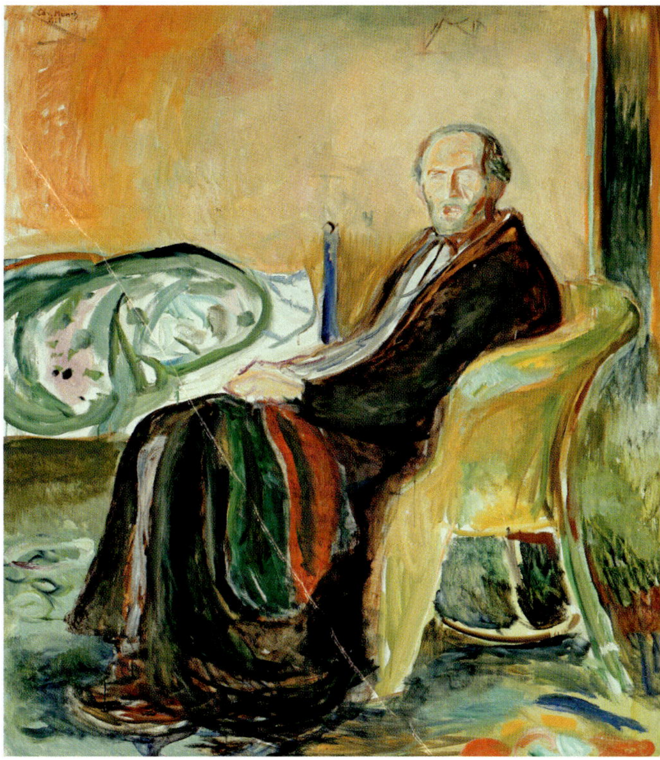

Nach zwei bis drei Tagen pflegt das Fieber zu sinken, während die Krankheitssymptome oft noch eine Woche länger bestehenbleiben. Das Gefühl allgemeiner Besserung erweist sich nicht selten als trügerisch, da die Temperatur nach dem Aufstehen und der Aufnahme normaler Tagesarbeit oft wieder ansteigt und die Krankheit zurückkehrt. Solche Rückfälle sind oft mit schweren Lungenentzündungen verbunden, die bei unglücklichem Verlauf zu einem fatalen Ende führen können.[14]

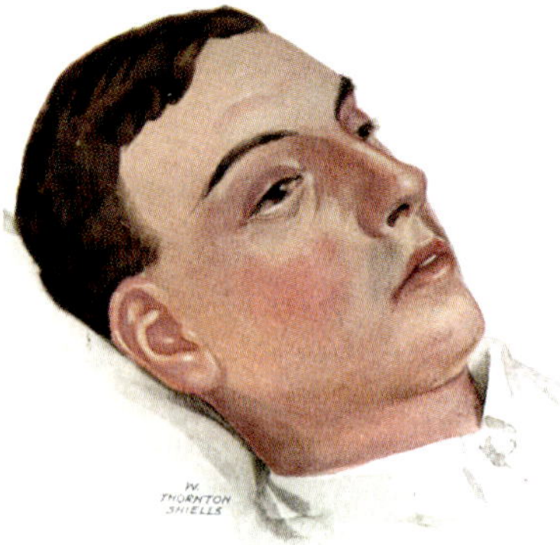

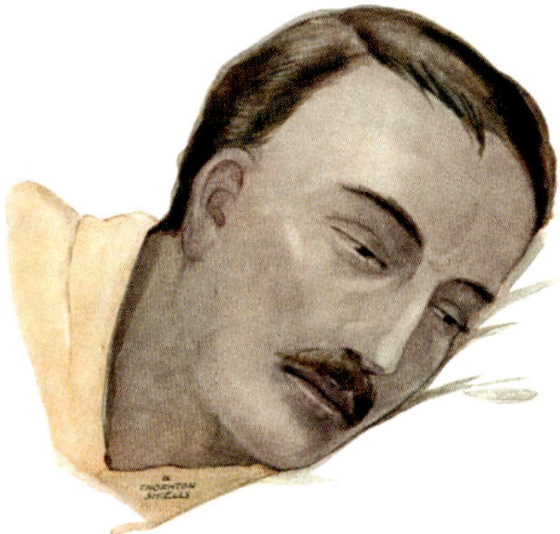

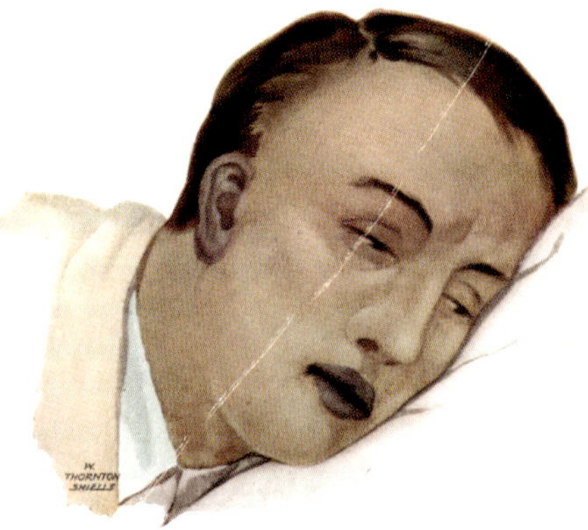

Lungenentzündungen bei Grippe

Lungenentzündungen sind die gefährlichste Komplikation bei Influenzaerkrankungen, auch 1918/19 sind sie verantwortlich für das Gros der tödlichen Verläufe. Solche Grippepneumonien können sich einseitig oder in beiden Lungenflügeln entwickeln.

Erst mit der Aufklärung der viralen Ätiologie der Influenza wurde deutlich, daß im Falle der Influenzakomplikationen zwei grundsätzlich verschiedene Krankheitsentitäten vorliegen können: die von Grippeviren direkt hervorgerufene primäre oder virale Grippepneumonie sowie die von Streptokokken, Pneumokokken oder anderen Bakterien verursachte sekundäre oder bakterielle Verlaufsform. Bei der typischen Grippepneumonie treten primäre (virale) und sekundäre (bakterielle) Entzündungsprozesse zur gleichen Zeit auf, so daß sich die Merkmale beider Formen in unterschiedlicher Ausprägung überlagern.

Das hohe Fieber der typischen primären Grippepneumonie ist in der Regel mit Schüttelfrost und Nachtschweiß verbunden, dazu besteht qualvoller Husten mit blutigem Auswurf und Atemnot schon bei geringsten Belastungen. Die Betroffenen sind unruhig und zuweilen verwirrt. Schaumiges Sputum ist ein Hinweis auf das Bestehen eines Lungenödems.[15]

Häufiger noch als diese gefährlichen viralen Pneumonien sind die bakteriellen Lungenentzündungen, die ihm Gefolge der Grippe zur tödlichen Bedrohung werden. Die Patienten mit bakteriellen Pneumonien husten und werfen eitriges Sputum aus. Ist die Pleura mitbeteiligt, etwa wenn der pneumonische Prozeß direkt unter dem Rippenfell liegt, so klagen die Betroffenen über heftige, oft bis zur Unerträglichkeit gesteigerte Schmerzen und Stiche beim Atmen. In bis zur Hälfte dieser Fälle bildet sich ein Erguß von Eiter in die Pleurahöhle. Ein solches Pleuraempyem kann Ursache eines raschen Todes sein.

Manche Grippefälle enden unter dem Bild einer akuten Sepsis, noch bevor sich das Bild einer Lungenentzündung herausbilden kann. In solchen Fällen ist eine schwere Herzinsuffizienz mit finalem Herz- und Kreislaufversagen die letzte Station auf dem Leidensweg des Grippekranken. Bei zyanotischen Schleimhäuten und Lippen sowie livide verfärbter, kühler und feuchter Haut, wird der Puls unregelmäßig, tachykard, weich und schwächer, bis der Blutdruck schließlich absinkt.[16]

Die unter qualvoller Atemnot leidenden Kranken sind bis zum Schluß bei klarem Bewußtsein, beobachten die vergeblichen Rettungsversuche der Ärzte und erkennen mit Entsetzen das bevorstehende Ende. Bei der Obduktion finden sich im Venen- oder Herzblut oft massenhaft Streptokokken.[17]

Bei der Ausbildung eines hämorrhagischen Lungenödems ertrinken die Moribunden förmlich, die Lungen scheinen bei der Obduktion in blutiger Flüssigkeit zu schwimmen. In diesen Fällen macht ein Herzversagen dem Todeskampf ein Ende, wie überhaupt das Herz das Schicksal der Grippekranken wesentlich bestimmt. Wie schon die übliche Saisongrippe, so ist auch die Spanische Grippe 1918 mit vermehrt ischämischen Erkrankungen und tödlichen Infarkten des Herzens verbunden.

LINKE SEITE OBEN: Früher Fall mit noch geröteter Gesichtshaut und halbgeschlossenen Augenlidern.

LINKE SEITE MITTE: Fortgeschrittener Fall einer heliotropen Zyanose mit bereits schlechter Prognose.

LINKE SEITE UNTEN: In diesem Fall sind die Ohren und Lippen stark zyanotisch, während die Gesichtshaut verhältnismäßig blaß erscheint. Die verbleibende Lebenszeit des Schwerkranken ist in Stunden bemessen.

Alle drei Abbildungen von W. Thornton Shiells für einen *Report on the Pandemic Influenza, 1918–19* für das Ministry of Health, London, 1920.

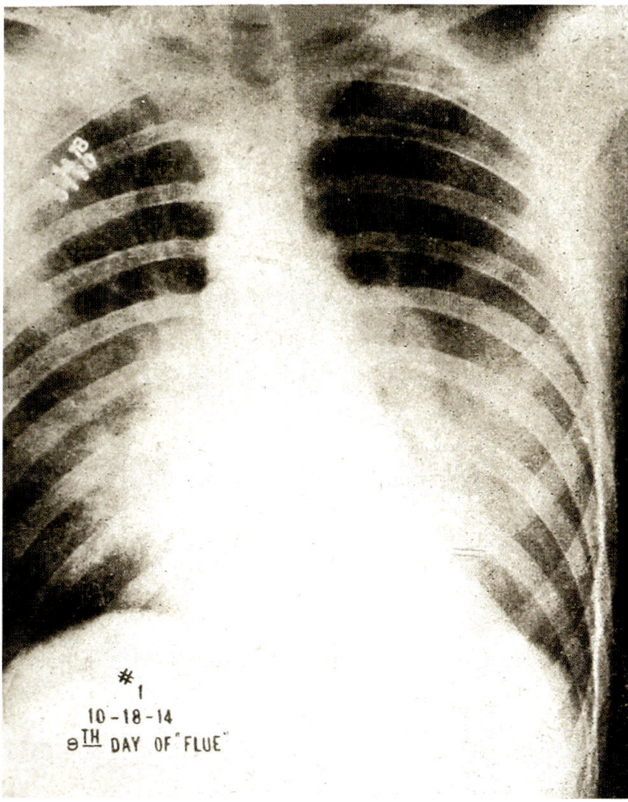

Thoraxröntgen bei einem Patienten mit haemorrhagischer Lungenentzündung am achten Tag nach Beginn der Grippe, 1918. Charles Lyman Green, *Medical Diagnosis for the Student and Practitioner*, Philadelphia 1922.

Die älteren Ärzte von 1918/19 erinnern sich noch gut an die Pandemie von 1889/90 und wissen von der großen Ähnlichkeit der beiden Seuchenzüge zu berichten.[18] Doch bleiben den erfahrenen Medici auch die augenfälligen Unterschiede zwischen der Spanischen und der Russischen Grippe nicht verborgen.

Bei der erheblich bösartiger eingestuften Pandemie von 1918/19 werden nicht nur häufiger Rezidive, sondern viel öfter auch Lungenentzündungen beobachtet, verbunden mit schwersten Komplikationen wie Empyemen oder Lungenblutungen. Dafür bilden die seinerzeit alltäglichen gastrointestinalen Erscheinungen und Neuralgien dreißig Jahre später eher die Ausnahme.

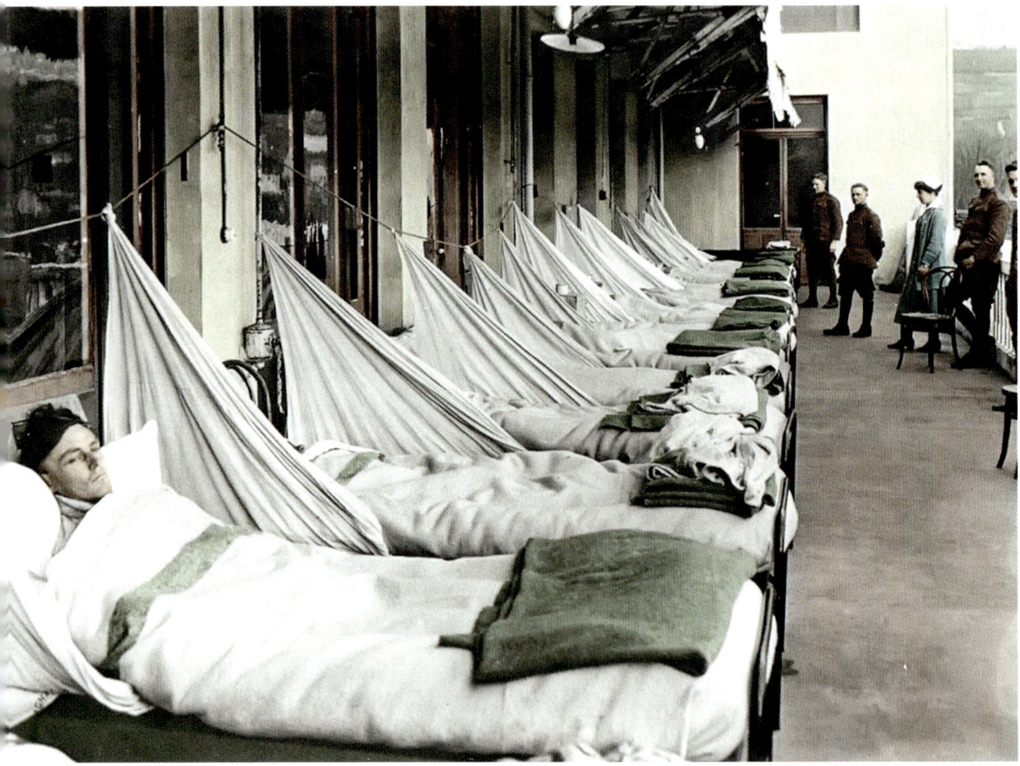

Auf der Veranda des US Army Camp Hospitals in Aix-les-Bains in Frankreich sind Grippe- und Pneumoniepatienten untergebracht, um 1918.

Ein wesentliches Merkmal der nunmehrigen Influenza ist ihre allgemein hämorrhagische Neigung, die sich etwa im häufigen Nasenbluten zeigt.[19] So gut wie jedes Organ können die Blutungen betreffen, zur Gefahr für Leib und Leben aber werden sie in erster Linie in den Lungen.[20]

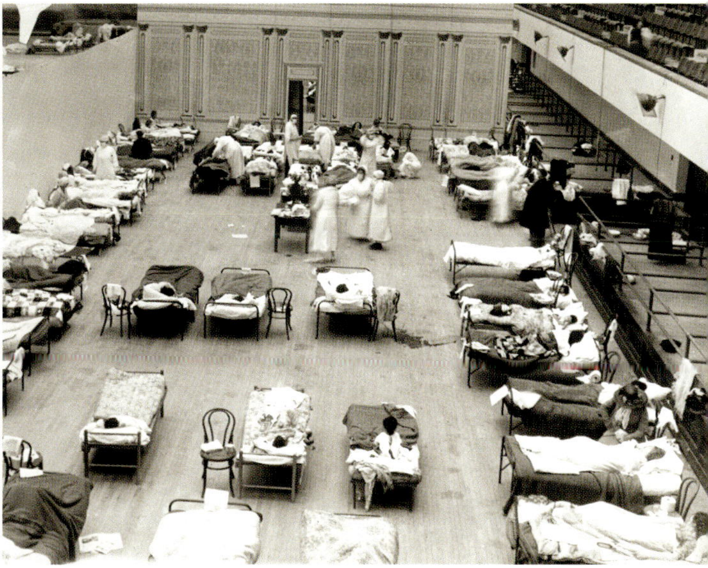

Das provisorische Lazarett im städtischen Auditorium von Oakland in Kalifornien während der Grippepandemie. Zwischen den Influenzakranken freiwillige Krankenschwestern des Amerikanischen Roten Kreuzes. Photographie von Edward A. „Doc“ Rogers, um 1918.

Schon im Frühling 1918 fällt den Zeitgenossen auf, daß diesmal nicht nur Greise und Kinder sterben, sondern in erschreckendem Maße auch junge Erwachsene zwischen 15 und 40 Jahren. Die übliche U-förmige Altersverteilung der Sterblichkeit ist 1918/19 einer W-förmigen gewichen, wobei die mittlere Zacke die zahlreichen Todesfälle in den jungen Erwachsenenjahren widerspiegelt: jugendliche Soldaten, frischgetraute Männer, Mütter mit dem Säugling an der Brust. Auch das fällt den Ärzten auf: Es sind die Kräftigen, die Wohlgenährten, die jetzt von der Grippe dahingerafft werden, nicht die Schwachen, Hungernden. Zum Erstaunen der Epidemiologen ist die Mortalität in der reichen, mit Nahrungsmitteln doch gewiß gut versorgten Schweiz deutlich höher als im darbenden Reich der Deutschen. Die amerikanischen Rekruten, die in ihren Ausbildungsstätten den Grippelungenentzündungen erliegen, sind bestens genährt von den elterlichen Farmen in die Militärcamps eingerückt. Trotz kühner Hypothesen ist bis heute nicht verbindlich geklärt, warum die „Spanierin“ gerade die Kräftigsten in der Blüte ihrer Jugend aus dem Leben reißt, während die Alten, Welken und Siechen dem Tod entgehen.

LINKS: Amerikanisches Plakat zur Infektionsvermeidung: „Sorgloses Spucken, Niesen, Schneuzen verbreitet Influenza und Tuberkulose.“ Nach 1918/19.

RECHTS OBEN: Reklame für das auch während der Pandemie 1918/19 eingesetzte Antiseptikum Lysoform, 1904.

RECHTS UNTEN: Aufklärungszeichnung des Cartoonzeichners Clifford Berryman für das US Public Health Service, Washington, D. C., 1918.

MASSNAHMEN GEGEN DIE GRIPPE

Mit Bekanntwerden der ersten Grippefälle stellt sich 1918 die Frage, wie man der drohenden Infektion entgehen könne. Eine Schutzimpfung wie gegen die Pocken kennt man nicht, dafür ist besonders in naturheilkundlichen Kreisen und in der Volks- und Hausmedizin kein Mangel an guten Ratschlägen. Empfohlen wird allgemeine Schonung, zu vermeiden seien Überarbeitung, Mangelernährung und psychische Belastungen. Zu all dem seien die Lungen

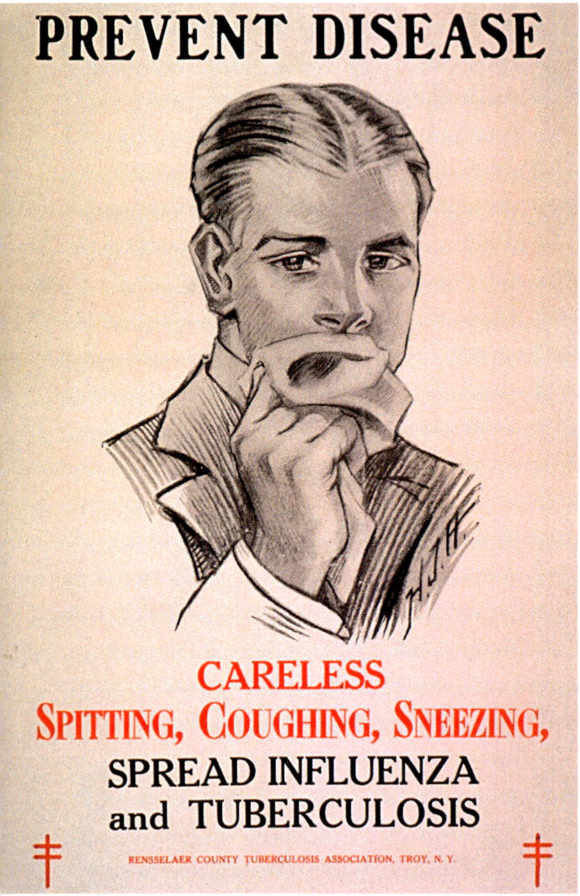

PREVENT DISEASE
H.J.A.
CARELESS
SPITTING, COUGHING, SNEEZING,
SPREAD INFLUENZA
and TUBERCULOSIS
RENSSELAER COUNTY TUBERCULOSIS ASSOCIATION, TROY, N. Y.

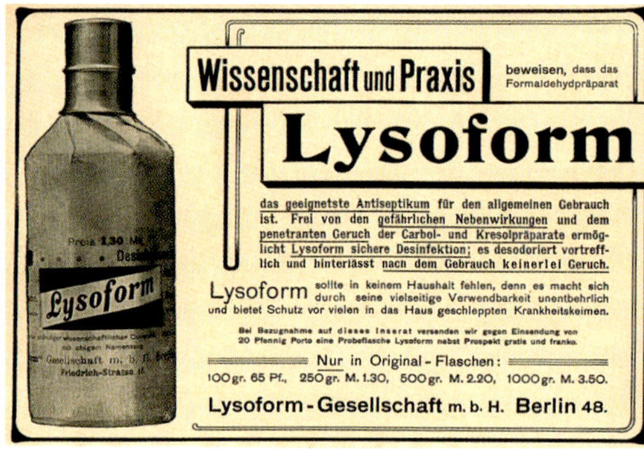

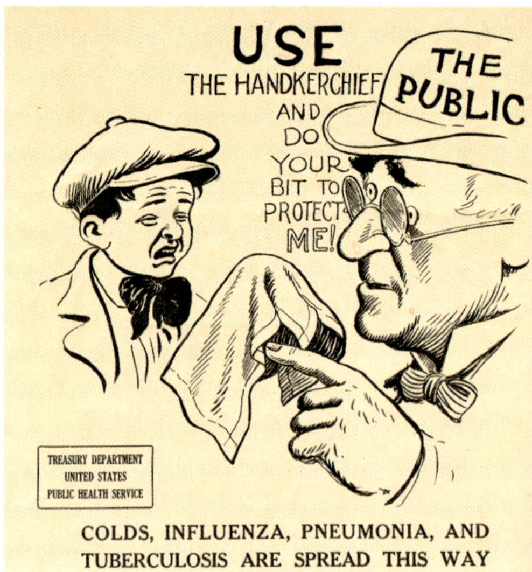

möglichst durch tiefes Atmen in frischer Luft zu stärken.[21]

Zur medikamentösen Infektionsprävention wird von manchen Ärzten Chinin empfohlen, in einer Dosis von 0,2 bis 0,3 g dreimal täglich könne dieses nicht nur den Verlauf der Krankheit abmildern, sondern überhaupt den Ausbruch verhindern. Die Mehrzahl der Kliniker ist freilich skeptisch.[22] Trotzdem steigen die Chininverkäufe in lichte Höhen.

Allerorten wird peinliche Hygiene eingemahnt. In Gast- und Kaffeehäusern ist mitgebrachtes Besteck

LINKS: Ein Flugblatt des Virginia State Board of Health propagiert einfache Regeln zur Erhaltung der Gesundheit.

RECHTS: Ein Minenarbeiter gurgelt mit einem Desinfektionsmittel

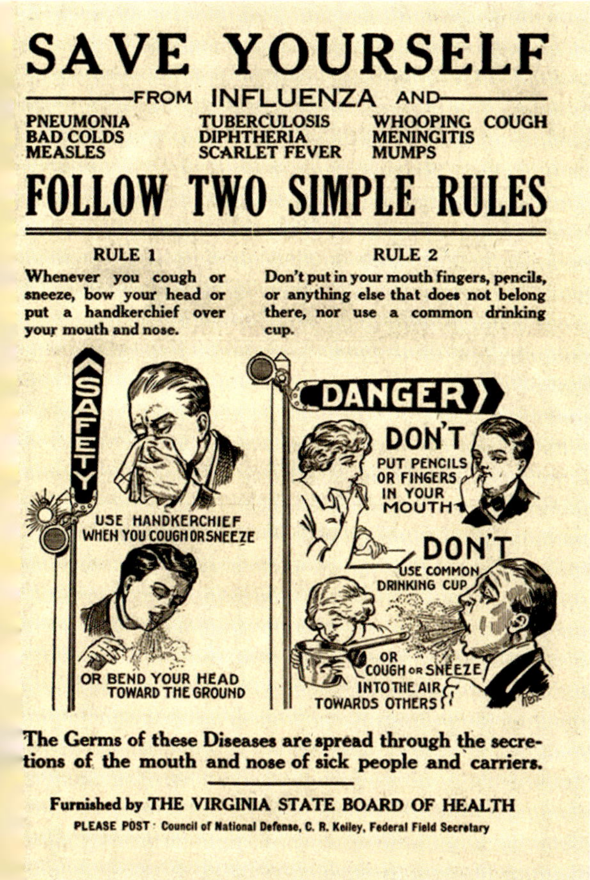
SAVE YOURSELF
FROM INFLUENZA AND
PNEUMONIA
BAD COLDS
MEASLES
TUBERCULOSIS
DIPHTHERIA
SCARLET FEVER
WHOOPING COUGH
MENINGITIS
MUMPS
FOLLOW TWO SIMPLE RULES
RULE 1
Whenever you cough or sneeze, bow your head or put a handkerchief over your mouth and nose.
RULE 2
Don't put in your mouth fingers, pencils, or anything else that does not belong there, nor use a common drinking cup.
SAFETY
USE HANDKERCHIEF WHEN YOU COUGH OR SNEEZE
OR BEND YOUR HEAD TOWARD THE GROUND
DANGER
DON'T PUT PENCILS OR FINGERS IN YOUR MOUTH
DON'T USE COMMON DRINKING CUP
OR COUGH OR SNEEZE INTO THE AIR TOWARDS OTHERS
The Germs of these Diseases are spread through the secretions of the mouth and nose of sick people and carriers.
Furnished by THE VIRGINIA STATE BOARD OF HEALTH
PLEASE POST · Council of National Defense, C. R. Keiley, Federal Field Secretary

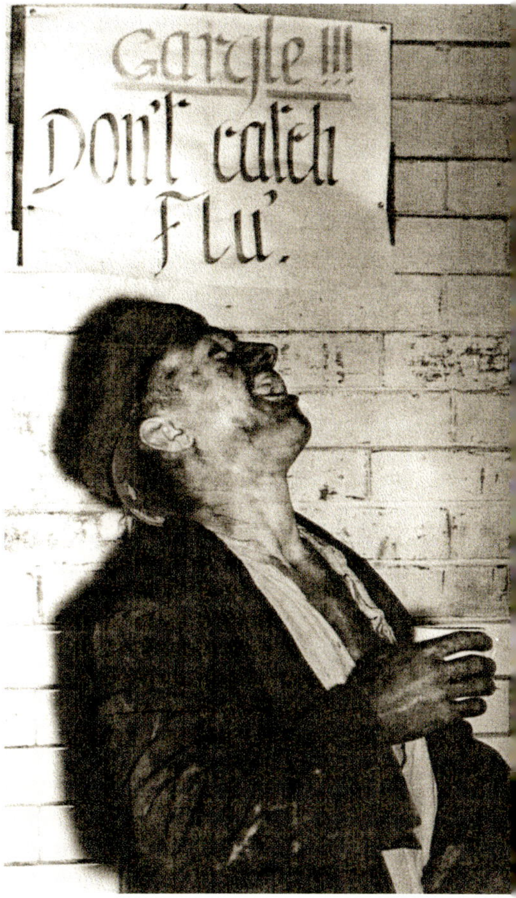

sowie ein eigenes Trinkglas zu verwenden, mehrmals täglich säubere man den Mund und vor dem Essen wasche man die Hände besonders gründlich. Auf obrigkeitliche Anweisung hin sind Theater, Biographen, Gastwirtschaften, Fabrikkantinen und Kaffeewirtschaften regelmäßig zu lüften.

Auf Kinobesuche verzichte man lieber, Straßenbahnfahrten vermeide man, und wenn man schon in die Trambahn steigen muß, so spreche man dort so wenig wie möglich.[23] Der Umgang mit Menschen sei auf ein Minimum zu beschränken, von Erkrankten halte man sich fern. Die räumliche Separation fiebernder Familienmitglieder sei ein Gebot der Stunde – eine Maßnahme, die in den ärmlichen Arbeiterunterkünften in der Vorstadt und auch in den überfüllten Krankenhäusern kaum Aussicht auf Erfolg hat. In den Tagblättern wird der althergebrachte Handschlag

LINKS: Eine Warnung vor der Spanischen Influenza in einem Holzlager der US Naval Aircraft Factory in Philadelphia, 1918.

RECHTS OBEN: Reklame für direkt vom Lastwagen verkaufte Zwiebeln, „eines der besten Influenzaschutzmittel", 1918.

RECHTS UNTEN: Zwei elegant gekleidete Damen posieren mit Influenzamasken, 1918/19.

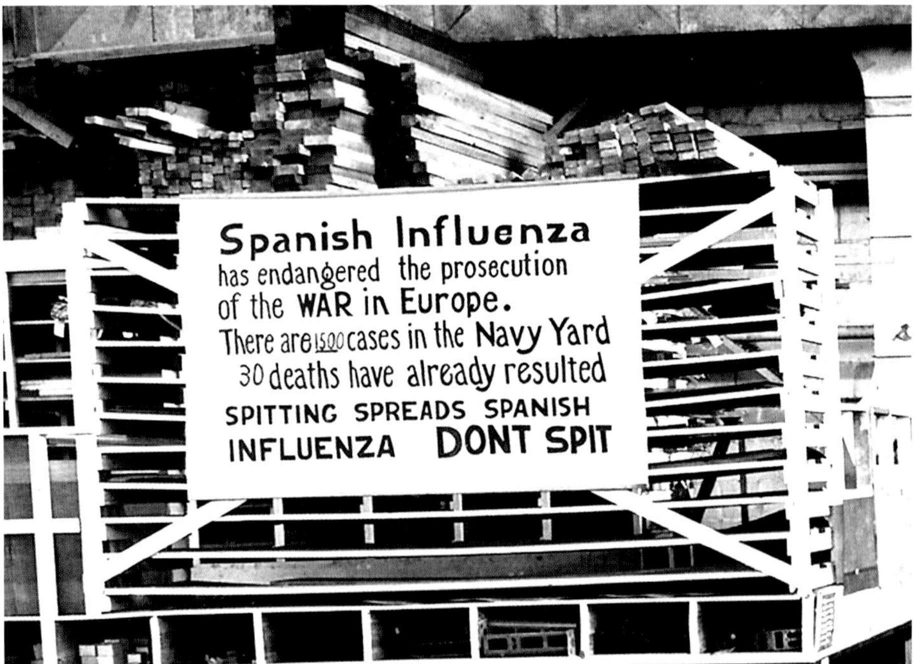

gegeißelt, mit ironischem Unterton schlagen die Redakteure den orientalischen Gruß Salem Aleikum vor, dazu ein Verneigungsritual mit vor der Brust gekreuzten Händen.[24] Das Grüßen sei allenfalls auf ein Runzeln der Augenbrauen oder eine leichte Neigung des Kopfes zu beschränken.

Gewarnt wird vor den Gefahren des Papiergeldes sowie vor Büchern und Zeitungen aus öffentlichen Büchereien, die möglicherweise von Kranken angehustet worden und damit infektiös sind. Kritik wird laut, als in der Endphase des Krieges die Straßenreinigung nicht wie gewohnt funktioniert und das trockene Kehren den Staub – und damit auch die Erreger – aufwirbelt.[25]

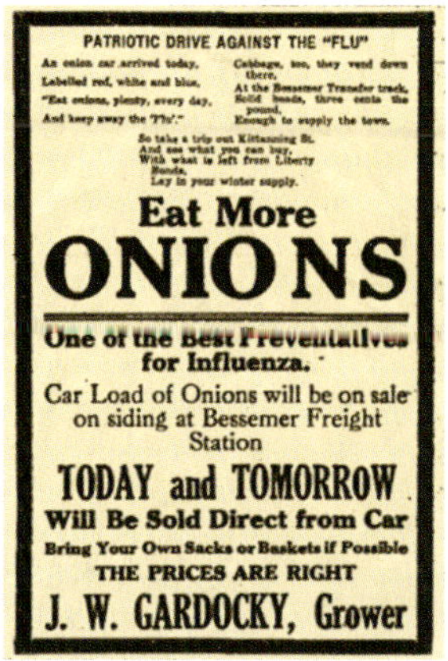

Neben frischer Luft und Reinlichkeit sei gründliche Desinfektion das beste Schutzmittel, wie es in der Tagespresse heißt.[26] Für die Spülung des Mundes und Rachens steht Hypermangan zur Verfügung. Ein

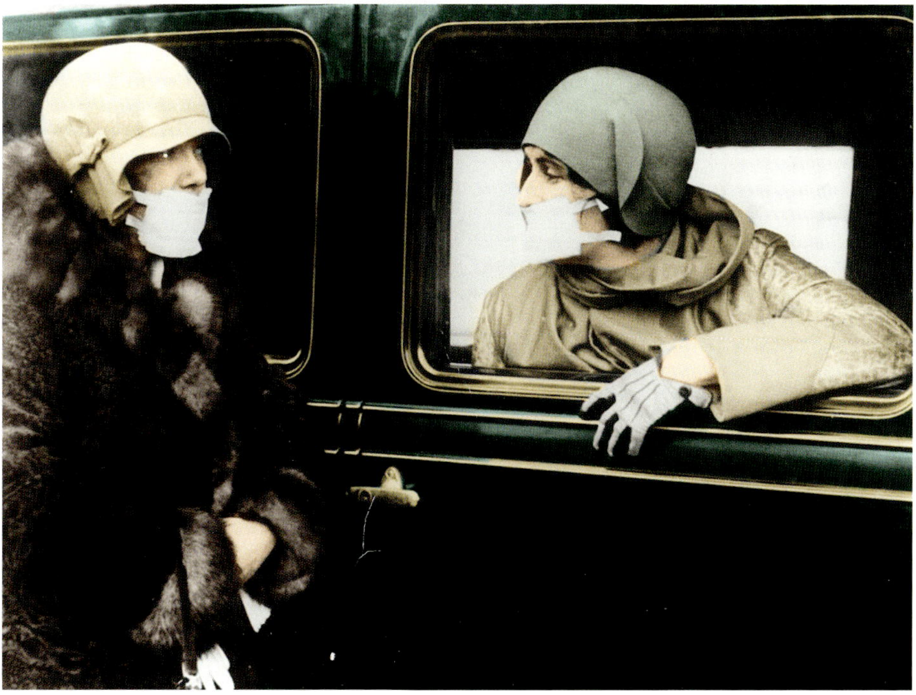

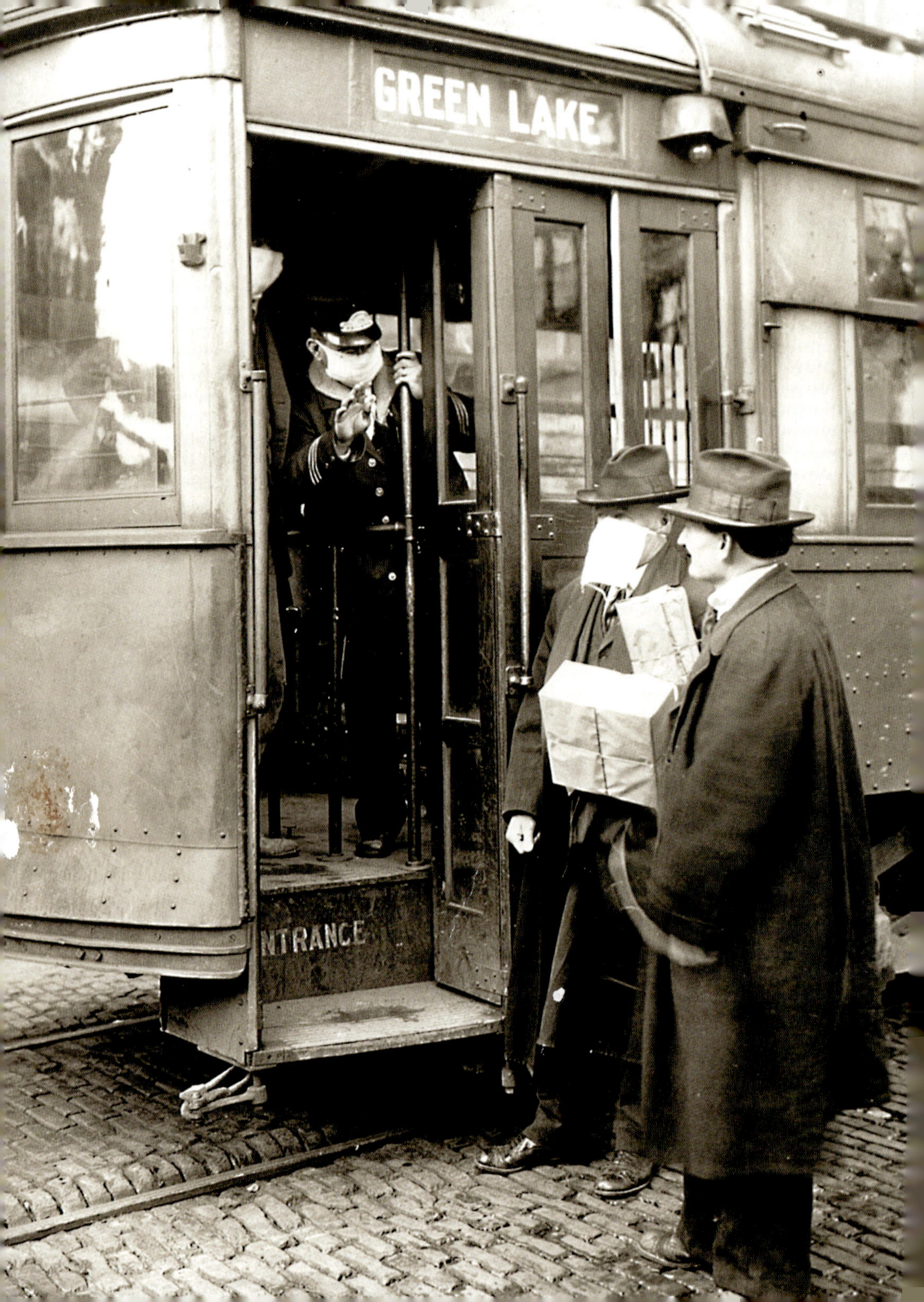
GREEN LAKE
NTRANCE

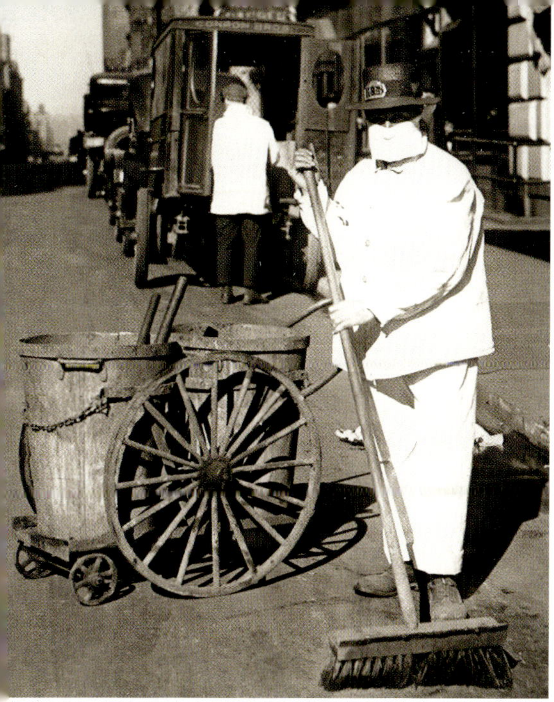

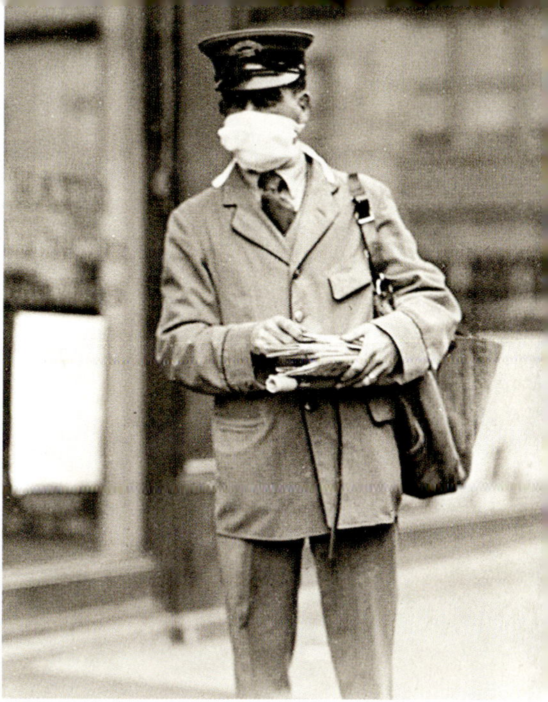

Wiener Kliniker läßt zur täglichen Rachendesinfektion geringe Mengen feinpulverisierter Borsäure schnupfen. Wieder andere empfehlen Mentholsalizylsalbe in die Nase zu schmieren,[27] Menthol zu insufflieren oder zerstäubte Wirkstoffe zu inhalieren wie Eukalyptusöl, Kreolin, Kampfer oder Pfefferminzöl. In Reklameeinschaltungen wird neben dem allgemein verbreiteten Borwasser zum Gurgeln das Formaldehydpräparat Lysoform als wirksames Desinfiziens beworben. Vor jedem Ferngespräch sei zudem die Sprechmuschel des Fernsprechers mit einer leichten Karbollösung zu reinigen.

Schutzmasken aus Gaze kommen in Mitteleuropa nur ausnahmsweise zum Einsatz, wiewohl die auf zahlreichen vergilbten Drucken verbreitete Pestmaske vor aller Augen steht und die Grippe auch regelmäßig mit dieser Seuche verglichen. Nicht zuletzt die Ärzte selbst wenden sich gegen dieses Mittel aus der „Rüstkammer der alten Pestdoktoren“, dessen „Anwendung in der allgemeinen Praxis ganz undurchführbar“ sei.[28] In Frankreich und in der Schweiz finden Schutzmasken dagegen weite Verbreitung bei Ärzten und beim

LINKE SEITE: In Seattle verweigert ein Straßenbahnschaffner einem Herrn ohne die vorgeschriebene Influenzamaske die Mitfahrt. Dezember 1918.

OBEN LINKS: Ein Straßenfeger in New York schützt sich mit einer Influenzamaske. Oktober 1918.

OBEN RECHTS: New Yorker Briefträger mit Influenzaschutzmaske. Oktober 1918.

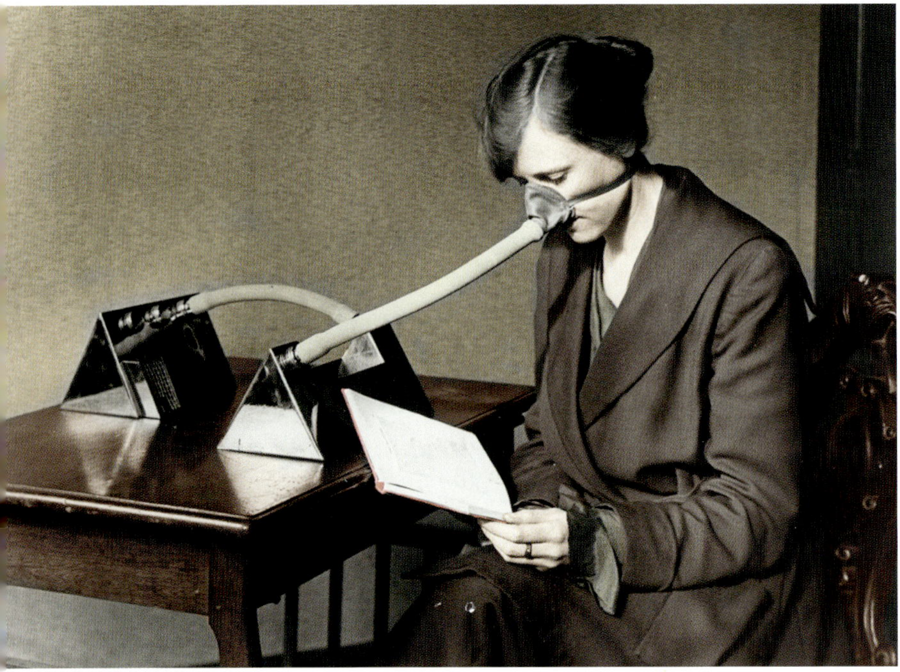

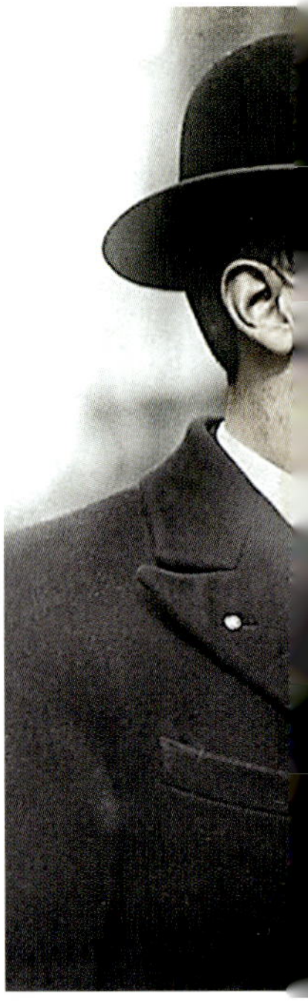

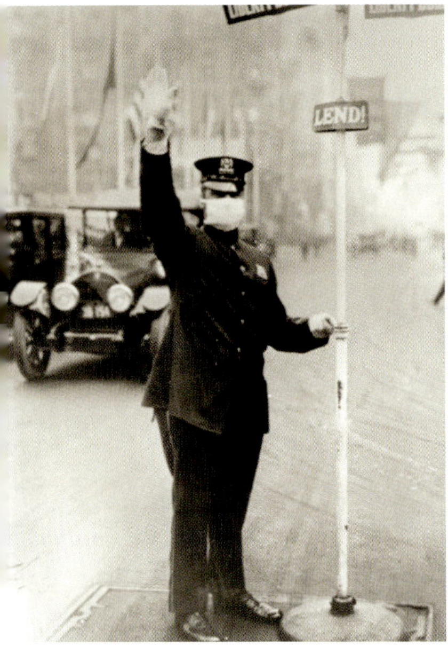
LEND!

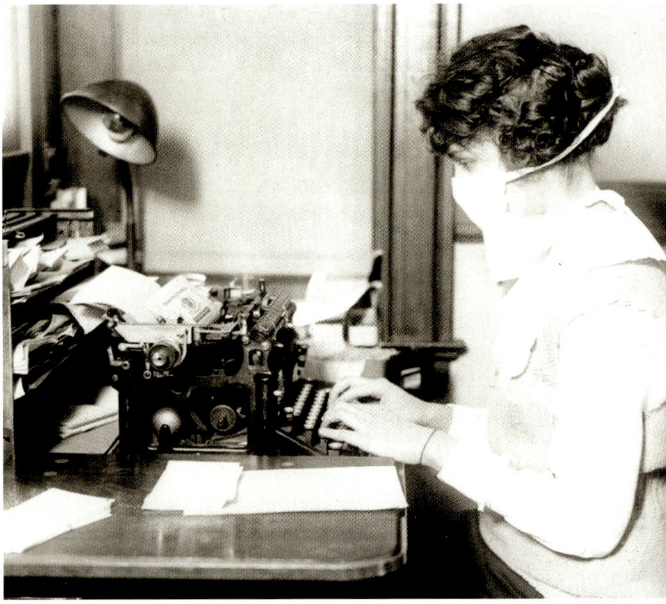

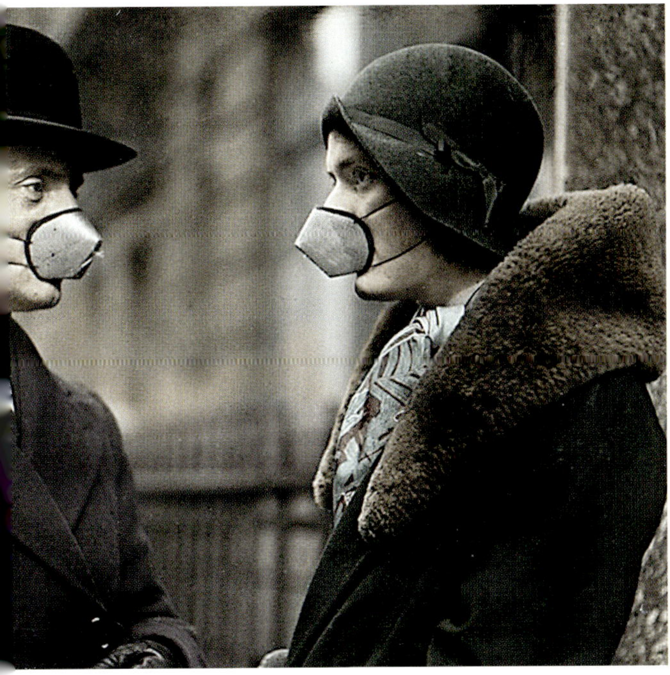

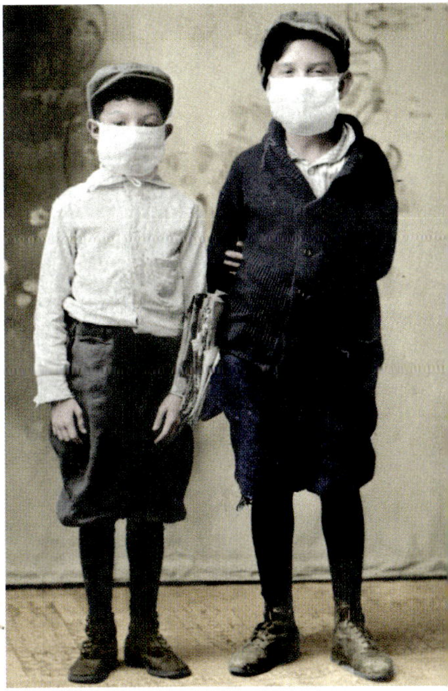

Pflegepersonal.[29] Die Bakteriendichtigkeit der von der *Basler Nationalzeitung* empfohlenen Grippeschutzmasken erweist sich jedoch als unzureichend, da von dem Stoff nur die gröberen Sputumpartikel aufgefangen werden.[30] Im Militärkrankenhaus Val-de-Grâce in Paris werden die Masken sogar über den Augen getragen, um Infektionen über die Tränengänge zu verhindern. Weite Verbreitung finden Schutzmasken in den USA, wo ihr Gebrauch im öffentlichen Raum durch Strafandrohung erzwungen wird.

Im Grenzbereich zwischen ärztlicher Heilkunde und Volksmedizin, aber auch zwischen Prophylaxe und Therapie erfreuen sich alkoholische Getränke steigenden Zuspruchs, wobei die Influenza je nach Landessitte mit Rum(tee), Grog, Glühwein oder Medicinal-Cognac begossen wird.[31] In England gibt es ab Dezember 1918 sogar Whisky auf Rezept.[32] Bei einer Mindestabnahme von 60 Litern verschickt die Prager Weingroßhandlung

LINKE SEITE OBEN: Dame mit chromblitzender Ventilationsapparatur, Februar 1919.

LINKE SEITE UNTEN LINKS: New Yorker Verkehrspolizist mit Influenzamaske, Oktober 1918.

LINKE SEITE UNTEN RECHTS: Schreibmaschinentypistin in New York mit Maske, Oktober 1918.

DIESE SEITE LINKS: Herr und Dame mit modischen Influenzamasken, 1920er Jahre.

DIESE SEITE RECHTS: Schulkinder in Florida mit Influenzamasken.

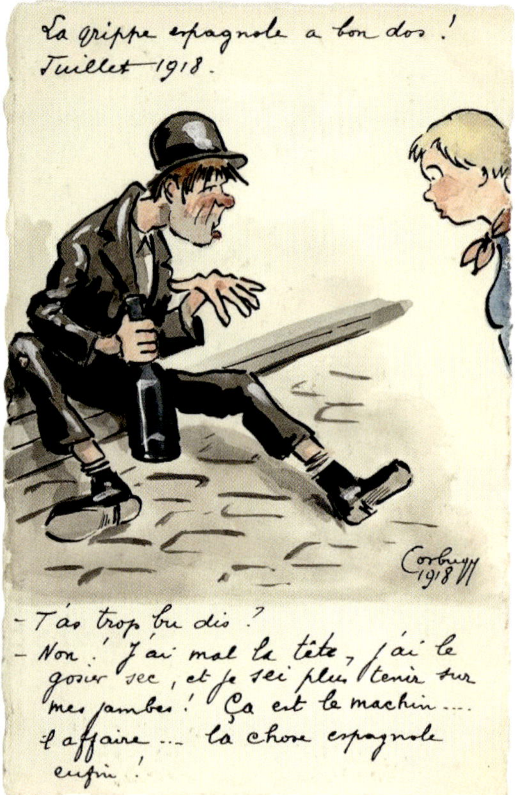
La grippe espagnole a bon dos !
Juillet 1918.
Corbugy 1918
- T'as trop bu dis ?
- Non ! J'ai mal la tête, j'ai le gosier sec, et je sais plus tenir sur mes jambes ! Ça est le machin....
l'affaire... la chose espagnole enfin !

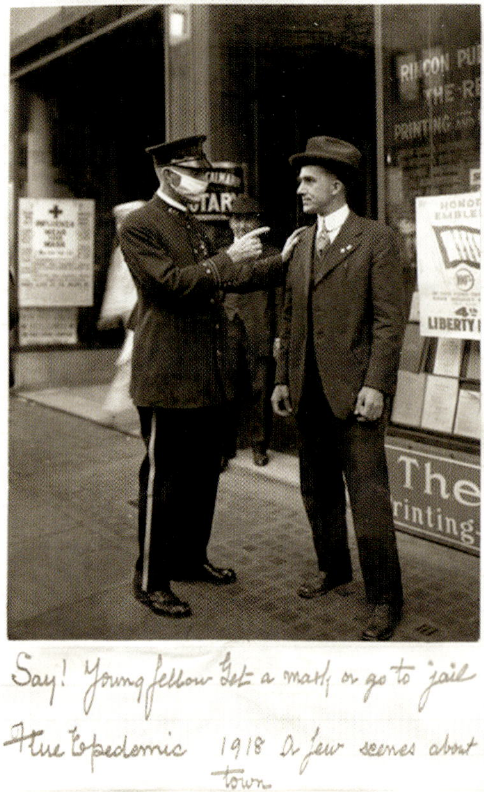
LIBERTY
The
rinting
Say! Young fellow Get a mask or go to jail
Flue Epedemic 1918 A few scenes about town

LINKS: Die Spanische Grippe auf dem Buckel – 1918. „ – Zuviel getrunken, was?“ – „Nee: ich hab' Kopfschmerzen, 'ne trockene Kehle und kann nicht mehr auf den Beinen stehen! Das ist das Ding... na, dieses Zeug da... das spanische Zeug!“ Graphik von Léon Corbugy, 1918.

RECHTS: Straßenszene im San Francisco der Grippezeit. Legende: „Sag einmal, Bursche, besorg Dir eine Maske oder ab in den Knast!“, Photographie von Hamilton Henry Dobbin, 1918.

Černý in der Hibernergasse Nr. 7 Wermuth in Fässern gegen die Influenza.[33]

Nicht alle Ärzte sind von der Wunderkraft der Alkoholika überzeugt. Die Behauptung entbehre jeder Grundlage, so Grippealtmeister Otto Leichtenstern, daß warme alkoholische Getränke einen Schutz vor Influenza gewährten. Zudem könne Alkohol im Erkrankungsfalle die Kopfschmerzen noch steigern. Alkohol sei nutzlos, sowohl in prophylaktischer als auch therapeutischer Hinsicht. Allein – dem Fußvolk fehlt der Glaube und die Spirituosenhändler denken nicht daran, sich das lukrative Geschäft von uneinsichtigen Ärzten verderben zu lassen.

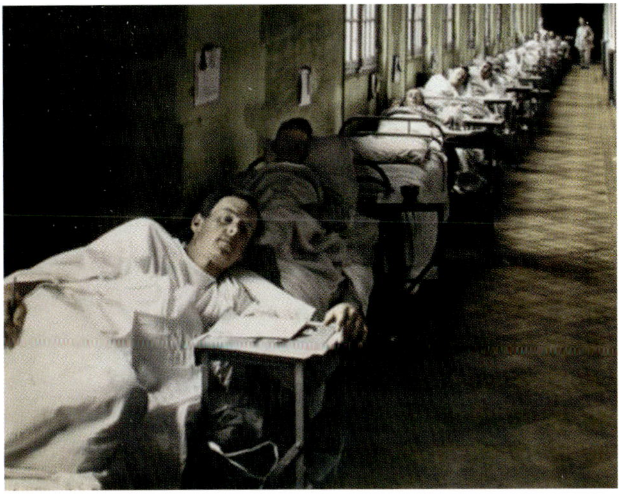

OBEN: Ein von Grippekranken belegter Krankenhauskorridor in den USA, um 1918.

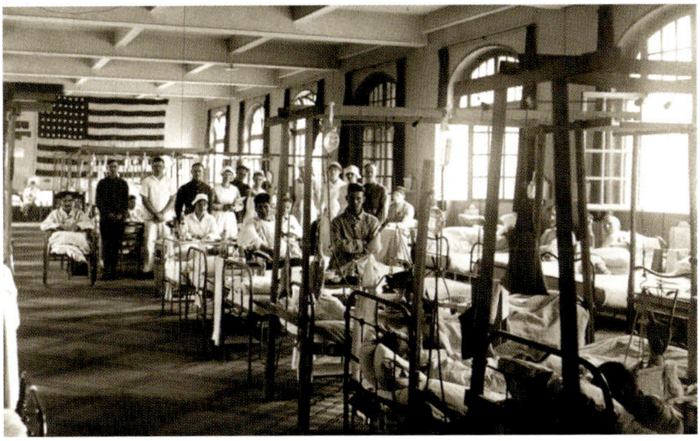

MITTE: Station 83, Amerikanisches Rotkreuz-Militärspital Nummer 1, vermutlich Connecticut 1918.

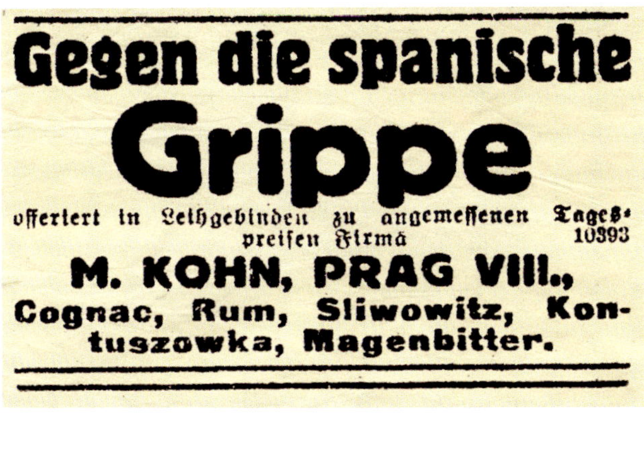

UNTEN: Reklame für Spirituosen gegen die Grippe, *Prager Tagblatt*, 20. Oktober 1918.

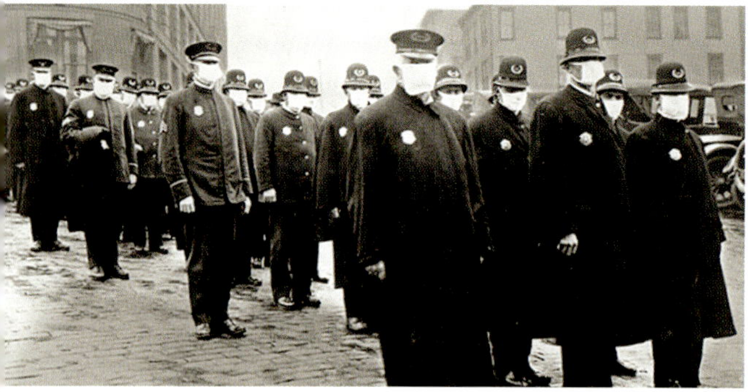

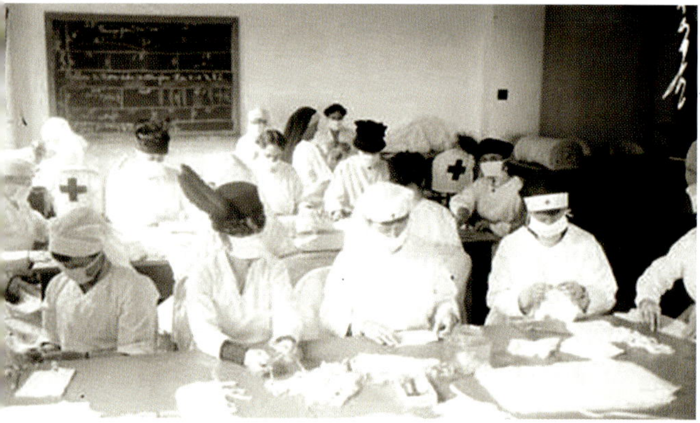

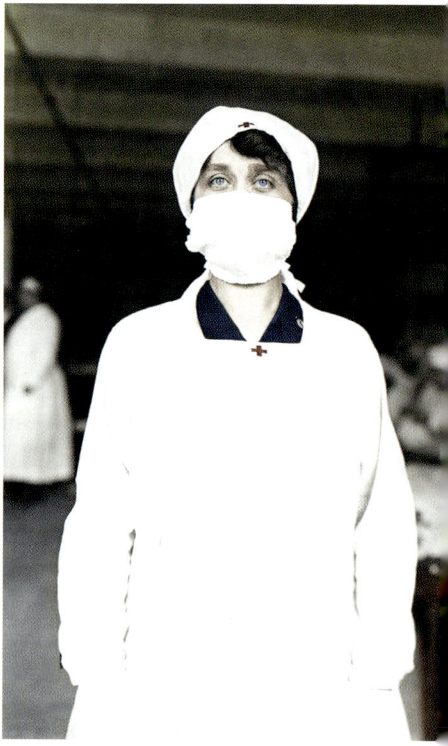

LINKS OBEN: Polizisten in Seattle mit Influenzamasken, Dezember 1918.

LINKS UNTEN: Rot-Kreuz-Schwestern in Chicago stellen Schutzmasken her, 1918.

RECHTS OBEN: Schwester mit Influenzaschutzmaske, 1918/19.

UNTEN: Mit Masken geschütztes Gesundheitspersonal in Surry Hills (Sydney) in Australien, 1919.

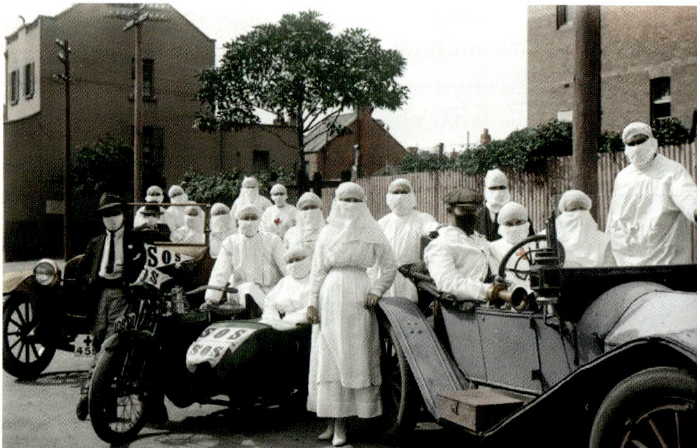

Die Influenza unterscheidet sich von einigen anderen Seuchen wie Pest und Cholera in fundamentaler Weise. Wir kennen für sie nirgends auf der Erde einen umschriebenen endemischen Herd.

Walter Levinthal, 1921

Wie die Seuche ins Rollen gekommen ist und wann sich der Erreger in menschlichen Populationen festkrallen und explosionsartig verbreiten konnte, das ist auch hundert Jahre nach der Pandemie noch in tiefes Dunkel gehüllt. Ganz unvermittelt kommt die Grippe anno 1918 wohl nicht, seit Jahren sammelt sich eine latente Unterströmung, aus der die Katastrophe schließlich hervorbricht. In Straßburg etwa werden schon 1914 vermehrt schwere Grippefälle beobachtet, im selben Jahr auch in Leipzig, übers Jahr bei den Truppen an der polnischen Grenze, im Dezember in Königsberg, im Februar 1916 an der Südwestgrenze der österreichischen Kampflinien und wenige Wochen später auch in der Etappe des umgepflügten Flanderns.[34] Im Winter von 1916/17 – man hat erst kürzlich den greisen Kaiser Franz Joseph I. zu Grabe getragen – liegen in Wien zahlreiche Zivil- und Militärpersonen an der Grippe darnieder.[35]

Auch auf der anderen Seite des Erdballs stöhnt man unter der Influenza. Spanische Seeleute, so heißt es am Río de la Plata, haben die Grippe aus Europa eingeschleppt.[36] Schon im Oktober 1917 häufen sich ernste Erkrankungen der Atemwege auch bei den American Expeditionary Forces in Westfrankreich, und fast zur gleichen Zeit auch in Fort Riley in Kansas und in weiteren Militärcamps in den Vereinigten Staaten. Kranke, Sterbende, Tote auch da.

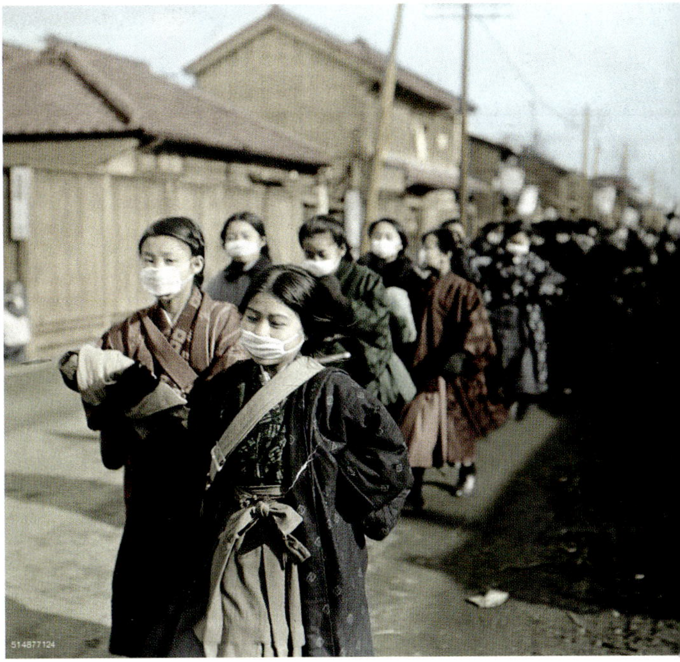

Schulmädchen mit Mundschutz und traditioneller Kleidung, Japan, 1918.

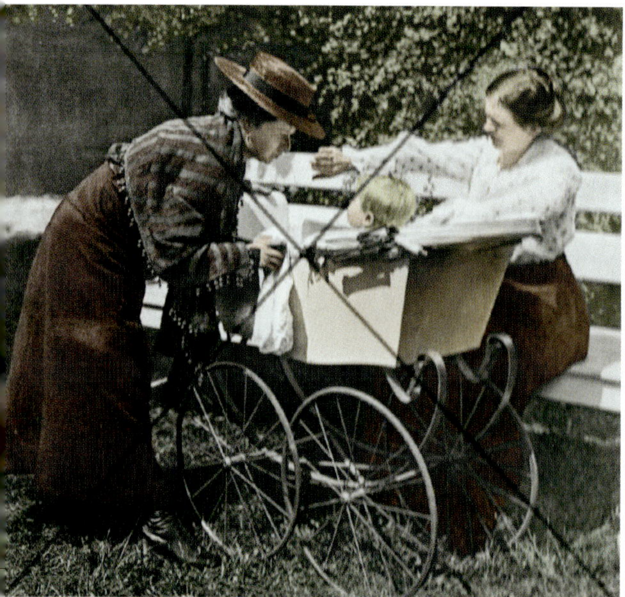

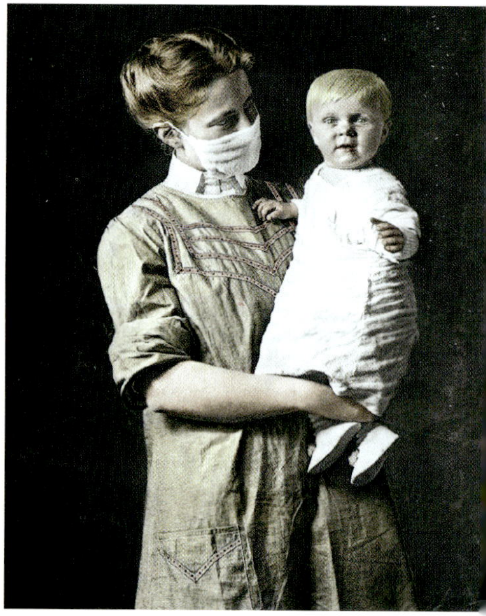

Bilder einer Wanderausstellung im Schweizer Kanton St. Gallen zur Propagation von Maßnahmen der Infektionsprophylaxe.

Reklame für den Schweizer Telephon-Desinfektor „Grippsano“ in den *Basler Nachrichten*, Oktober 1918.

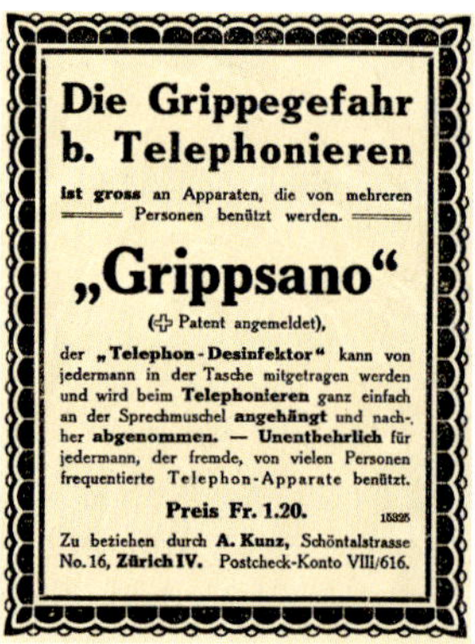
Die Grippegefahr b. Telephonieren
ist gross an Apparaten, die von mehreren Personen benützt werden.
„Grippsano“
(+ Patent angemeldet),
der „Telephon-Desinfektor“ kann von jedermann in der Tasche mitgetragen werden und wird beim Telephonieren ganz einfach an der Sprechmuschel angehängt und nachher abgenommen. — Unentbehrlich für jedermann, der fremde, von vielen Personen frequentierte Telephon-Apparate benützt.
Preis Fr. 1.20.
Zu beziehen durch A. Kunz, Schöntalstrasse No. 16, Zürich IV. Postcheck-Konto VIII/616.

Es sind lokale Epidemien, die man nur wenig beachtet. Sind das Nachwehen der argen Influenza von 1889/90, oder sind es etwa schon die Vorboten nahenden Unheils?

Nicht nur der zeitliche Ursprung der Grippe, auch der Herkunftsort liegt im Dunkeln. Aus China, so heißt es, sei die Grippe gekommen, wo Ausbrüche fast ganzjährig beobachtet werden. Nein, entgegnen andere, aus Westfrankreich stamme das Übel, und wieder andere: aus Amerika. Verdächtigt wird auch die Österreichische Monarchie – in Wien dagegen zeigt man auf Rußland, von wo die Influenzaseuchen oft schon ins Land gekommen sind.[37] An einen russischen Ursprung der Influenza glaubt man auch im Osten Asiens. Im revolutionsgebeutelten Rußland hat man zwischen Februar- und Oktobersturm 1917 jedoch andere Sorgen, als Grippeaufzeichnungen zu führen, und noch 1918 sind die Verhältnisse so undurchsichtig, daß bis heute niemand weiß, wie viele Grippeopfer im Reich der Sowjets zu beklagen sind.

Die in der ganzen Welt zusammengetragenen Krankheits- und Sterbezahlen lassen auch bei der Spanischen Influenza den für Grippepandemien charakteristischen wellenförmigen Verlauf erkennen: Die erste, vergleichsweise milde Welle fegt im Frühjahr und Frühsommer 1918 durch Europa und die USA. Sie ist mit einer verhältnismäßig geringen Sterblichkeit verbunden, bei allerdings deutlichen regionalen Unterschieden. So milde ist die erste Grippewelle, daß es nach Ansicht mancher Ärzte besser sei, sich nun im Sommer anzustecken, wo alle Erkrankungen der Atmungsorgane viel günstiger zu verlaufen pflegen und dadurch eine

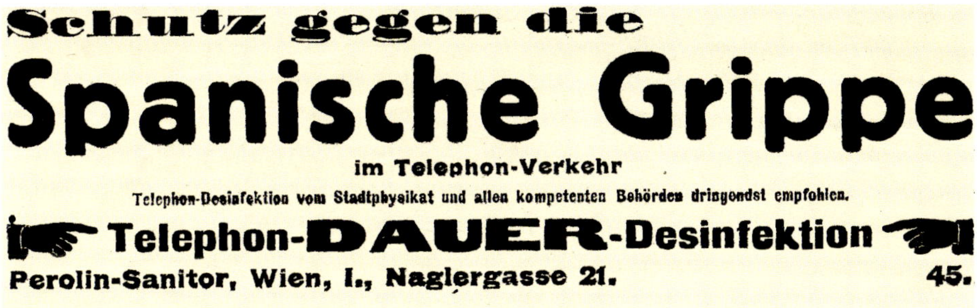
Schutz gegen die
Spanische Grippe
im Telephon-Verkehr
Telephon-Desinfektion vom Stadtphysikat und allen kompetenten Behörden dringendst empfohlen.
Telephon-DAUER-Desinfektion
Perolin-Sanitor, Wien, I., Naglergasse 21.
45.

OBEN: Telephon-Desinfektion ist auch in Wien ein großes Thema. Inserat in der *Neuen Freien Presse*, 18. Oktober 1918.

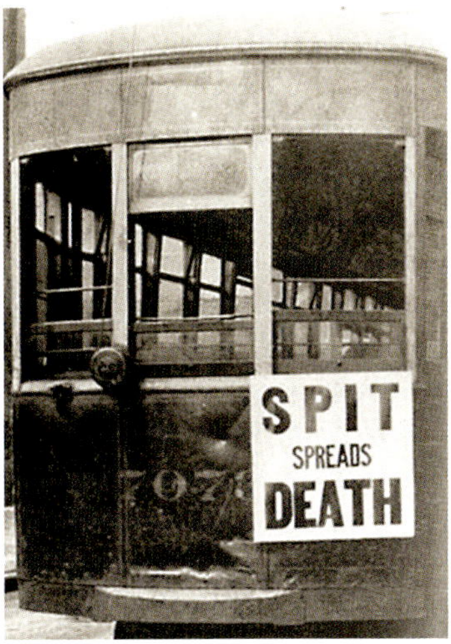
SPIT
SPREADS
DEATH

UNTEN LINKS: „Spucken verbreitet den Tod". USA, 1918.

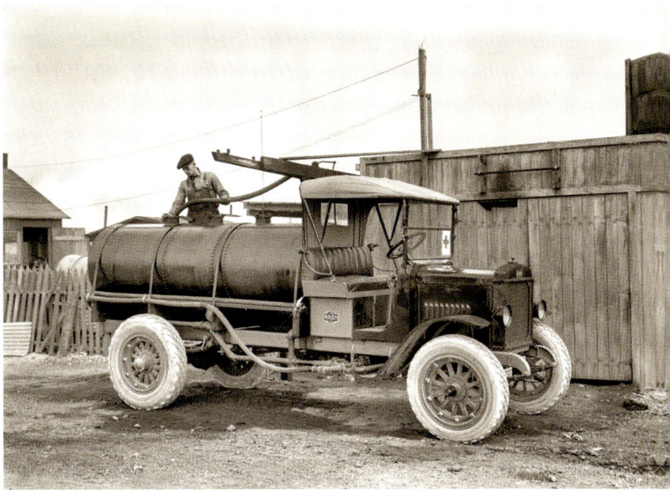

UNTEN RECHTS: Straßenreinigung mit einem „Nash Two-Ton Tanker Truck". San Francisco, 1919.

entsprechende Immunität für den Winter erworben werden könne.[38]

Im Spätsommer und Herbst 1918 folgt der Sommergrippe eine mit außergewöhnlich hoher Mortalität einhergehende zweite Welle, die in Europa erst im November des Jahres an Fahrt verliert. Zu Weihnachten scheint das Schlimmste überstanden, doch die Seuche brodelt weiter.

An vielen Orten wird zum Jahreswechsel 1918/19, insbesondere in den Monaten Januar und Februar 1919, eine dritte, ebenfalls mit hoher Sterblichkeit assoziierte Welle registriert,[39] der im Jahr 1920 noch eine mancherorts besonders virulente vierte Welle nachfolgt. In den Phasen zwischen den Wellen kommt es zu kleineren epidemischen Ausbrüchen, deren Muster von dem erwähnten Wellenverlauf abweichen, und dazu werden immer wieder einzelne Krankheitsfälle unterschiedlicher Schweregrade beobachtet.

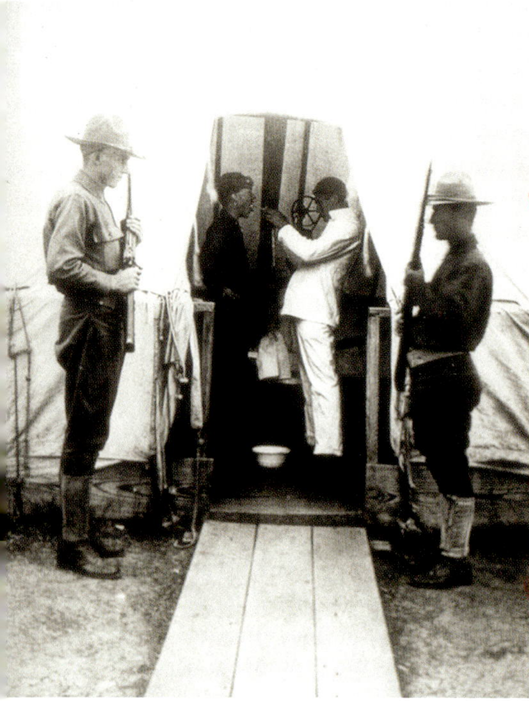

Ein Sanitäter desinfiziert einem US-Rekruten den Hals. Love Field in Texas, November 1918.

Die ersten drei Pandemiewellen der Spanischen Grippe sind in einem Zeitraum von weniger als einem Jahr zusammengedrängt. So kurz sind diese Zwischenperioden mancherorts, daß ein Wellenverlauf kaum sichtbar wird. Das ist ein augenfälliger Unterschied zur Pandemie von 1889/90, wo der Abstand zwischen den einzelnen Wellen bis zu einem Jahr betragen hat.[40]

Bei näherem Hinsehen entpuppt sich das Modell von den drei oder vier klar abgegrenzten Wellen als doch sehr grober, keineswegs universell gültiger Raster zur Beschreibung der Pandemie. Selbst auf dem überschaubaren Territorium der Böhmischen Länder ist die strenge Einteilung in klar abgegrenzte „Wellen" schwierig.

In den letzten Monaten des Jahres 1917 wird im Norden Chinas der Ausbruch einer stark kontagiösen, rasch um sich greifenden Erkrankung der Atemwege beobachtet. Die Behörden können keine rechte Klarheit über den Charakter dieser Epidemie gewinnen, bei der die Betroffenen nach kurzer Krankheit schweren Lungenentzündungen erliegen. Europäische Diplomaten des Pekinger Gesandtschaftsviertels munkeln von Lungenpest, die chinesischen Beamten wollen das jedoch nicht bestätigen. Der Erreger der Pest, Pasteurella pestis, kann bei den Verstorbenen nicht nachgewiesen werden. Mit strengen Quarantäne-Maßnahmen versuchen westliche Ärzte die Ausbreitung zu den großen Häfen oder entlang der Eisenbahnlinien zu unterbinden. Aber die Krankheit diffundiert weiter

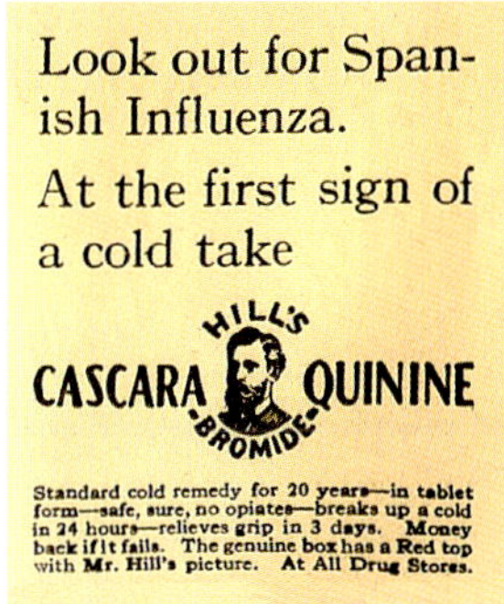

Vorsicht vor der Spanischen Influenza – Reklame für ein Chininpräparat.

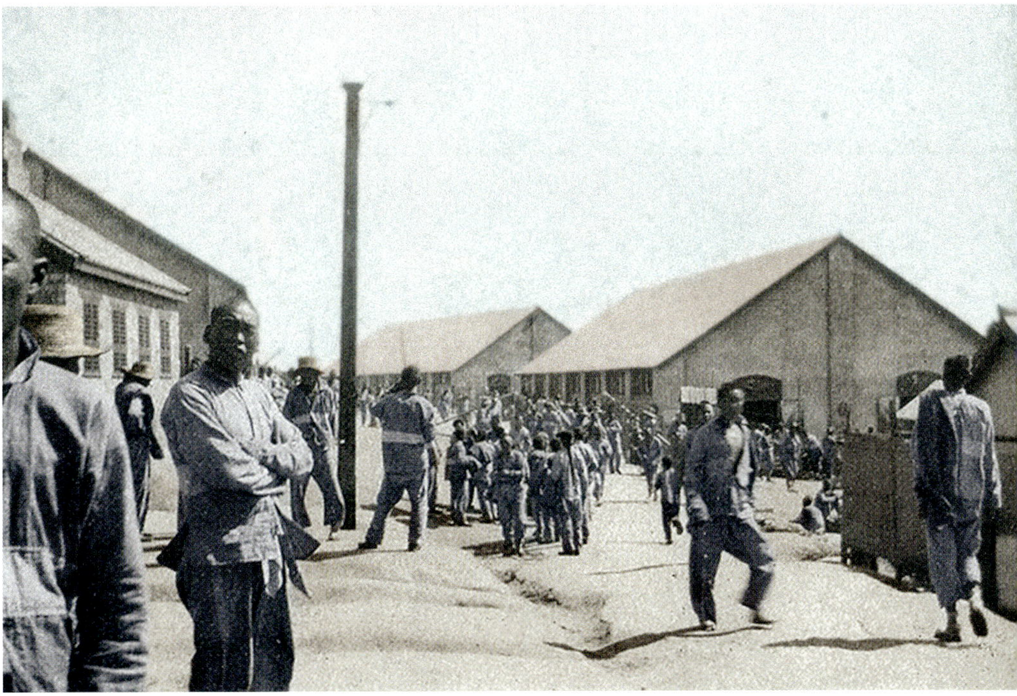

Eine britische Rekrutierungsstätte in Weihaiwei, photographiert von David Livingstone, *South China Morning Post*.

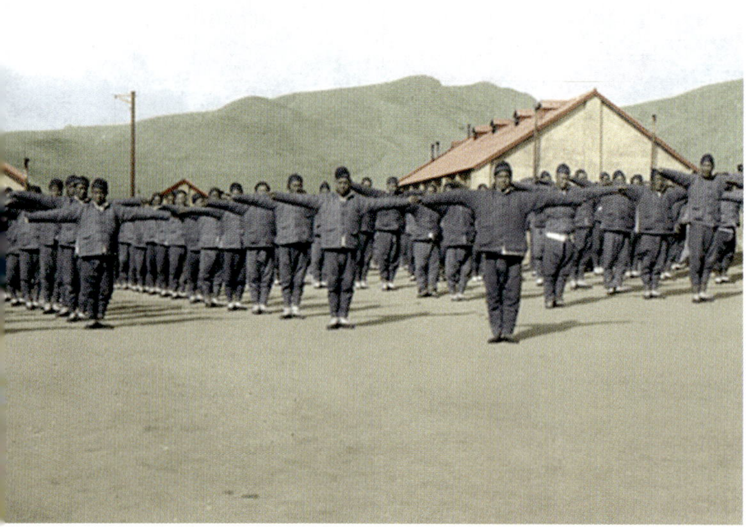
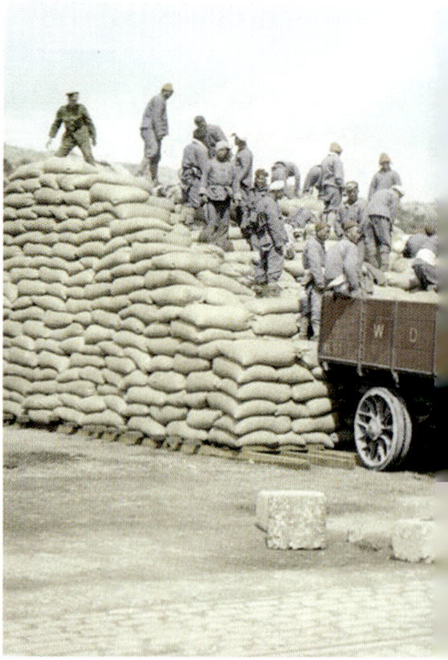
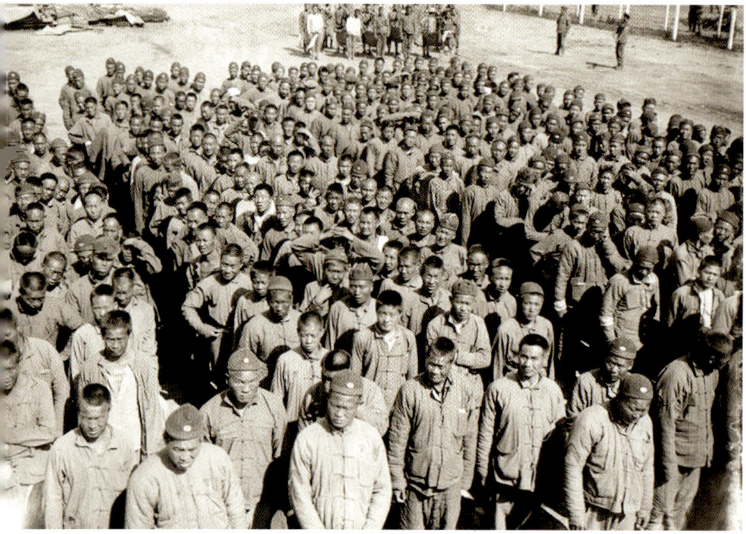
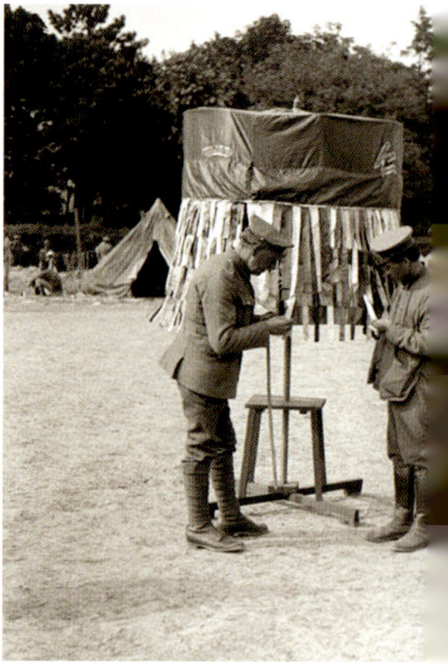

und erreicht schließlich die russischen Provinzen im Nordosten des Landes.[41] Bis zum Frühling 1918 köchelt die rätselhafte Epidemie dahin, dann gerät sie aus dem Blickfeld der Beobachter.

Das riesige, aber schwache und instabile Reich der Chinesen befindet sich zu diesem Zeitpunkt offiziell

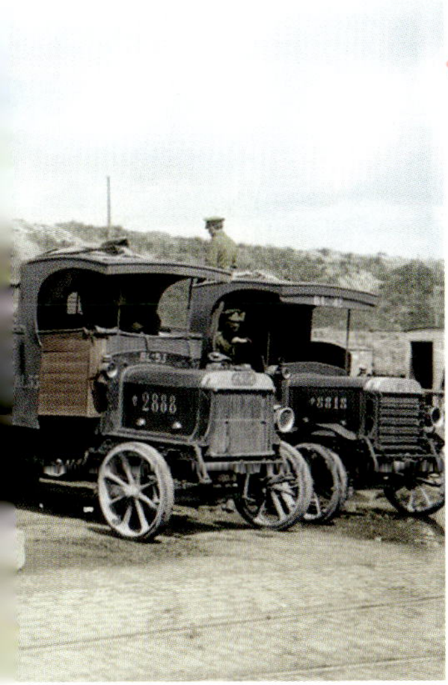

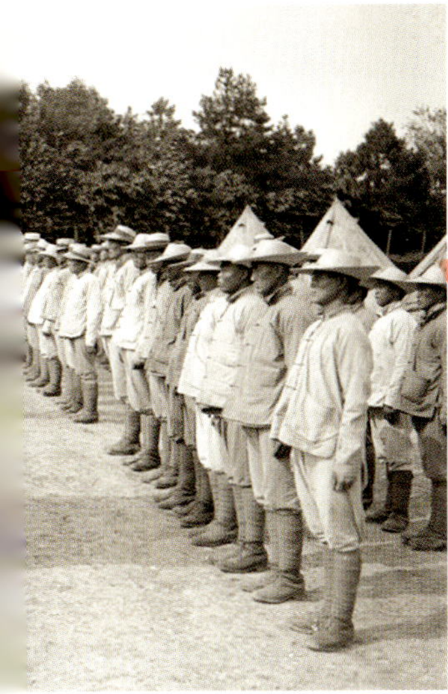

im Kriegszustand mit den Mittelmächten. An Kampfhandlungen nimmt es nicht teil, aber es unterstützt die britischen Truppen mit einer Anzahl von Kontraktarbeitern, die als Chinese Labour Corps, kurz CLC, im französischen Hinterland stationiert und zu Hilfsdiensten herangezogen werden. Nach ihrer Anwerbung warten die Kontraktarbeiter im britisch-ostchinesischen Pachtgebiet Weihaiwei auf ihre Schiffspassage, zusammengepfercht in Barracken, auf engstem Raum. So herrschen ideale Voraussetzungen für die Verbreitung von Infektionskrankheiten. Bis zu 140.000 chinesische Arbeiter, viele von ihnen aus den Epidemiegebieten im nördlichen Zentralchina, gelangen schließlich nach nur oberflächlicher medizinischer Untersuchung nach Europa.

Der Weg zu den Kriegsschauplätzen führt vom britischen Port Edward in Weihaiwei über Singapur und Kapstadt oder auch durch den Suezkanal und über das Mittelmeer. Sicherer ist ein dritter Weg, die Ostroute nach der Stadt Vancouver in British Columbia, von wo die Hilfskräfte mit der Eisenbahn quer durch Kanada nach Halifax gebracht werden, und schließlich auf Dampfschiffen über den Atlantik nach England.

LINKE SEITE OBEN: CLC-Arbeiter in Weihaiwei treiben vor der Abfahrt noch Gymnastik.

LINKE SEITE UNTEN: CLC-Arbeitern in Boulogne haben Aufstellung bezogen.

RECHTE SEITE OBEN: CLC-Arbeiter in Boulogne laden Getreidesäcke von Lastwagen.

RECHTE SEITE UNTEN: CLC-Arbeiter sind vor britischen Militärs angetreten.

AUS DER KASUISTIK ZUR GRIPPE

35jährige Magd, am 12. Oktober unter mehrmaligem Frieren und allgemeiner Mattigkeit erkrankt. In der ersten Krankheitswoche viel Nasenbluten und starke Kopfschmerzen, Husten, kein Auswurf. Erst am 19. Oktober trat stark blutiger Auswurf auf und Beklemmungsgefühl. Stuhl anfangs zweimal wässerig, jetzt normal. Vor ihr erkrankte die Dienstgeberin und ein Kind. ... Im Sommer 1918 hatte Patientin keine Grippe. ... Im weiteren Verlauf tritt Dämpfung über beiden Unterlappen auf und Knistern auf der ganzen rechten Seite. Temperatur bis 40, Sputum blutig, pneumonisch. Später ist der Auswurf mehr eitrig, die Patientin wird benommen, stöhnt viel. 24. Oktober Temperaturabfall auf 37, Puls schwach, 128. 25. Oktober, also am 13. Krankheitstage, Tod an Herzschwäche. Klinische Diagnose: Influenza-Pneumonie, eitrige Bronchitis haemorrhagica.

W. Levinthal, M. Kuczynski, E. Wolff
Die Grippe-Pandemie von 1918

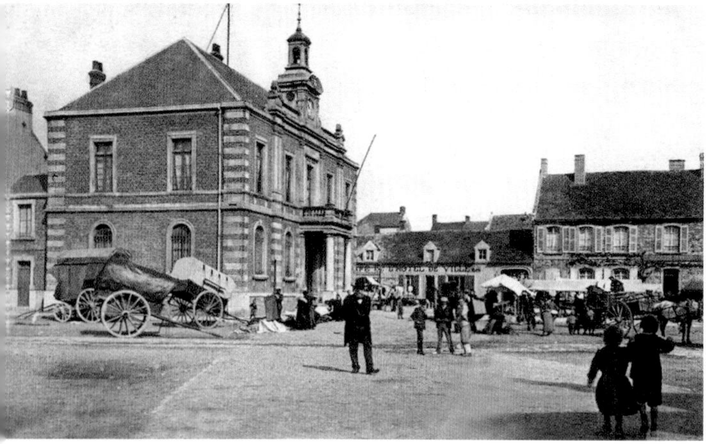

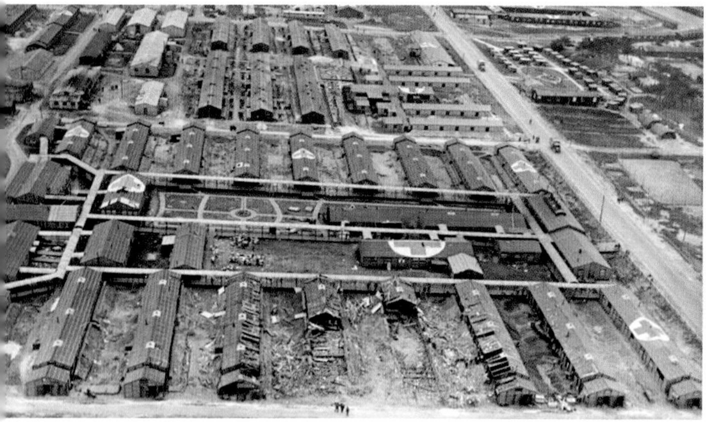

OBEN: Rathaus und Rathausplatz von Étaples-sur-Mer an der französischen Atlantikküste.

UNTEN: Das Krankenhausgelände von Étaples-sur-Mer, im Bildvordergrund zerstörte Baracken nach einem Luftangriff im Mai 1918.

Unter den Menschenfrachtern aus Ostchina ist etwa die Conconada, die am 23. März 1918 in Vancouver vor Anker geht und einen auf hoher See an Pneumonie verstorbenen Leiharbeiter an Bord hat.[42]

Dreihundert der 3.660 Chinesen, die im April 1918 am William Head vor Vancouver auf ihren Weitertransport warten, bedürfen der medizinischen Hilfe. Der kanadische Surgeon General Guy Carleton Jones macht sich eher Sorgen um die heimische Zivilbevölkerung. Schließlich werden die Anwerbung der Leiharbeiter und die Transporte der Chinesen wegen der befürchteten Pestgefahr von den britischen Behörden gestoppt. Die in Kanada gestrandeten Kontraktarbeiter werden von New York aus nach Europa eingeschifft.

Via Südengland gelangen sie nach Frankreich, wo sie an der Kanalküste in eigenen Coolie Camps einquartiert werden, etwa in der Nähe von Étaples-sur-Mer, einem großen Truppenlager der britischen Armee. In Marseille werden sie zum Entladen großer Schiffe herangezogen, um sie herum Schwärme geschäftiger Menschen, die in alle Richtungen eilen. Im Number 3 Native Labour General Hospital, dem „chinesischen Hospital"[43], wo die kranken CLC-Arbeiter medizinisch versorgt werden, registriert man im Frühjahr 1918 einige Fälle von eitriger Bronchitis und schließlich auch tödlicher Pneumonien, wie aus dem *War Diary* des Krankenhauses hervorgeht. Im Februar verzeichnet man neun Verstorbene nach Lungen- oder Atemwegserkrankungen, im März bereits vierzehn. Am 2. Mai findet sich dann der lapidare Eintrag, daß eine Grippeepidemie ihren Anfang genommen habe.[44] Schon 1922 zieht der deutschstämmige US-Bakteriologe Hans Zinsser die Möglichkeit eines Ursprungs in China in Betracht, als er von einer merkwürdigen Fieberkrankheit berichtet, die im Frühling 1918 unter den chinesischen Arbeitstruppen an der französischen Küste gemeldet worden sei.[45]

Tatsächlich entspricht das hier skizzierte Szenario der Vorstellung, daß Influenzapandemien ihr Epizentrum in Zentralasien hätten. Gegen diese Ursprungshypothese läßt sich jedoch die verhältnismäßig geringe Opferzahl unter den Leiharbeitern einwenden und auch die Tatsache, daß in den CLC-Quartieren das Sterben um Wochen später einsetzt, als bei den nahe stationierten Soldaten der Vertragsmächte.[46]

OBEN: CLC-Männer mit Brotlaiben aus ihren eigenen Bäckereien im Camp von Caestre in Nordfrankreich.

UNTEN: CLC-Arbeiter verladen im Hafen von Boulogne Hafersäcke.

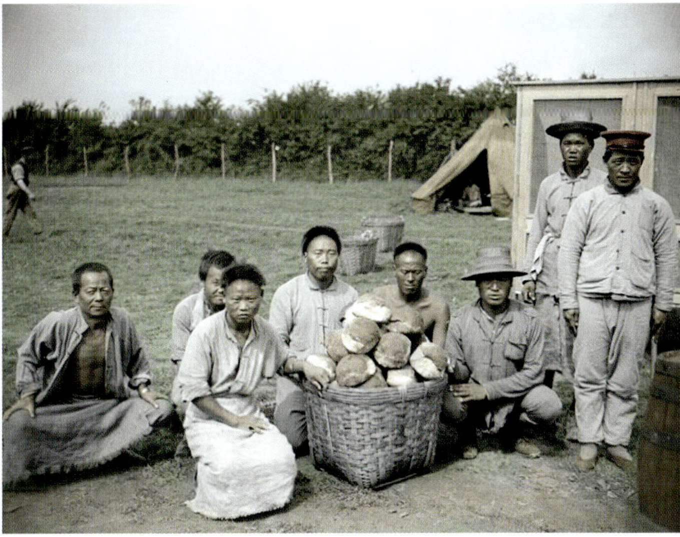

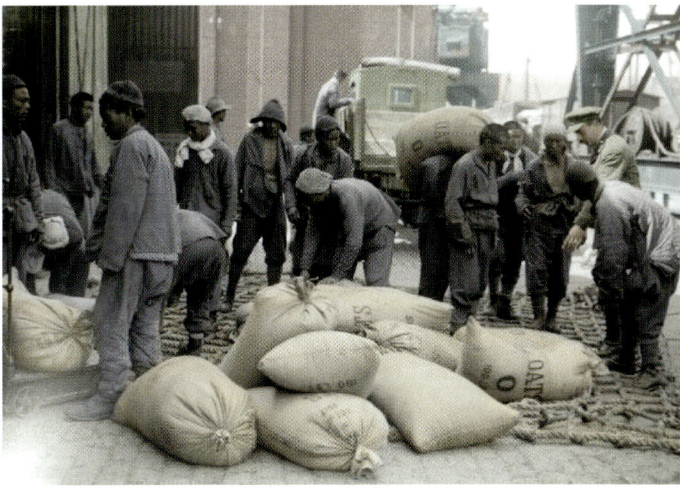

Große Verbreitung und Popularisierung findet die Annahme Alfred W. Crosbys, daß die Spanische Grippe ihren Anfang inmitten der Vereinigten Staaten genommen habe, genauer im kargen Haskell County in Kansas. Crosbys Hypothese transponiert die spezifischen Verhältnisse Ostasiens in die landwirtschaftlich geprägten USA, wo die Farmer ebenfalls eng mit Haus- und Nutztieren zusammenleben.

Als Kronzeuge dieser Ursprungshypothese wird der Landarzt Loring Miner im Haskell County aufgerufen, dem der ungewöhnlich heftige Verlauf der aufflackernden Influenzaepidemie im Frühling '18 keine Ruhe läßt. Miners Bericht an den US Public Health Service findet seinen Niederschlag in den *Public Health Reports*

Cowboys mit einer Rinderherde in Kansas, vor dem Ersten Weltkrieg.

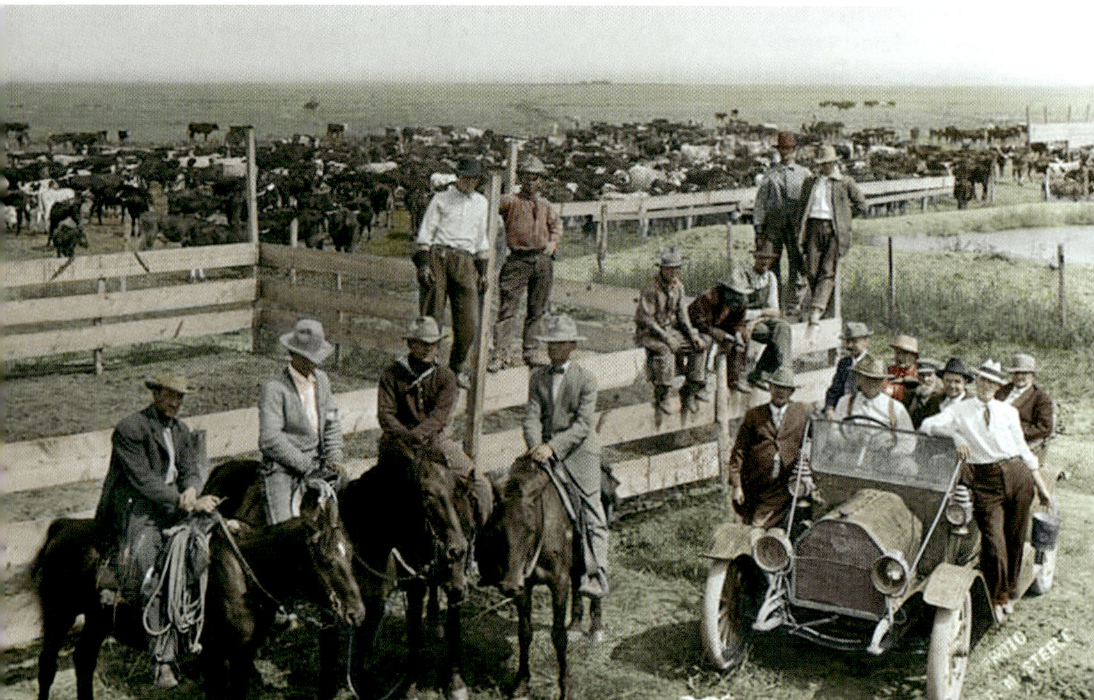

vom 5. April 1918: „Am 30. März 1918 wurde aus Haskell, Kansas, das Vorkommen von 18 Influenzafällen schweren Typs berichtet, von denen 3 Tote die Folge waren.“[47]

Dieser Grippewarnung gehen Nachrichten in dem Lokalblatt *Santa Fe Monitor* voraus, wo schon um die Mitte Februar 1918 die Rede von Lungenentzündungen ist und wo es am 21. Februar über das nahegelegene Westernstädtchen Copeland heißt: „Fast jeder im Land hat Grippe oder Pneumonie“.[48]

Eine Woche später, am 28. Februar 1918 wird in dem Lokalblättchen ein Soldat namens John Bottom erwähnt, der von eben diesem Copeland aus in das Camp Funston in der Nähe von Fort Riley (Haskell County) eingerückt ist, einem 1917 eilig errichteten Militärlager, in dem 56.000 Männer zusammengepfercht auf ihren Kriegseinsatz warten. Am 4. März 1918 meldet sich Albert Gitchell, ein Koch des Camps, mit Halsentzündung, Kopfschmerzen und 40 °C Fieber krank, bald folgen weitere Rekruten mit ähnlichen Beschwerden, sodaß schließlich hunderte in das Camphospital überstellt werden müssen. Die Ärzte diagnostizieren Lungenentzündungen, mehrere Dutzend Männer finden den Tod. Um die Mitte des März kommt es in weiteren

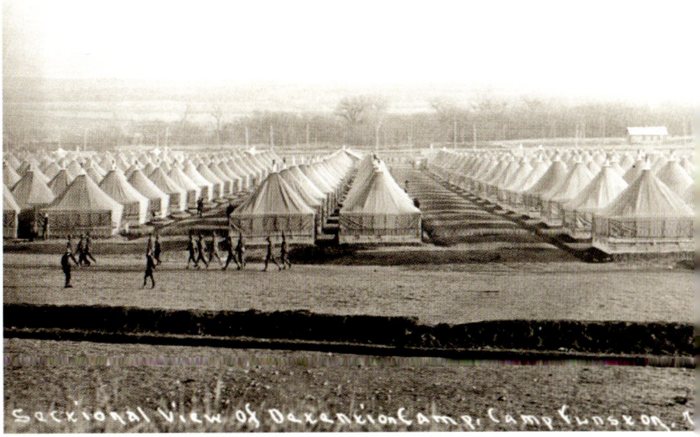

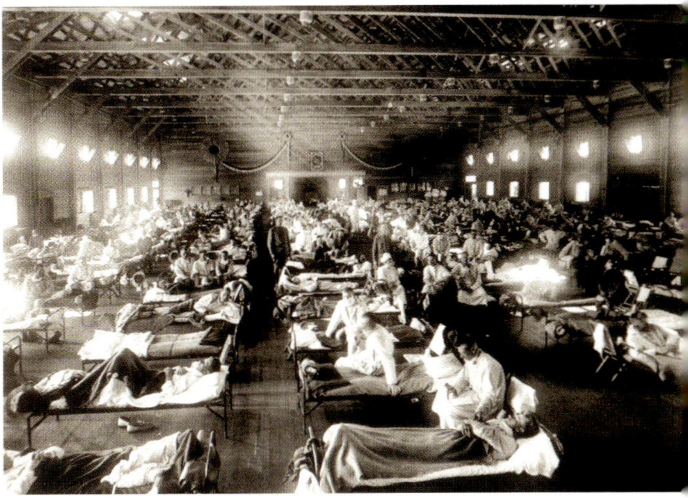

OBEN: Das US Camp Funston in Kansas, um 1918.

UNTEN: Ein Lazarett für Grippekranke, Camp Funston, 1918.

Camps zu Ausbrüchen, unter den Fieberstätten sind das Camp Forrest in Tullahoma und das Camp Greenleaf in Fort Oglethorpe.

Die mit lebensgefährlichen Pneumonien einhergehenden Ausbrüche im Camp Funston markieren den Beginn einer größeren Influenzaepidemie, die bald das ganze Land erfaßt und die auch in den umliegenden Städten die Sterblichkeit ansteigen läßt[49]. Im April und Mai folgen weitere Ausbrüche.[50]

Auch in den großen Städten an der Atlantikküste steigt Anfang 1918 die Influenzamortalität merklich an, besonders in New York, wo am 1. Februar mit dem Stummfilmschauspieler Joseph Kaufman ein prominentes Grippeopfer zu beklagen ist. Im April sterben auch Kaufmans Eltern an der Influenza. Um den 18. März 1918 ist von einer milden Epidemie in Chicago die

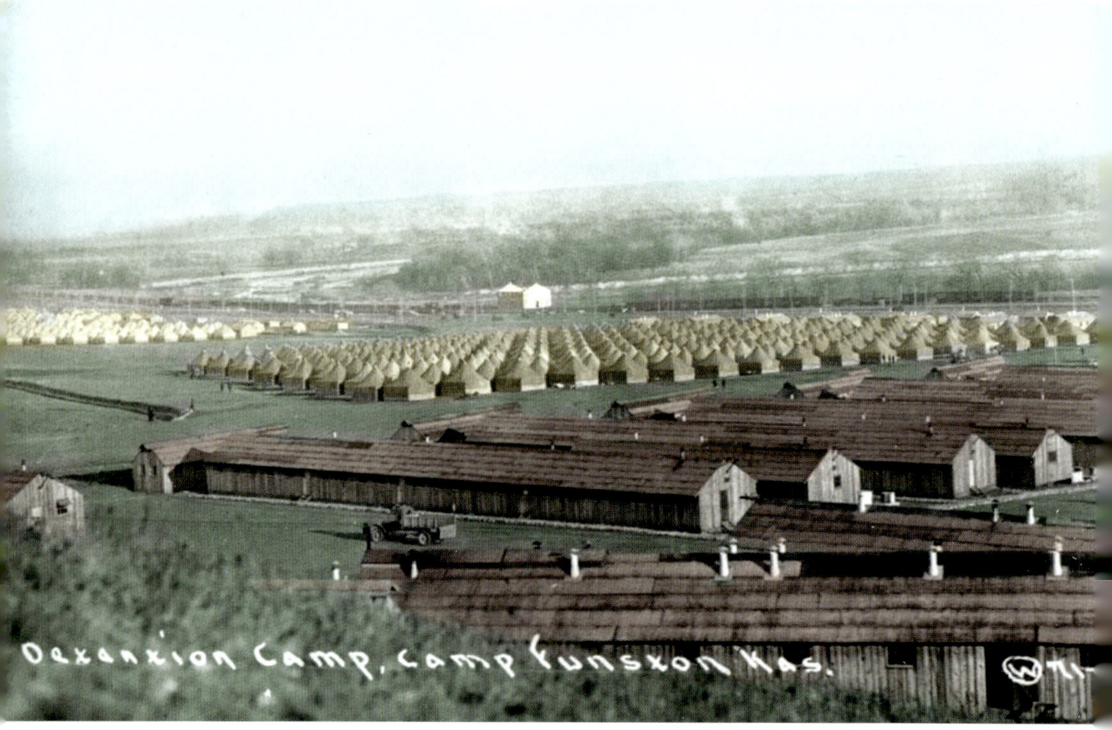

Baracken- und Zeltdörfer im Camp Funston, um 1918.

Rede, im April und Mai steigen die Erkrankungsraten auch in den zentralen und westlichen Staaten an. Ein schwerer Ausbruch wird aus dem San Quentin-Zuchthaus in Kalifornien mitgeteilt.[51]

In den *Public Health Reports* werden aus zahlreichen amerikanischen Orten fieberhafte Erkrankungen eines milden Typs gemeldet, von Norfolk bis Louisiana.[52] Ganz so harmlos sind die Ausbrüche freilich nicht: Es erregt einiges Aufsehen, als der Bürgermeister der Stadt Denver Robert W. Speer am 14. Mai an der Influenza stirbt.

In diesem Frühling anno '18 hat die Grippe ganz Amerika fest im Griff. Der Überlieferung nach gelangt der Influenzavirus mit US Rekruten auf Truppentransportern nach Europa, wo er in den überfüllten Lagern einen geradezu idealen Nährboden findet.[53] Eine Legende wohl auch das, wie Warren Taylor Vaughan darlegt, denn unter respiratorischen Epidemien stöhnt man in Europa schon lange vor dem Kriegseintritt der Amerikaner. Schon zu Beginn des Krieges ist die Influenza ständiger Begleiter militärischer Einrichtungen aller kriegführenden Mächte. Im Winter 1916/17 verzeichnet man Ausbrüche bei der British Army in Frankreich und im September 1917 in den Aldershot barracks im englischen Hampshire.[54]

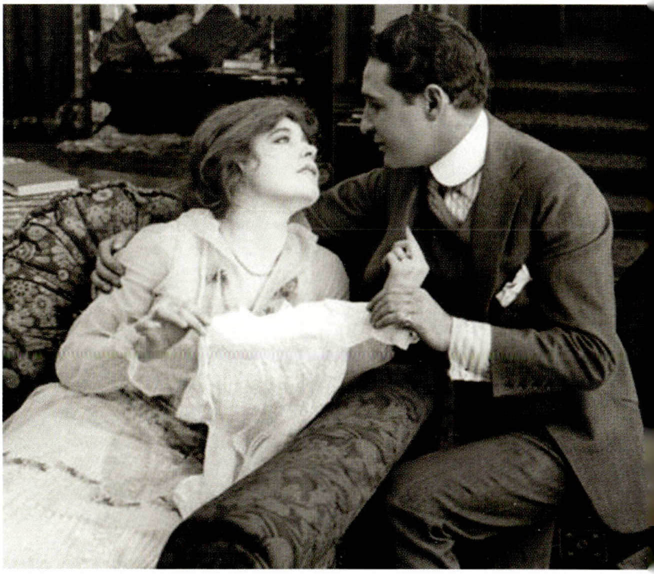

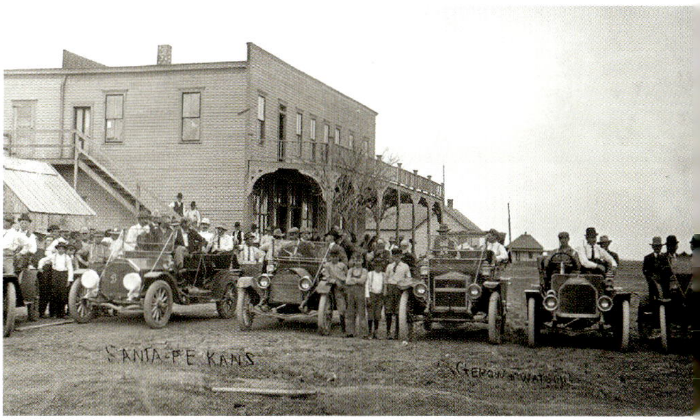

OBEN: Ethel Clayton und Joseph Kaufman in einer Szene in dem Film *A Woman Went Forth*, 1915.

UNTEN: Stimmungsbild aus Santa Fe im Haskell County in Kansas, etwa 1920.

Die in zehntausenden Bücherschränken verankerte amerikanische Herkunftshypothese ist auch mit den Statistiken der US Armee abzugleichen, die jedoch bereits im Dezember 1917 deutlich erhöhte Sterberaten bei Atemwegserkrankungen ausweisen – Fälle von Influenza, Bronchitiden und Pneumonien quer durch die USA. Trotz offener Fragen hat sich diese Herkunftshypothese als Leitmotiv der Grippeforschung etabliert, wiewohl sie nur eines von mehreren denkbaren Szenarien darstellt.

GRIP EPIDEMIC REACHES SOUTHERN ARIZONA CAMPS

237 Deaths in Week In Army Camps Here

Pneumonia Gains In National Army

SOLDIER PATIENTS INCREASE.

Pneumonia Continues High, Although Cases Are Fewer at Camps.

Lungenentzündung fordert viele Opfer.

Uebersicht der Todesfälle im Monat April vom Coronersclerk.

Der Lungenentzündung, die sich aus Influenza entwickelte, schreibt der Gesundheitsbeamte Dr. James W. Inches 125 bis 150 Todesfälle zu.

Vor der zweiten Aprilwoche erlagen durchschnittlich 44 Personen der Lungenentzündung wöchentlich, dann sprang die Zahl in der zweiten Woche auf 74 und in der dritten auf 94.

Beunruhigende Meldungen in amerikanischen Zeitungen im Frühling 1918: Von oben *El Paso Herald*, 27. April 1918; *New-York Tribune*, 5. April 1918; *New-York Tribune*, 29. März 1918; *Evening Star*, 25. April 1918; *Detroiter Abend-Post*, 6. Mai 1918.

Frühling 1918: In Europa mehren sich die Hinweise, daß eine außergewöhnliche Grippeepidemie bevorsteht, auch in der Österreich-ungarischen Monarchie und im Reich der Deutschen irrlichtert die Influenza.

Im März 1918 werden im Kriegsgefangenenlager Czersk in Westpreußen unter einem soeben eingetroffenen Transport gefangener Russen Grippefälle festgestellt, die allerdings einen verhältnismäßig leichten Verlauf nehmen.[55] In der zweiten Märzhälfte erkrankt der königlich-ungarische Honvédminister General der Infanterie Baron Alexander Szurmay, bald gesellt sich eine Lungenentzündung hinzu, und nach einigen Tagen zeigen sich die Symptome einer trockenen Pleuritis. Szurmay hat Glück, die Befunde bessern sich, am 4. April 1918 ist der Minister wieder fieberfrei.[56] Daß man den Krankheitsfall in der Zeitung bekanntgibt, ist dem hohen politisch-militärischen Rang Szurmays zuzuschreiben, nicht etwa der Bösartigkeit der Influenza, die im 4. Kriegsjahr kaum noch jemand schrecken und jedenfalls nicht mithalten kann mit den dramatischen Meldungen von der Front.

Noch betrachtet man die Influenza als eine zwar lästige, für junge Menschen aber harmlose Saisonerkrankung, der mit bewährten Hausmitteln beizukommen ist. In Wien und Prag weiß man vorerst nichts von den ungewöhnlichen Influenzaausbrüchen, die sich in letzter Zeit bei den American Expeditionary Forces in der französischen Hafenstadt Brest ereignet haben, der

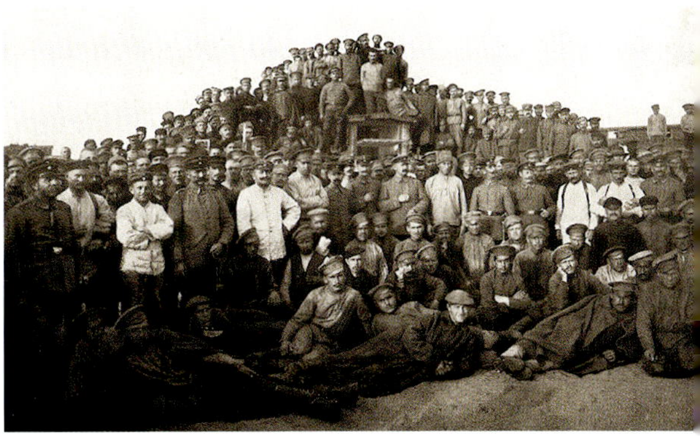

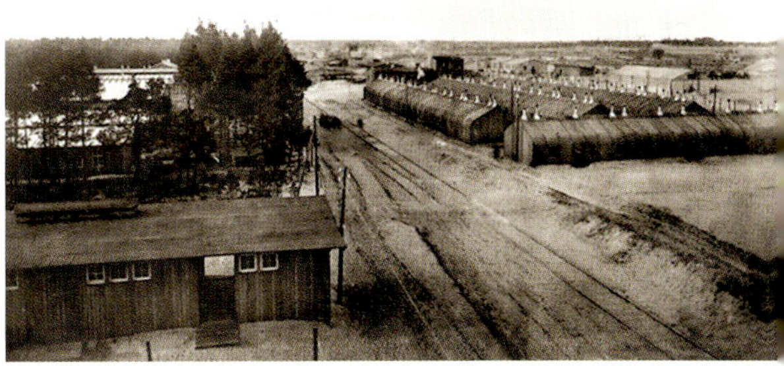

Oben: Russische Kriegsgefangene im Lager Czersk in Westpreußen.

Unten: Baracken des Kriegsgefangenenlagers Czersk.

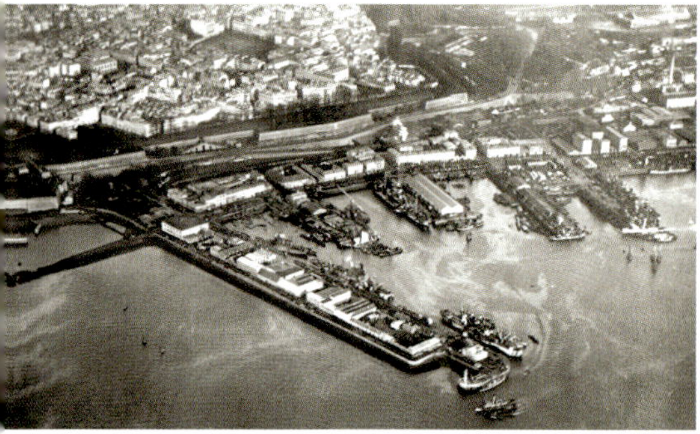

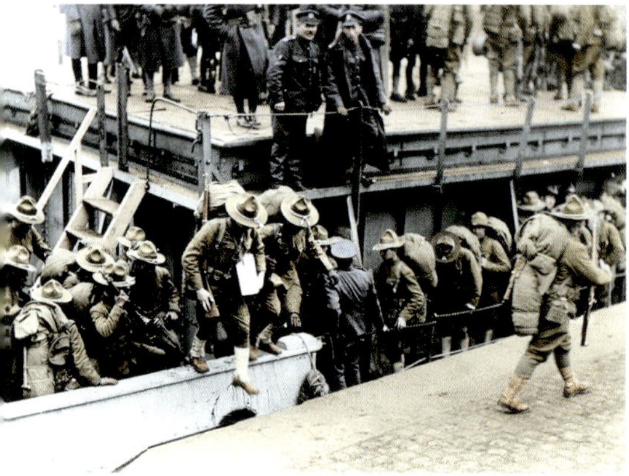

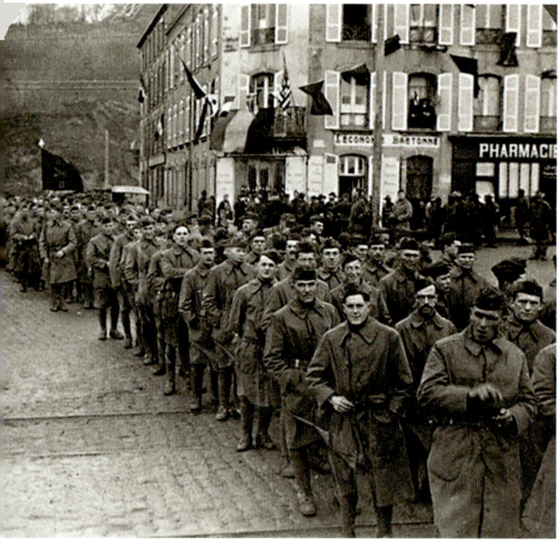

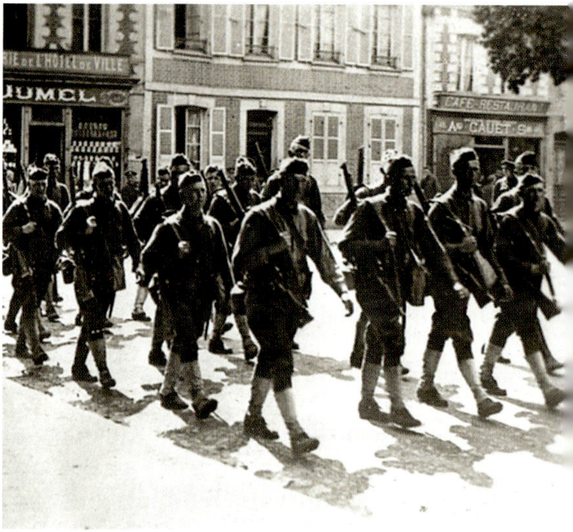

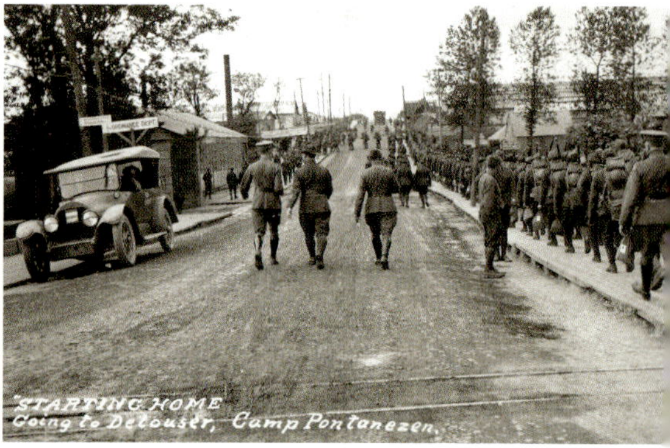
STARTING HOME
Going to Delouser, Camp Pontanezen.

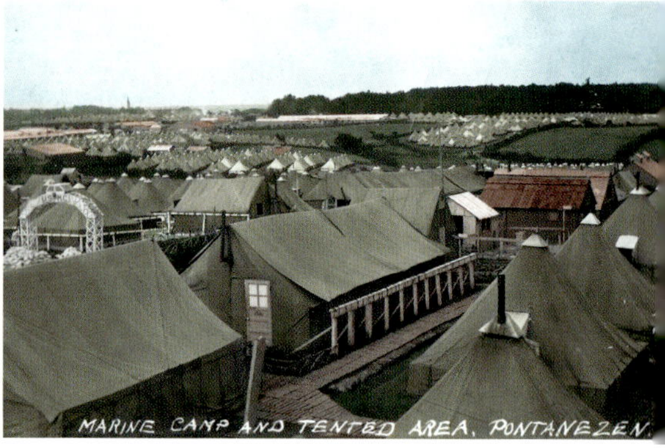
MARINE CAMP AND TENTED AREA, PONTANEZEN.

Anlaufstelle für amerikanische Truppenkontingente im äußersten Westen der Bretagne. Dort fiebern hunderte Soldaten in den Lazaretten – alles junge Männer in der Blüte ihres Lebens. Schließlich berichtet das Wolff'sche Nachrichtenbüro in Berlin von auffallend hohen Verlusten durch Atemwegserkrankungen in der amerikanischen Armee. Die Zahl der Todesfälle soll die Zahl der im Felde Gefallenen deutlich übersteigen, wobei der Tod in der Regel durch Lungenentzündung eintrete. Fälle von Grippe werden um die Mitte April auch von britischen, französischen und belgischen Truppeneinheiten gemeldet.

Weitgehend unbeachtet bleibt von den Blättern der Mittelmächte, daß die Influenza längst auch unter deutschen Soldaten der Westfront für empfindliche Ausfälle sorgt. So heftig grassiert die Grippe, daß angeblich ein deutscher Angriff an der Westfront unterblieben sei – die französische Pressemeldung wird in den Wiener Zeitungen als Märchen abgetan.[57]

Die Epidemie, die jetzt durch Europa geht, ist zwar von mildem Charakter, jedoch äußerst hoher Morbidität. Wie viele sind jetzt nicht krank! In Ungarn etwa liegt die Erzherzogin Auguste Maria Luise von Bayern mit Influenza darnieder, die Gemahlin des Heerführers der k. u. k. 6. Armee Erzherzog Joseph August.[58]

Auch die Influenza-Erkrankung des in Zürich weilenden Exkönigs Konstantin I. von Griechenland, die am 8. Mai von der Schweizerischen Depeschenagentur gemeldet wird, füllt die Zeitungsspalten,[59] seine königliche Hoheit überstehen die Krankheit glücklich. Die Blätter melden ferner, daß in Moskau der Vorsitzende des Rates der Volkskommissare Wladimir Iljitsch Lenin an der Influenza erkrankt sei, Gerüchte von einem schweren Leidenszustand Lenins werden jedoch von Adolf Abramowitsch Joffe, dem russischen Botschafter der Sowjetregierung in Berlin, umgehend dementiert.[60] Tatsächlich kann Lenin das Bett bald wieder verlassen.

Links oben: Der für die amerikanischen Expeditionstruppen besonders wichtige Hafen von Brest in Frankreich.

Links Mitte: Ankunft alliierter Truppen in Brest.

Links unten: Amerikanische Soldaten in Brest treten die Rückkehr in die Heimat an.

Rechts oben: Ankunft in Brest.

Rechts Mitte: „Starting Home Going to Delouser, Camp Pontanézen“ Amerikanische Truppen in Pontanézen/Brest in Frankreich.

Rechts unten: Das Marinezeltcamp von Pontanézen/Brest.

Der Tod hält eine mit Kriegsgräbern bestückte Welt in Händen. Illustration aus dem *St. Louis Globe-Democrat Newspaper*, 1918.

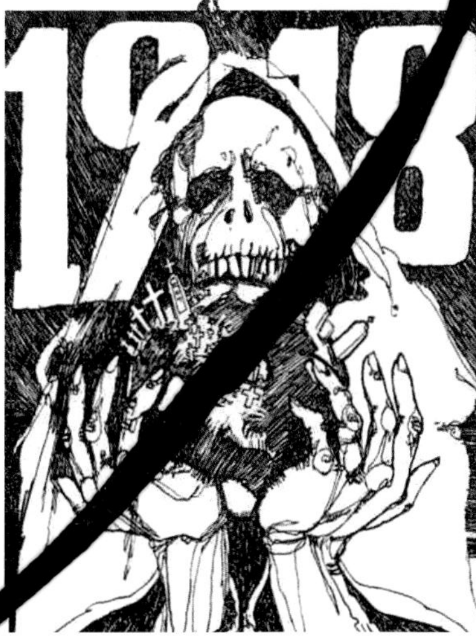

MYSTERIOUS PLAGUE
IS SWEEPING SPAIN

(By United Press)

Madrid, May 28.—A mysterious plague is sweeping Spain without death. It resembles influenza. Forty per cent of the population is affected, the king, the premier and three ministers of the cabinet being among the victims. Many business concerns have suspended business.

—Help the Red Cross—

700 SPANIARDS
DIE OF PLAGUE

Plague Spreads

(United Press Leased Wire.)

MADRID, May 29.—The mysterious plague is spreading thruout Spain. There are 80,000 cases in Madrid alone. The condition of King Alphonso, who apparently is stricken with the disease, which resembles influenza, has forced suspension of all royal audiences.

PLAGUE IS SPREADING

111 Deaths in Spain From Mysterious Disease in One Day.

Madrid, June 3.—The mysterious plague which resembles influenza has spread to Morocco, according to a dispatch received here today. The Spanish garrison there has become affected.

MYSTERIOUS DISEASE.

MADRID, May 28.

A mysterious epidemic is spreading throughout the country at an alarming rate. Forty per cent of the population has been stricken. The railways, tramways, factories, newspapers, schools, and theatres are seriously disorganised owing to the depletion of the staffs. Many premises have been closed. Military manoeuvres have been suspended. Some of the symptoms resemble influenza, but in many cases the victims have sudden fits. The King and several Ministers are ill. Few deaths have taken place.

Die Blätter berichten von einer „mysteriösen Pest“ in Spanien. Von oben: *The Bemidji Daily Pioneer*, 28. Mai 1918; *The Seattle Star*, 3. Juni 1918; *The Tacoma Times*, 30. Mai 1918; *The Topeka State Journal*, 3. Juni 1918; *The Week (Brisbane)*, 31. Mai 1918.

Mai in Madrid

Nach einem Bericht der Zeitung *ABC* in Madrid mehren sich Ende Mai die Gerüchte von einer rätselhaften Epidemie auch in Spanien.[61] Soeben sind die Menschen zur Fiesta de San Isidro zusammengeströmt, haben miteinander geplaudert, getrunken, gelacht. Da berichtet der spanische Sanitätsinspektor, daß eine merkwürdige Seuche von Madrid aus in sämtliche Provinzen vorgedrungen sei, „besonders heftig alle Plätze größerer Menschenansammlungen wie Kasernen, Theater, öffentliche Ämter, Fabriken ergreifend“.[62]

Zum Monatsende strebt das Geschehen einem Höhepunkt zu, trotz meist gutartigen Krankheitsverlaufs kommt es auch zu lebensbedrohlichen Fällen von Pneumonien. Allein im Mai fallen der neuen Krankheit in Madrid 56 Menschen zum Opfer. Von einer Grippeepidemie ist in den Meldungen aus Madrid zunächst nicht die Rede, nur von einer neuen Krankheit, an der auch König Alfonso XIII. laboriere, wie Reuters am 27. Mai kabelt. Die Meldung wird am folgenden Tag von der Londoner Zeitung *The Times* übernommen. Auch der Premierminister sowie einige Minister seien krank. Wanderarbeiter hätten das Übel entlang der Eisenbahnrouten eingeschleppt. Von bereits 200.000 kranken Spaniern weiß Ende Mai die portugiesische Zeitschrift *Medicina Contemporânea*, die Agencia Fabra läßt die Agentur Reuters in London wissen: „Eine seltsame Krankheitsform von epidemischem Charakter wird in Paris beobachtet. Die Epidemie ist von milder Natur, von Todesfällen wird nicht berichtet.“[63]

In einigen kriegführenden Ländern unterliegen solche Pressemeldungen der Zensur, im neutralen Spanien dagegen können die Reporter ungehindert über die Epidemie berichten. Und obwohl die Seuche ihren Ursprung sehr wahrscheinlich nicht auf der Pyrenäenhalbinsel hat, ist die „spanische Krankheit“ mit einem Mal in aller Munde.[64]

Die spanischen Behörden setzen sich gegen die heraufziehenden Gerüchte zur Wehr – das Land sei keineswegs Ursprungsort der Seuche. Über die Erkrankung des Königs heißt es, Alfonso XIII. leide lediglich an einer leichten Erkältung, die ihn nicht an Empfängen oder Ausfahrten hindere. Die französische Agence Havas hätte hinsichtlich des Umfangs und des Charakters der Influenza übertriebene Nachrichten in die Welt gesetzt, die französische Regierung sei nämlich daran interessiert, der Massenflucht wohlhabender Franzosen aus Paris Einhalt zu gebieten, die infolge der deutschen Offensive eingesetzt habe. Die Influenza sei in Spanien im Mai nichts Ungewöhnliches, in diesem Jahr sei sie sogar milderer Natur als in den zurückliegenden Jahren.[65]

1.800 Kilometer weiter im Osten: An der Donau rätselt man über die Ätiologie der seltsamen Spanischen Krankheit, deren Sterblichkeit vorerst noch gering ist. Der Wiener Arzt Nikolaus Ritter von Jagić sieht eine gewisse Ähnlichkeit mit den großen Influenzaepidemien der Jahre 1889/90, die Natur der Epidemie sei jedoch unklar.[66] Krankheiten wie Typhus, Cholera, Pest oder Ruhr seien aber auszuschließen.

Auch in anderen Teilen Spaniens wütet mittlerweile die Epidemie, etwa in Barcelona, wo im ersten Grippejahr 1.535 Menschen sterben werden, oder in Carthagena an der Mittelmeerküste, wo das legendäre deutsche Unterseeboot U-39 verankert liegt und die internierten U-Bootfahrer grippekrank fiebern.[67] Das Holländisch Nieuwsbureau weiß

OBEN: Auch 1918 wird in Spanien um den 15. Mai das traditionelle Volksfest zu Ehren des heiligen Isidor (San Isidro) gefeiert.

UNTEN: König Alfons XIII. von Spanien (um 1923).

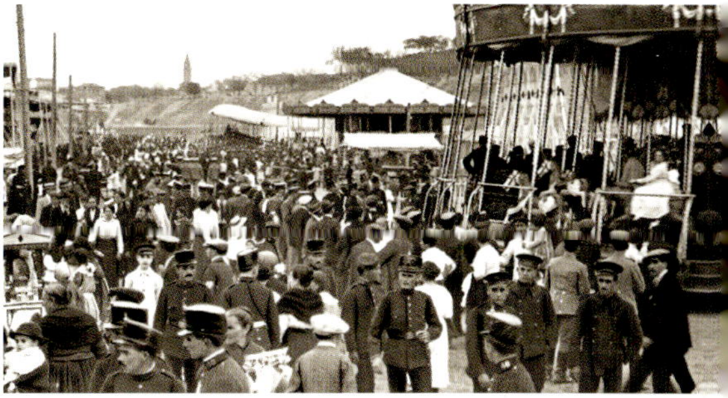

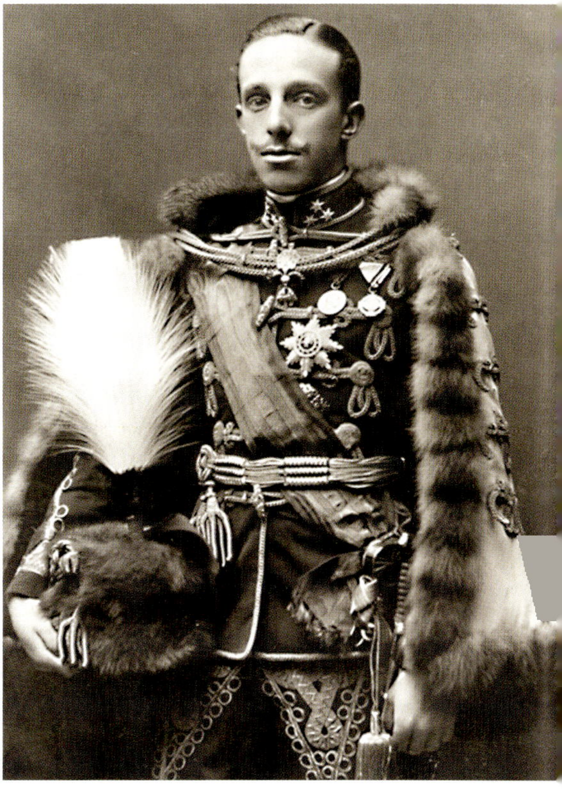

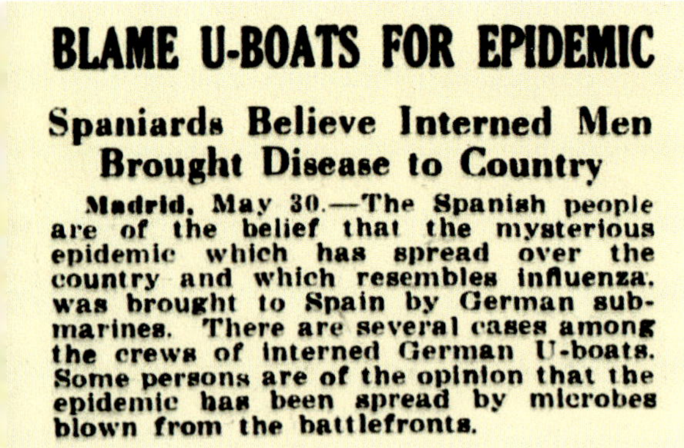

BLAME U-BOATS FOR EPIDEMIC

Spaniards Believe Interned Men Brought Disease to Country

Madrid, May 30.—The Spanish people are of the belief that the mysterious epidemic which has spread over the country and which resembles influenza. was brought to Spain by German submarines. There are several cases among the crews of interned German U-boats. Some persons are of the opinion that the epidemic has been spread by microbes blown from the battlefronts.

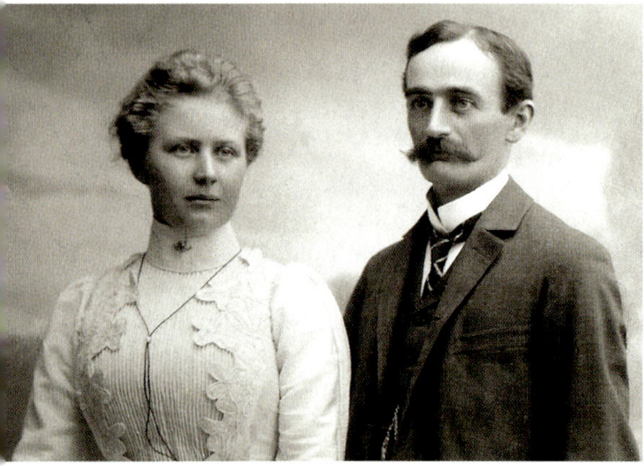

OBEN: Deutsche U-Boot-Fahrer werden für die Verbreitung der Grippe verantwortlich gemacht. *Evening Public Ledger*, 30. Mai 1918.

UNTEN: Die Großeltern des 45. US-Präsidenten Elisabeth Christ und Friedrich Trump, ca. 1918.

RECHTS SEITE OBEN: Zeitungsberichte über die Erkrankung deutscher Soldaten an der Spanischen Grippe. Von oben: *Le Figaro*, 24. Mai 1918; *Tulsa Daily World*, 27. Juni 1918; *Arizona Republican*, 27. Juni 1918.

RECHTE SEITE UNTEN: Generalquartiermeister Erich Ludendorf im Großen Hauptquartier, 1918.

von 100.000 Patienten in Madrid, die das Bett hüten müssen. Bei einer Erkrankungsziffer von 30 bis 40 Prozent seien Trambahn- und telegraphischer Verkehr arg beeinträchtigt.[68]

Um die Mitte des Juni wird berichtet, daß die aus Madrid gemeldete Influenza zwar einen Rückgang erfahren habe und auch König Alfonso XIII. wieder vollkommen hergestellt sei, die Krankheit erweise sich aber doch als langwieriger als bisher angenommen. Seit dem Ausbruch der Epidemie habe sich die Sterblichkeitsrate merklich erhöht.[69] Allein im Juni müssen der Grippe 220 Madrider ihr Leben lassen.

Von diesem Grippefall berichten die Agenturen und Zeitungen in Europa nicht: Am 27. Mai, dem Memorial Day des Jahres 1918, stirbt in New York der deutschamerikanische Restaurant- und Immobilienunternehmer Friedrich Trump an einer Lungenentzündung. Der Einwanderer aus Kallstadt in der Pfalz ist damit ein frühes Opfer der Spanischen Grippe. Als 45. Präsident der Vereinigten Staaten wird sein Enkel hundert Jahre später von sich reden machen.

Noch bevor die Seuche die Zeitungsspalten im mitteleuropäischen Hinterland füllt, gehört sie zum Erfahrungsschatz der Weltkriegssoldaten, sowohl an den Fronten der Mittelmächte als auch der westlichen Vertragsstaaten

Eine Verbindung zu den spanischen Grippefällen liegt auf der Hand, als Anfang Juni einige europäische Blätter unter Berufung auf die Zeitung *New York World* von Todesfällen in der amerikanischen Armee berichten.[70] Die Amerikaner werden von der gegnerischen Presse verhöhnt: „Eine Influenza mit nachfolgender tödlicher Lungenentzündung rafft die Jugend Amerikas dahin, offenbar vertragen die Krieger von jenseits des Ozeans die Strapazen des Feldes im europäischen Klima schlecht.“[71] Daß die Seuche längst auch in den Reihen der eigenen Soldaten umgeht, verschweigen die deutschen Blätter, jedoch dringen

L'OFFENSIVE ET L'INFUENZA

L'inertie de l'infanterie allemande, qui persiste, ne serait-elle pas due à ce que, comme nous l'avons indiqué déjà, le moral de l'ennemi a baissé sur le front comme à l'arrière ? Il est maintenant à la connaissance de nos chefs que les bruits qui ont couru de mutineries diverses dans l'armée allemande sont confirmés. Ces mutineries se sont produites dans plusieurs divisions sur le front occidental.

Influenza Spreads Among Hun Soldiers

LONDON, June 26.—Influenza is now epidemic all along the German front, according to advices received here from the Dutch frontier, and the prevalence of this ailment is said to be hampering the preparations for offensive operations. Army doctors say that unless even the light cases are removed from the units it will be difficult to prevent further spread of the epidemic.

GERMAN SOLDIERS SUFFER FROM GRIP

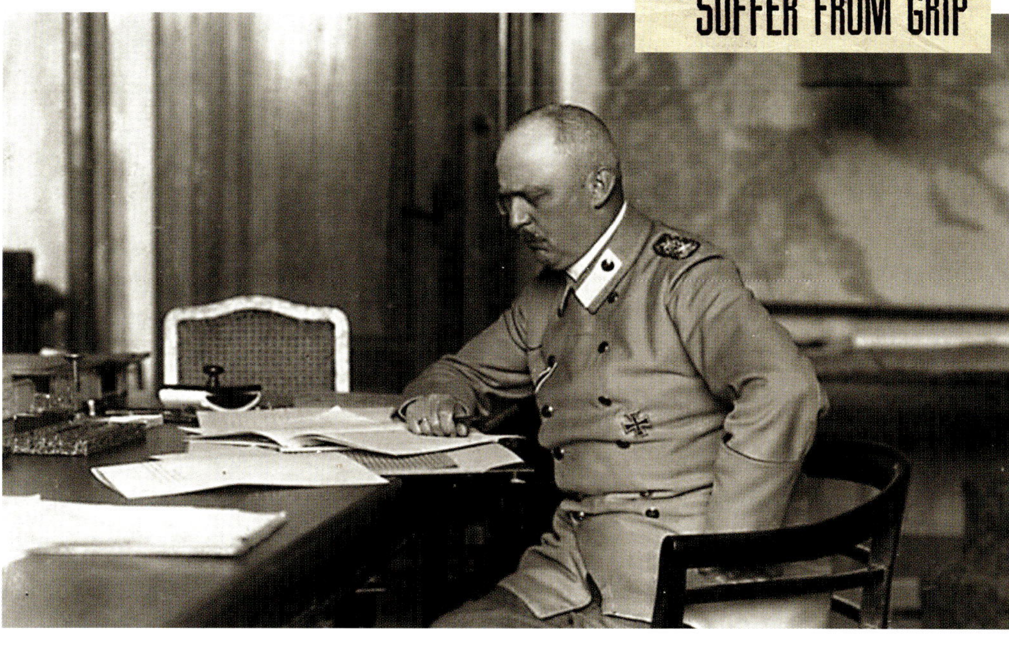

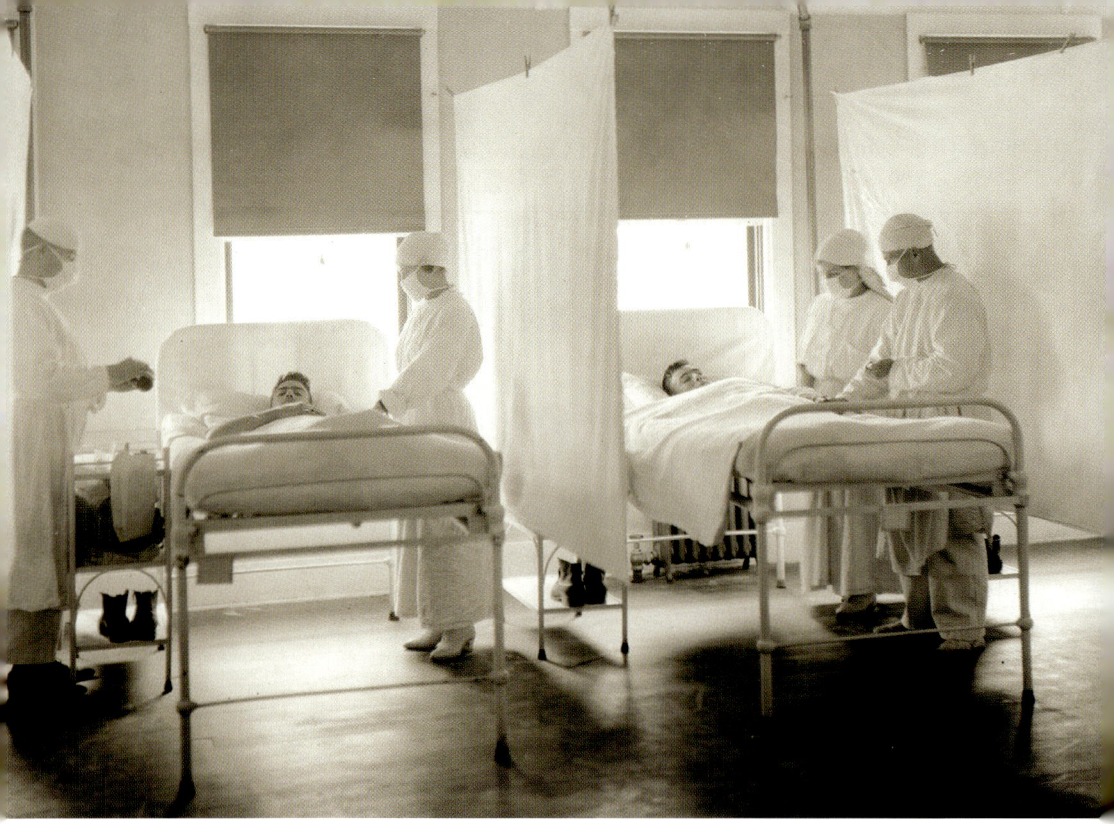

Aus der Kasuistik zur Grippe

Ein sogenannter „Leichtkranker" von 24 Jahren, der sich bereits 2 ½ Monate ohne rechten Befund im Lazarett aufgehalten hatte, erkrankte am 24. Juni 1918 unter plötzlichem Temperaturanstieg mit dem klinischen Befund von Husten, Auswurf und feuchten Rasselgeräuschen über der rechten Lunge. Am 1. Juli bestand Zyanose und Tremor der Gliedmassen, sowie über der rechten Lunge vom Schulterblatt an abwärts Dämpfung mit Bronchialatmen; wenig Husten, kein Auswurf. Am 3. Juli war deutliches Lungenödem vorhanden. Es wird Galopprhythmus verzeichnet. Am 3. Juli Exitus. Sektion 16 h. p. m.

W. Levinthal, M. Kuczynski, E. Wolff
Die Grippe-Pandemie von 1918

immer wieder beunruhigende Meldungen durch. So hört man von Kontakten mit feindlichen Kombattanten, die das Überwechseln der Grippe in die eigenen Reihen zur Folge haben. Die Rede ist etwa von österreichischen Sturmtruppen, die in genommenen italienischen Stellungen schwerkranke Gegner vorfinden. Die Kaiserlichen glauben zunächst an die Wirkung von Kampfgasen, ehe sie erkennen, daß die Influenza den Feind niedergestreckt hat.[72]

Der Internist Gustav von Bergmann weiß von deutschen Bataillonen, die in einem Tunnel mit verseuchten Regimentern in Tuchfühlung gekommen sind, und von Infektionen bei Nahkämpfen mit Amerikanern.[73]

Anfang Juni 1918 macht sich die Grippe an den breiten Divisionsabschnitten der Ailette-Front bemerkbar, ab dem 6. Juni beginnen „die bisher nur bei den Vertragsmächten aufgetretenen Massenerkrankungen an Grippe auch auf die deutschen Truppen überzugreifen",[74] wobei sich die Grippe zunächst immer noch von ihrer milden Seite zeigt: „Etwa ein Viertel bis ein Drittel des Standes aller Formationen erkrankte der Reihe nach und die Seuche dauerte, durch Wechsel der Besatzung, Zuzug von Ausbildungsgruppen frisch genährt, während der Monate Juli, August und September mit wechselnder Stärke, aber stets gleichem klinischen Bilde fort", schreibt Egon Frey in der *Wiener klinischen Wochenschrift*, und weiter: „Nie Komplikationen, kein Todesfall!"[75] Die Berichte über den Verlauf der Grippe sind widersprüchlich. Da sich die Symptome bei den Männern oft in auffälliger Weise gleichen, reden die Soldaten von einer „Kameradschaftsgrippe".[76]

LINKE SEITE: Krankenstation im Marinespital von Mare Island in Kalifornien, November 1918.

LINKS OBEN: Das k. u. k. Reservespital Nr. 2 in Pardubitz, Schauplatz der Grippe in Böhmen, um 1918.

LINKS UNTEN: Zeltreihen mit Grippekranken in Emery Hill in Lawrence, Massachusetts, Mai 1919.

RECHTS: Versorgungsfahrt mit einer Beiwagenmaschine. Neuseeland, 1918.

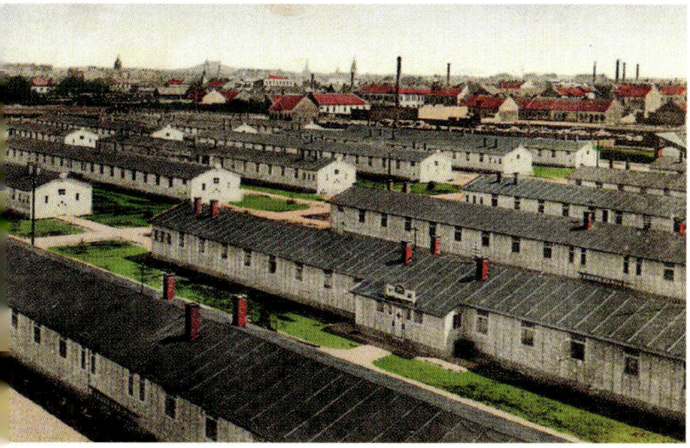

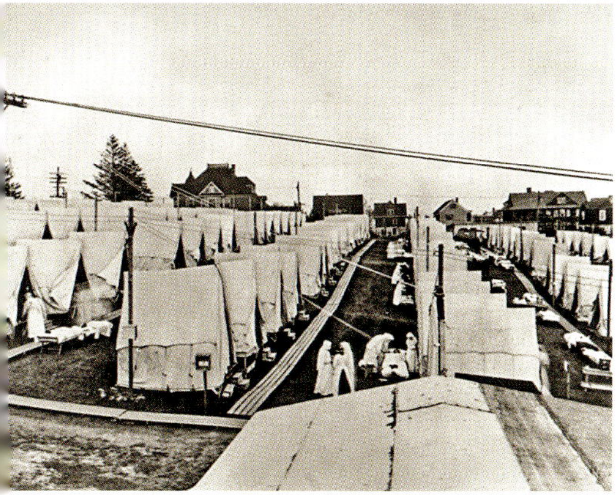

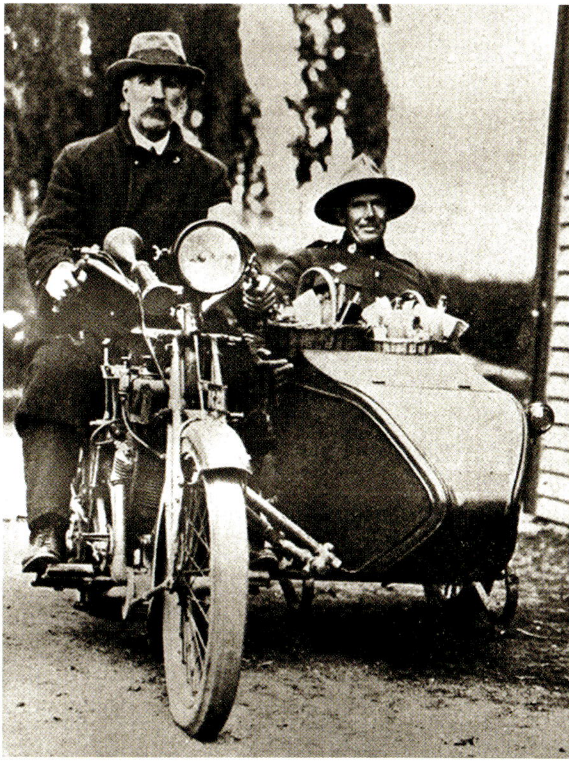

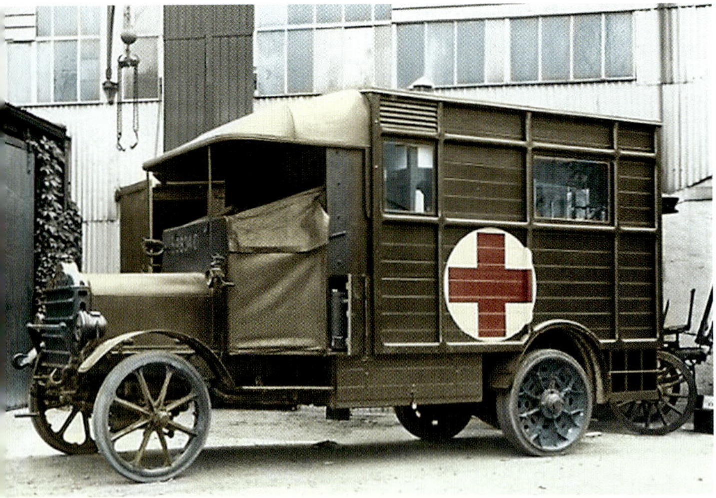

In den Feldsanitätsanstalten ist es nicht immer einfach, hohes Grippefieber vom Wundfieber einer Kriegsverletzung abzugrenzen, wie aus dem lapidaren Bericht des Feldarztes Hermann Kahler hervorgeht: „Tatsächlich ist es zu Beginn der Epidemie, als man mit ihrem Wesen noch nicht so vertraut war, ab und zu vorgekommen, daß verhältnismäßig geringfügige Verwundungen, zum Beispiel Artillerieverletzung des Handgelenkes, mit einer Temperatur von 40° und schweren Lungenerscheinungen zur Amputation kamen, da an foudroyante Sepsis gedacht werden mußte. Glücklicherweise konnte man sich in den wenigen so radikal behandelten Fällen keinen Vorwurf machen, da diese Patienten trotz Amputation und glattem Wundverlauf an der schweren Influenzapneumonie zugrunde gingen."[77]

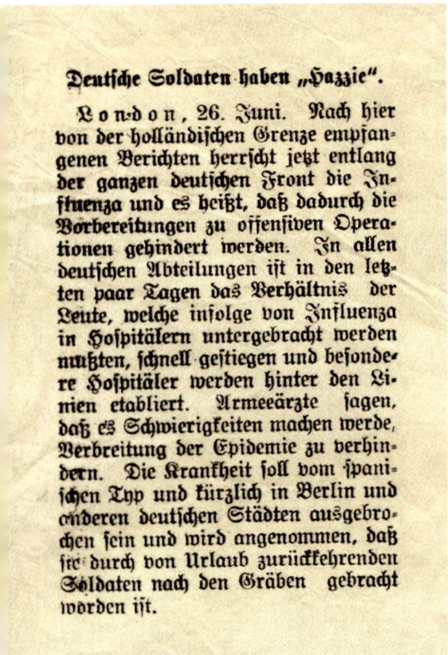

Deutsche Soldaten haben „Hazzie".

London, 26. Juni. Nach hier von der holländischen Grenze empfangenen Berichten herrscht jetzt entlang der ganzen deutschen Front die Influenza und es heißt, daß dadurch die Vorbereitungen zu offensiven Operationen gehindert werden. In allen deutschen Abteilungen ist in den letzten paar Tagen das Verhältnis der Leute, welche infolge von Influenza in Hospitälern untergebracht werden mußten, schnell gestiegen und besondere Hospitäler werden hinter den Linien etabliert. Armeeärzte sagen, daß es Schwierigkeiten machen werde, Verbreitung der Epidemie zu verhindern. Die Krankheit soll vom spanischen Typ und kürzlich in Berlin und anderen deutschen Städten ausgebrochen sein und wird angenommen, daß sie durch von Urlaub zurückkehrenden Soldaten nach den Gräben gebracht worden ist.

Am 20. Juni notiert ein deutscher Frontsoldat in sein Tagebuch: „Heute morgen hat unsere Kompagnie 40 Mann mit hohem Fieber, wieder müssen mehrere mit Tragbahre fortgetragen werden. Das geht so Tag für Tag. Die Fleckfiebergefahr ist zwar überwunden, es ist aber die Grippe, die so unter uns wütet."[78]

Wie aus dem Nichts stehen Gerüchte auf: Unter freiem Himmel drohe die Grippe, wenn der Erreger mit dem Tau auf die Schlafenden fällt. Nein, sie sei Folge der eingesetzten Kampfgase. Und ein Dritter wieder: die verfaulenden Leichen in den Schützengräben seien die Ursache. Schließlich: den Frontsoldaten fehle der Verkehr mit dem weiblichen Geschlecht, so käme es zum Rückstau pathogener Stoffe.

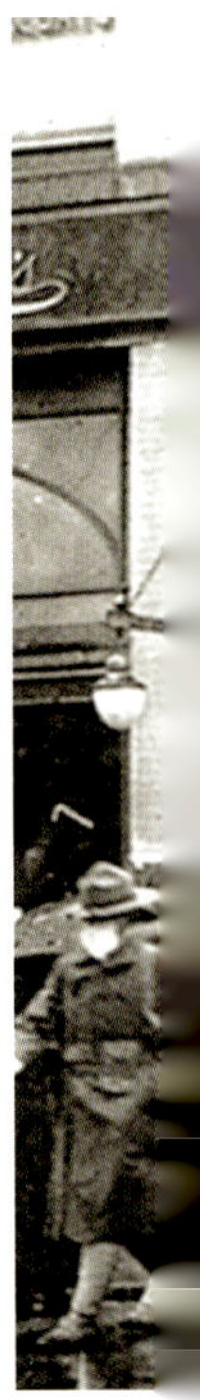

Die Kampfkraft der Truppe droht wegen der vielen Ausfälle zu erlahmen, General Erich Ludendorff erinnert sich später: „Unsere Armee hatte gelitten. Die Grippe griff überall stark um sich, ganz besonders schwer wurde die Heeresgruppe Kronprinz Rupprecht betroffen. Es war für mich eine ernste Beschäftigung, jeden Morgen von den Chefs die großen Zahlen von Grippeausfällen zu hören und ihre Klagen über die Schwäche der Truppen, falls der Engländer nun doch angriffe. Er war jedoch noch nicht so weit. Auch die Grippefälle vergingen."[79]

Die militärische Propaganda läßt sich die Seuche erwartungsgemäß nicht entgehen. Auf allen Seiten wird behauptet, daß der Gegner besonders hart betroffen sei. Gleichzeitig traut man dem Feind zu, die Grippe als Biowaffe einzusetzen. In einer Reihe von Briefen an den Surgeon General of the United States wird etwa

LINKE SEITE OBEN: Ein mobiles bakteriologisches Labor, wie es bei den britischen und alliierten Streitkräften im Ersten Weltkrieg in Verwendung steht.

LINKE SEITE UNTEN: „Nach hier von der holländischen Grenze empfangenen Berichten herrscht jetzt entlang der ganzen deutschen Front die Influenza und es heißt, daß dadurch die Vorbereitungen zu offensiven Operationen gehindert werden." *Detroiter Abend-Post*, 26. Juni 1918.

UNTEN: Das 39. US-Infanterie-Regiment marschiert mit Grippeschutzmasken versehen über die 2nd Avenue von Seattle. Oktober/November 1918.

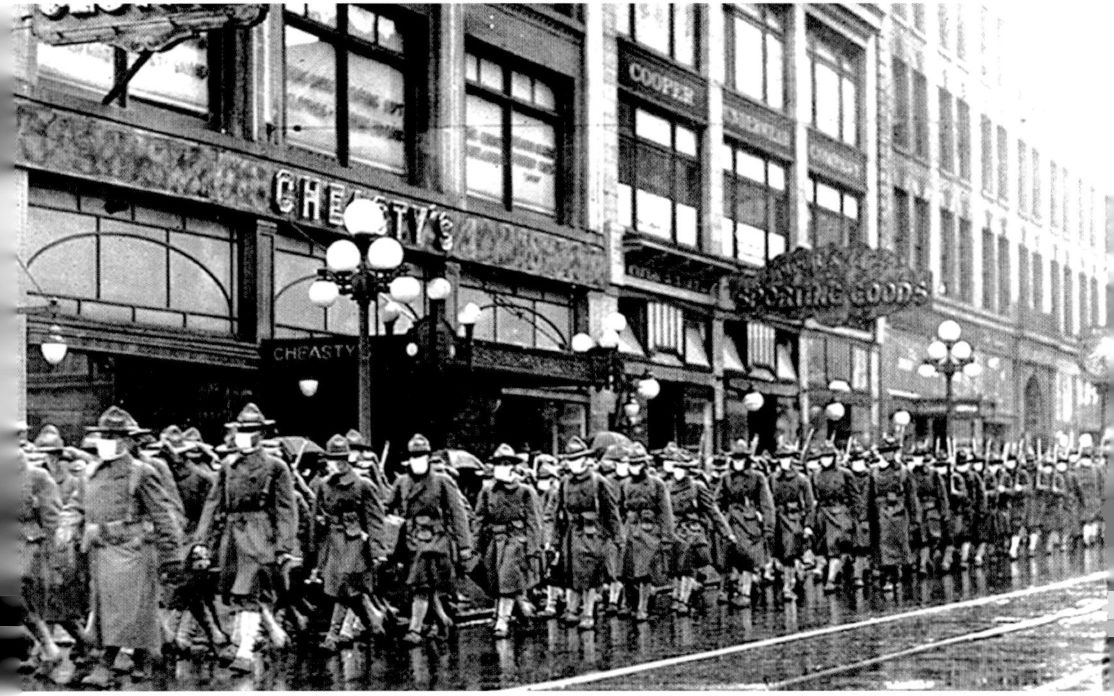

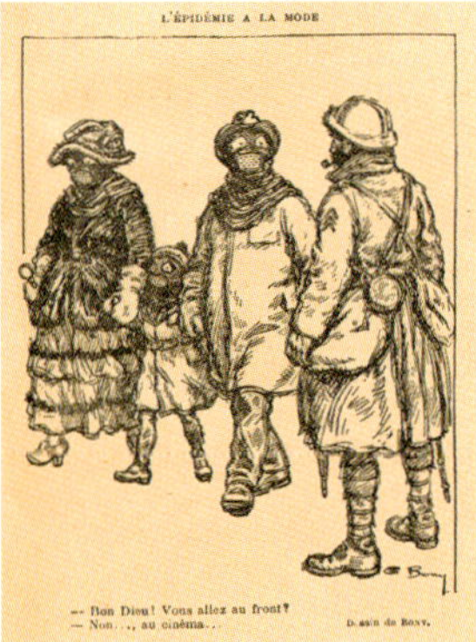
L'ÉPIDÉMIE A LA MODE
— Bon Dieu! Vous allez au front?
— Non..., au cinéma...

Die Epidemie nach der Mode. „ – Mein Gott! Gehen Sie an die Front? – Nein, ins Kino…“ *Le Rire*, 20. November 1918.

die Vermutung geäußert, daß die Deutschen die Grippebazillen ausgestreut haben. Einmal heißt es, Kaiser Wilhelms Agenten verbreiten die Influenza in den Camps und in der Zivilbevölkerung, ein andermal wieder sind deutsche Unterseebote in amerikanischen Fischgründen gesichtet worden, beim Aussetzen verseuchter Fische. Schließlich: die Firma Bayer habe Aspirintabletten mit Grippeerregern kontaminiert.[80] Es wäre deshalb besser von deutscher Pest zu reden, wie manche meinen.

In einem Gespräch mit Reichskanzler Max von Baden wird Ludendorff im 3. Oktober 1918 die Gründe für das Scheitern der deutschen militärischen Operationen benennen, und neben der Massenanwendung von Panzern und dem Mangel an Kartoffeln explizit auch die Grippe anführen.[81]

Daß die Pandemie gerade in die Zeit der letzten Kriegsmonate fällt, wirft eine Reihe hypothetischer Fragen auf. Wie hängen Kriegsgeschehen und Grippeausbrüche zusammen? Welche Rolle spielen etwa die frühen Fälle in amerikanischen Militärcamps oder in den Reihen der chinesischen Vertragsarbeiter, die just zu dem Zeitpunkt rund um den Erdball befördert

Marschierende Truppen mit Atemschutz, historische Filmaufnahme, um 1918.

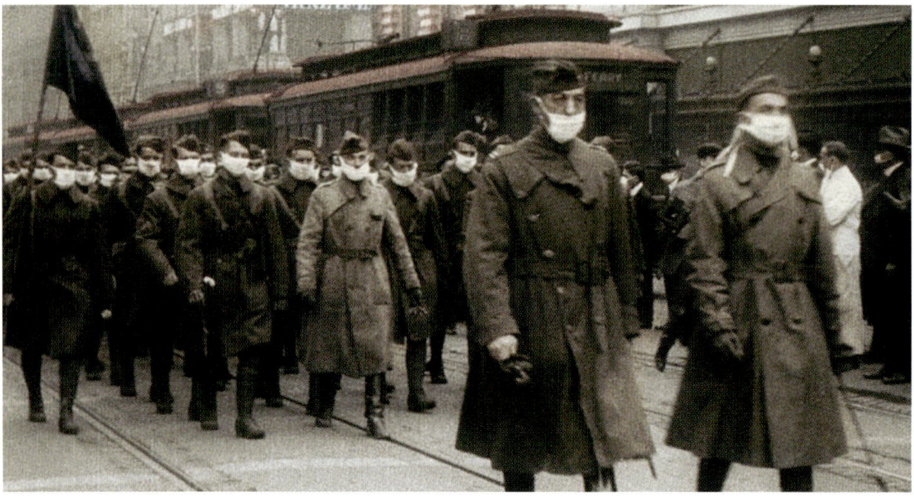

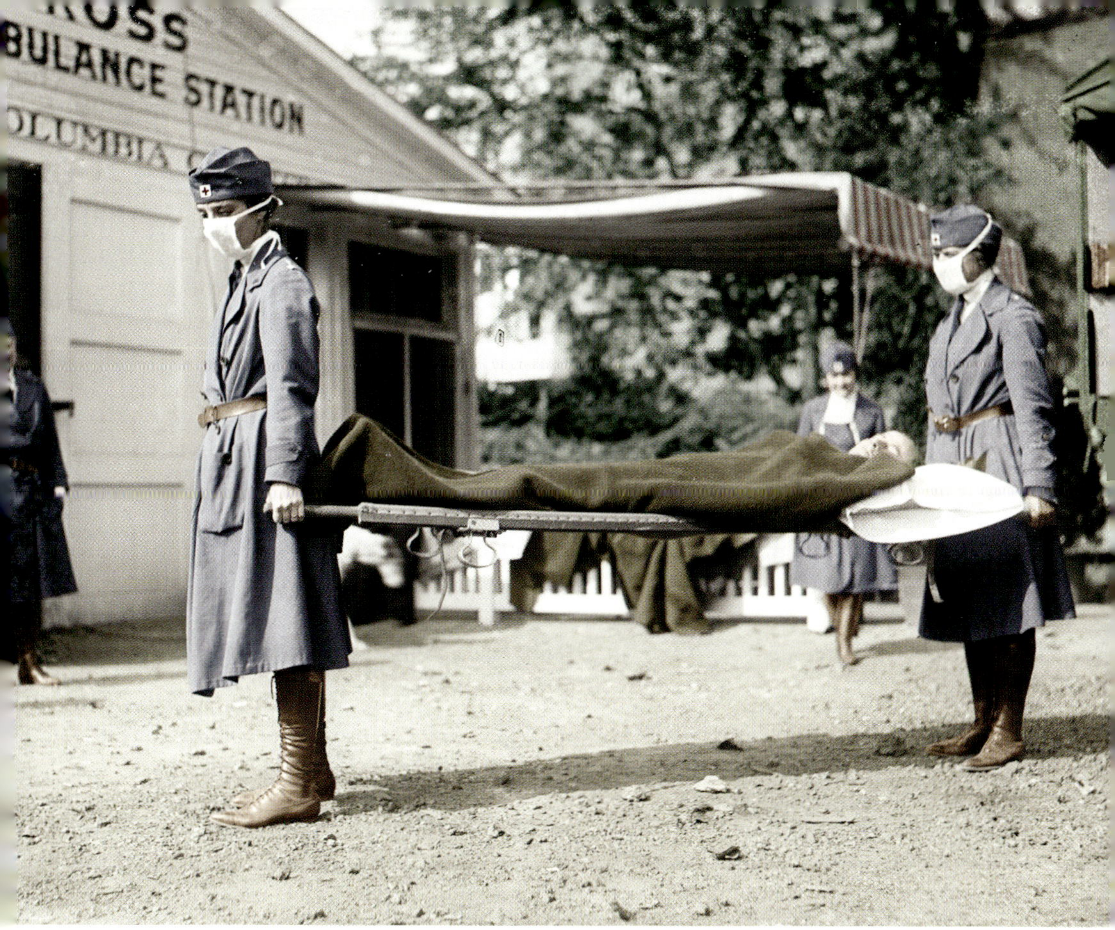

werden, als in ihren Heimatgebieten eine grippeähnliche Seuche grassiert. Welche Bedeutung kommt den Truppenschiffen zu, die grippekranke Rekruten nach Europa und kurz darauf Hustende und Fiebernde zurück an die Häfen der Ostküste bringen? Aus epidemiologischer Sicht interessant sind auch die Einrichtungen der Tierzucht, die in den verschiedenen Camps zum Unterhalt der Soldaten betrieben wird – ideale Brutstätten der Influenza: Schweine und Geflügel im Schlamm überfüllter Massenquartiere und Zeltlager, umgeben von Tausenden von Kavalleriepferden, alles zusammen auf engem Raume und in einer vom Krieg diktierten Symbiose mit den Männern in Uniform. So stellt sich die Frage, ob der Krieg

Vorführung in einer Rotkreuz-Station in Washington, D. C. während der Pandemiezeit.

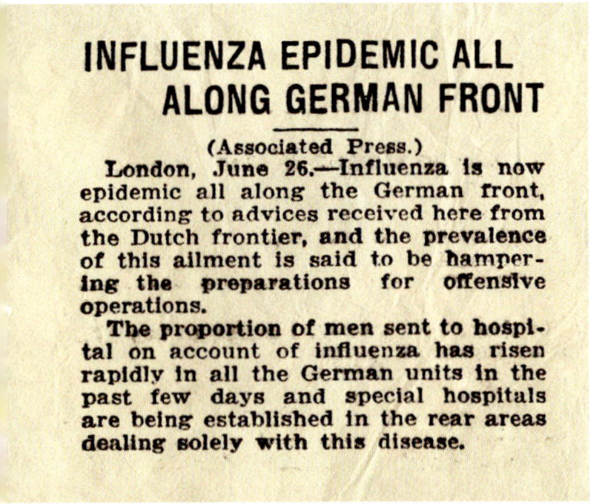
INFLUENZA EPIDEMIC ALL ALONG GERMAN FRONT

(Associated Press.)

London, June 26.—Influenza is now epidemic all along the German front, according to advices received here from the Dutch frontier, and the prevalence of this ailment is said to be hampering the preparations for offensive operations.

The proportion of men sent to hospital on account of influenza has risen rapidly in all the German units in the past few days and special hospitals are being established in the rear areas dealing solely with this disease.

der Vater der Grippe ist, oder die Seuche vielmehr ihrerseits die Endphase des Waffenganges beeinflußt hat. Da die Influenza die Kombattanten aller Mächte gleichermaßen befallen hat, läßt sich eine kriegsentscheidende Wirkung der Grippe nur schwer begründen. Es ist jedoch nicht von der Hand zu weisen, daß die Grippeverluste das erschöpfte Reich der Deutschen und seine ebenfalls in letzten Zügen liegenden österreichischen Verbündeten schwerer treffen mußte, als die mit frischen amerikanischen Kräften antretenden Vertragsmächte.

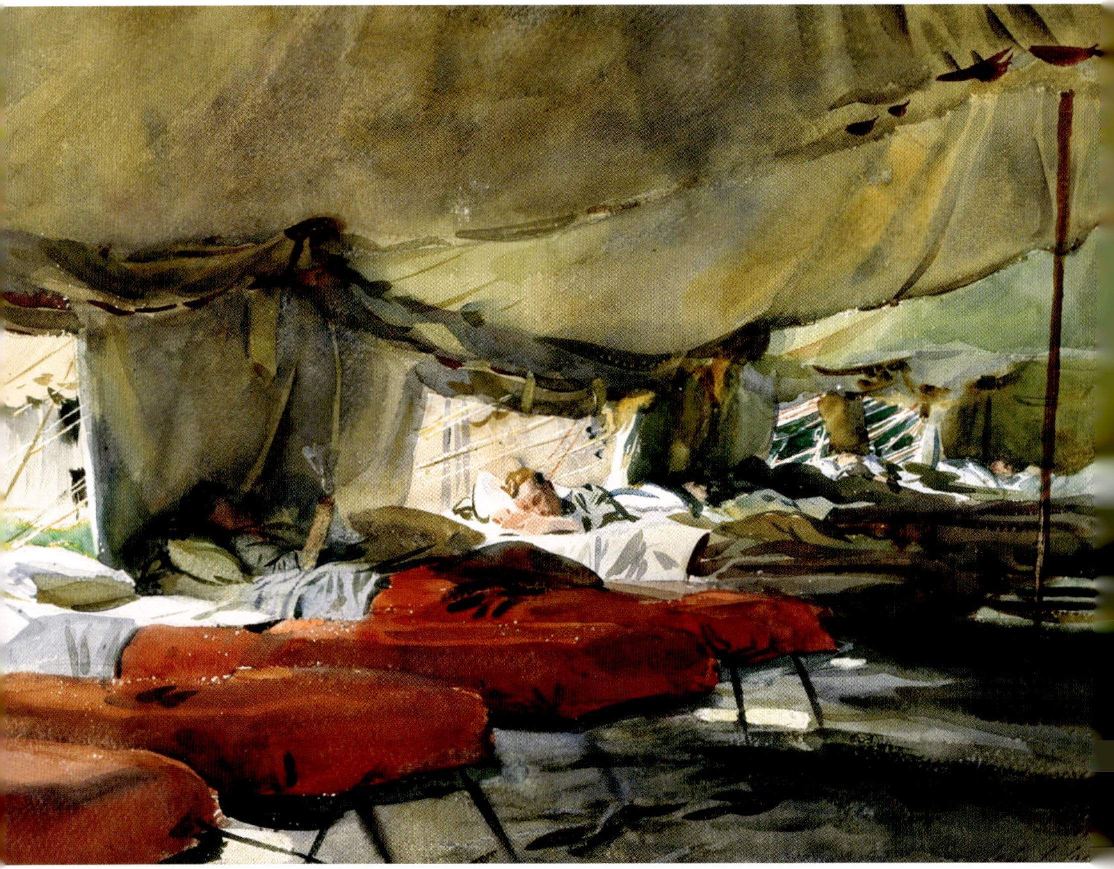

LINKE SEITE OBEN: Bericht der *Associated Press* über die Verbreitung der Grippe entlang der deutschen Frontlinien. 26. Juni 1918. *The Chattanooga News*, 27. Juni 1918.

LINKE SEITE UNTEN: John Singer Sargent, *Inneres eines Spitalzeltes*, 1918.

UNTEN: *Die Spanische Grippe*, in einem humoristisches Blatt von Georges Léonnec: „– Docteur, vous me voyez bien mal hypothéquée... – Eh ! bien, chère madame, les hypothèques, ça se purge !" *La Vie parisienne,* Oktober 1918.

Mit einem Mal ist die Grippe überall. Im Orient wandert sie im Trott der Karawanen, durch Europas Landschaften rast sie im Tempo der Expreßzüge und durch den kriegsbedingten Seeverkehr zieht sie in kürzester Zeit um die ganze Welt, etwa nach Kuba, wo in Havanna bald ein Viertel der Einwohner grippekrank darniederliegt, nach Bombay, Kalkutta und Rangoon. Auch von den Philippinen werden Ausbrüche gemeldet. Zu Umschlagplätzen der Epidemie werden die Hafenstädte an der amerikanischen Ostküste. So hat etwa der Funker des von Liverpool kommenden Truppentransporters Khiva am 15. Juni die Erkrankung der Bedienungsmannschaft gemeldet, einige Tage später trifft der vormalige Cunard Liner als Influenzageisterschiff in New York ein.[82] In Philadelphia wieder legt am 22. Juni das britische Handelsschiff City of Exeter an, an Bord zahlreiche kranke Matrosen. Schon wenige Tage später verbreitet sich die Gripp unaufhaltsam am Delaware River.[83]

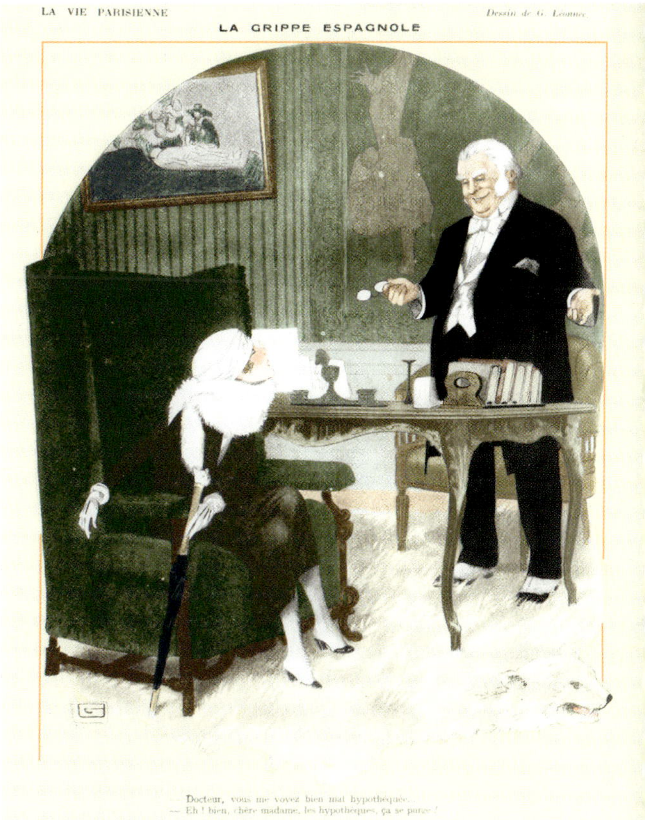

Auch Europa und die nordafrikanischen Mittelmeerstaaten stehen im Bann der Grippe. In der zweiten Junihälfte hört man von Influenzafällen in Portugal, in Griechenland, in Marokko, in Ägypten. Die vom Kontinent heimkehrenden Soldaten tragen die Krankheit nach England, Schottland und Wales, überall schnellt die Sterberate

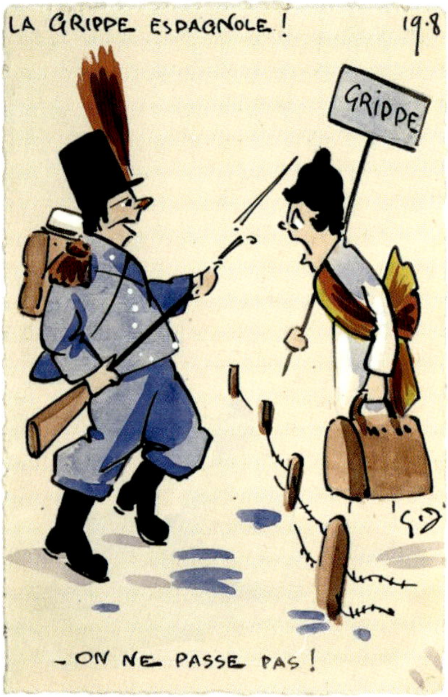
LA GRIPPE ESPAGNOLE !
1918
GRIPPE
– ON NE PASSE PAS !

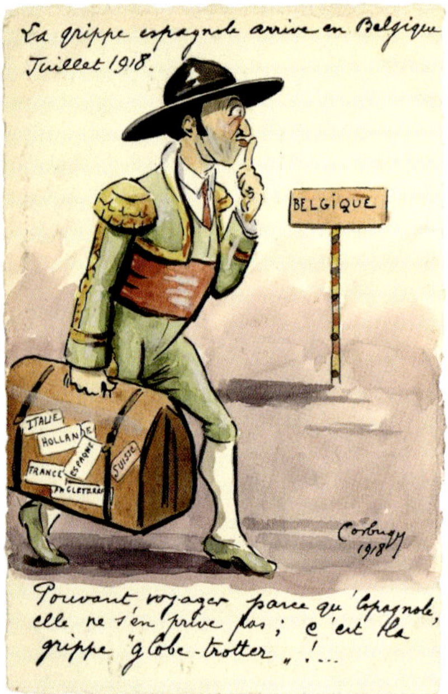
La grippe espagnole arrive en Belgique
Juillet 1918.
BELGIQUE
ITALIE
FRANCE
SUISSE
Corbugy 1918
Pouvant voyager parce qu'Espagnole, elle ne s'en prive pas ; c'est la grippe "globe-trotter" !...

OBEN: Die Spanische Grippe! – „Kein Durchgang!" Graphik von Léon Corbugy, 1918.

UNTEN: „Als [neutrale] Spanierin kann sie reisen und läßt sich das nicht nehmen. Diese Grippe ist ein Weltenbummler." Graphik von Léon Corbugy, 1918.

hinauf, läuten die Totenglocken.[84] In rascher Folge werden Ausbrüche in Birmingham, Coventry, Wolverhampton, Manchester und Liverpool gemeldet.[85] In noch größerem Umfang geht die Grippe in London um, das „in eine einzige Krankenstube verwandelt" ist.[86]

Unter den betroffenen europäischen Metropolen ist auch die ewige Stadt Rom,[87] im Vatikan fiebert die hohe Geistlichkeit.

Auch in Paris hält die Influenza im Juni erneut Einzug, wo man sie schon im Mai überwunden glaubte. Der Direktor des Pasteur-Institutes René Legroux vermutet, daß die Grippe von der Front komme, „wo sie auf der ganzen Strecke von Dünkirchen bis zu den Vogesen gemeldet wird und Soldaten beider Mächtegruppen befallen hat".[88]

Rasch arbeitet sich die Seuche nach Osten vor, ab dem 8. Juni liegen die ersten Bewohner Straßburgs krank im Bett, um den 9. Juni faßt sie Fuß in der neutralen Schweiz.[89]

In der zweiten Monatshälfte hat sich das Grippefieber über ganz Deutschland ausgedehnt. In der Reichshauptstadt, wo bald mehr als 18.000 Kranke in ihren Betten frösteln, stufen die Medizinalbehörden die Epidemie zunächst noch als ungefährlich ein, gleichwohl arbeiten die Berliner Ärzte und Epidemiologen fieberhaft, um mehr über die Seuche zu erfahren.[90] Der aus dem böhmischen Bodenbach stammende Direktor der II. Medizinischen Klinik an der Charité, Geheimer Medizinalrat Professor Dr. Friedrich Kraus, sieht vorerst keinen Anlaß zu übertriebener Sorge, er verweist auf die Ähnlichkeit mit der letzten Influenzapandemie von 1889/90.[91] Auch der Vorstand der bakteriologischen Abteilung des städtischen Medizinalamtes Dr. Erich Seligmann erklärt, daß eine Influenzaepidemie so wie vor fast dreißig Jahren vorliege.[92]

Im Juni hat die „Spanische Krankheit" auch die Ostalpen erreicht, wo sie ihr Heerlager zunächst in Innsbruck aufrichtet.[93] Am 21. Juni ist die Epidemie schon in Wien heimisch, die Krankenzimmer und Spitäler füllen sich mit Hustenden. Das Übel sei mit den Südwinden herangetragen worden, munkelt man an der Donau. Angeschuldigt werden „Luftströmungen aus fernen Gegenden" und auch „atmosphärische Übertragung".[94] Ende Juni ist die Kaiserstadt in ein einziges Krankenlager verwandelt, so viele Erkältete sind nun zu behandeln wie sonst nur im Herbst.[95] Gegen Ende des Monats ist

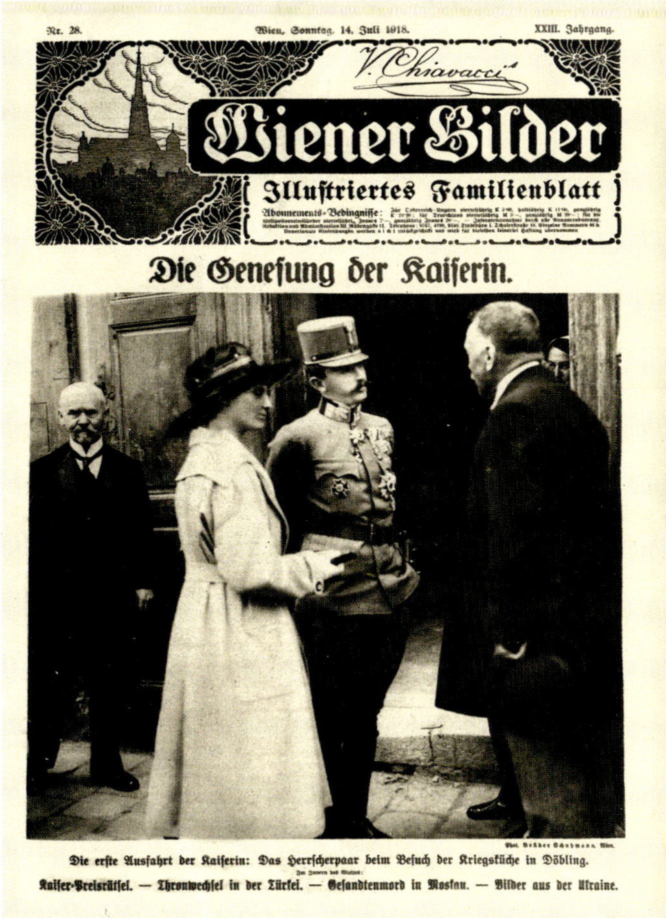
Nr. 28. Wien, Sonntag, 14. Juli 1918. XXIII. Jahrgang.

V. Chiavacci's

Wiener Bilder

Illustriertes Familienblatt

Abonnements-Bedingnisse:

Die Genesung der Kaiserin.

Phot. Brüder Schuhmann, Wien.

Die erste Ausfahrt der Kaiserin: Das Herrscherpaar beim Besuch der Kriegsküche in Döbling.

Im Innern des Blattes:

Kaiser-Preisrätsel. — Thronwechsel in der Türkei. — Gesandtenmord in Moskau. — Bilder aus der Ukraine.

Titelblatt der *Wiener Bilder* mit einem Bericht über die Genesung der Kaiserin Zita von der Grippe („Die erste Ausfahrt der Kaiserin: Das Herrscherpaar beim Besuch der Kriegsküche in Döbling"). Wien, 14. Juli 1918.

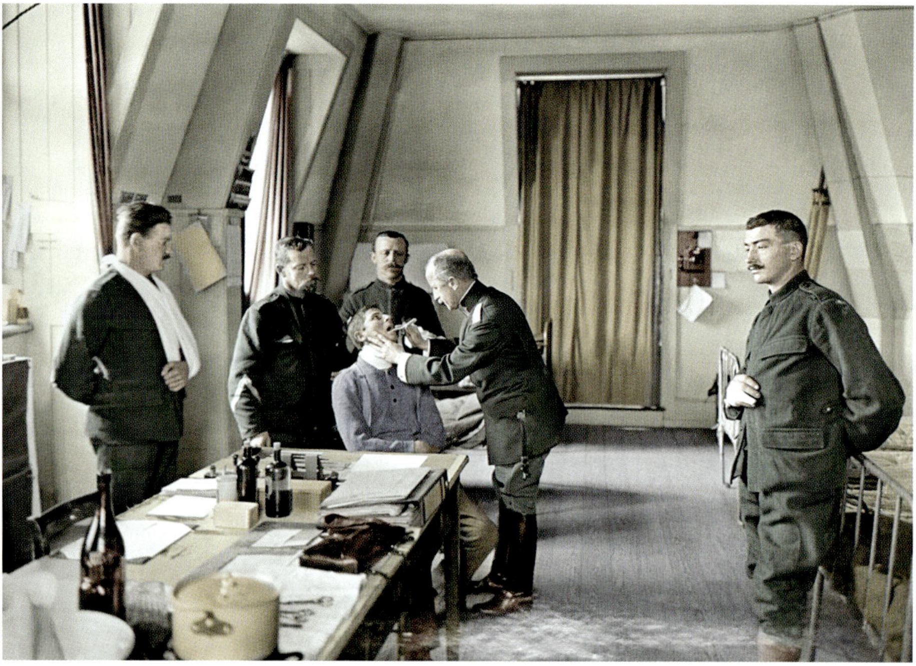

Truppenärztliche Untersuchung von Schweizer Soldaten, um 1918.

auch die junge österreichische Kaiserin Zita krank. Wegen des leichten und unkomplizierten Verlaufes kann jedoch von täglichen Bulletins abgesehen werden.[96] Am 6. Juli ist die Monarchin wieder soweit hergestellt, daß sie mit ihrem kaiserlichen Gemahl eine Ausfahrt zu einer Kriegsküche in Döbling unternehmen kann.[97]

Zeitgleich mit Wien werden Grippefälle auch aus Budapest gemeldet, wo vor allem Soldaten und russische Kriegsgefangene niedergestreckt sind. Oberphysikus Alexander von Szabó sieht jedoch keinen Anlaß zur Beunruhigung.[98]

Schließlich meldet die Tageszeitung *Český deník* am 25. Juni, daß die neue Krankheit sich auch in der Bischofsstadt Olmütz eingestellt hat; rechtzeitig zum Sommerbeginn ist die Grippe damit in den Böhmischen Ländern angekommen, in der industriefleißigen und kriegswichtigen Waffenschmiede der Doppelmonarchie.

Was die Gefährlichkeit der Seuche angeht, so überwiegt bis in den Sommer hinein die Einschätzung, daß es sich um eine ziemlich harmlose, wenn auch lästige Krankheit handle. „Sie hat absolut nichts Furchtbares, es sei denn ihre Verbreitung", erfährt der Frontsoldat und nachmalige Schriftsteller Ernst Jünger in einem Brief aus der Heimat.[99] Per Feldpost läßt Jünger am 10. Juli 1918 seinerseits wissen, daß die Spanische Krankheit auch bei ihm an der Front ihren Spuk treibe und Verwirrung in das sonst so geregelte Heerwesen bringe. „Ich beuge dem durch ausgedehnte Sonnenbäder vor und bin so braun geworden, daß kein Flieger mich entdeckt."[100] Das klingt nicht gerade gefährlich. Allgemein besteht die Hoffnung, daß die bevorstehenden Sommermonate dem epidemischen Ausritt des Grippeerregers eine „natürliche Grenze" setzen werden.[101]

In den meisten Kommentaren ist eher vom feuchten und für die Jahreszeit außergewöhnlich kalten und unfreundlichen Wetter die Rede, sowie von den „ganz abnormen Temperaturschwankungen"[102] des Sommers 1918, die mit der Grippeepidemie in Verbindung gebracht werden.[103] Die Ärzte sind sich uneinig, ob die sommerliche Grippewelle der schlechten Witterung, oder der Kälte und Nässe zuzuschreiben sei, oder gar der „Unterernährung weiter Volkskreise".[104] Der Wiener Stadtphysikus vermutet hinter der großen Ausbreitung der Grippe die starken Temperaturunterschiede und die Veränderlichkeit des Wetters[105] und auch im *Prager Abendblatt* ist die Rede von einer „gewöhnlichen Influenza" infolge

Der deutsche Offizier und Schriftsteller Ernst Jünger (*In Stahlgewittern*), hier mit Eisernem Kreuz und dem Orden Pour le Mérite, 1918.

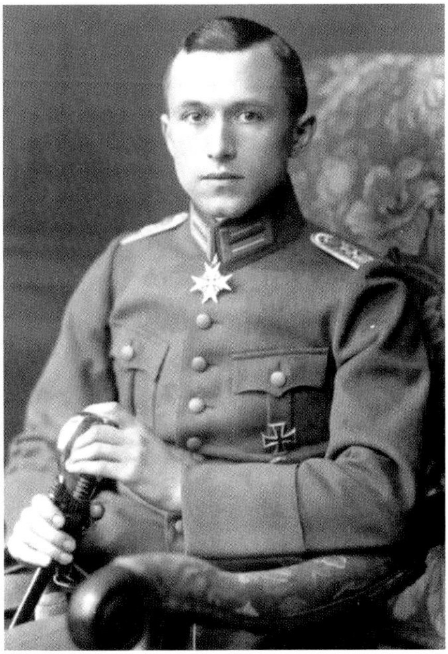

kühlen Wetters.[106] Das Luftströmungen die Schuld an der frappierend schnellen Übertragung der Krankheit hätten, das wird vom Sanitätsdepartement des Wiener Innenministeriums als Spekulationen zurückgewiesen.[107] Auch mit der uralten Vorstellung von atmosphärischen Miasmen kommt man 1918 nicht weit. Ein Einfluß des Wetters bestehe nur insofern, „als durch die herrschende Witterung leichter Erkältungen ausgelöst werden, welche die Empfänglichkeit für die Grippe erhöhen".[108]

Links oben: Rekruten in Camp Dix, New Jersey, beim präventiven Gurgeln mit Desinfektionsmitteln, September 1918.

Links Mitte: Freiwillige Helferinnen einer motorisierten Abteilung des Amerikanischen Roten Kreuzes in Detroit, mit Versorgungskörben für Grippekranke, 1918.

Links unten: US Naval Hospital. Generalansicht der Influenzazelte und der Freiluftkantine, Mare Island, Kalifornien, 1918.

Rechts oben: Seltene Ansichtskarte, auf der Rückseite bedruckt mit dem Wortlaut: „A Victim of Epidemic – L'Épidémie de la Guerre", um 1918.

Rechts unten: US Army Feldspital Nr. 29, Hollerich, Luxemburg, 1918.

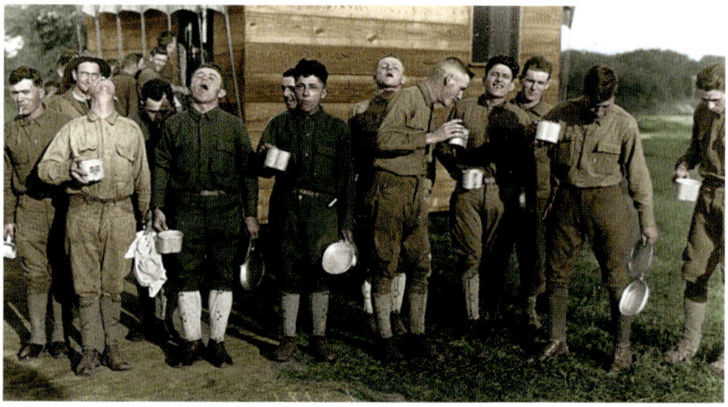

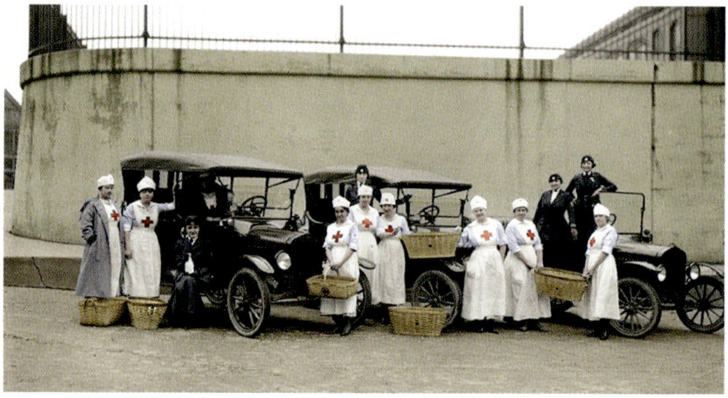

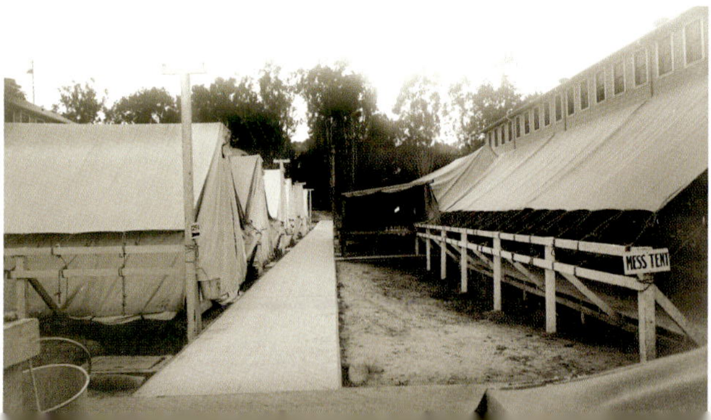

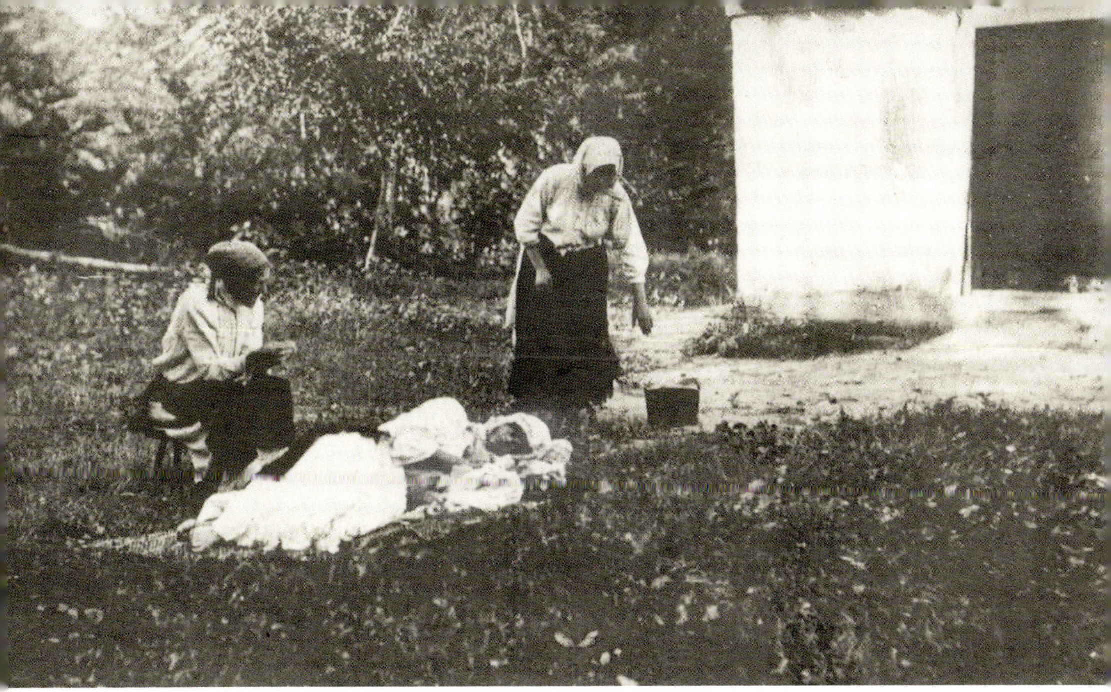

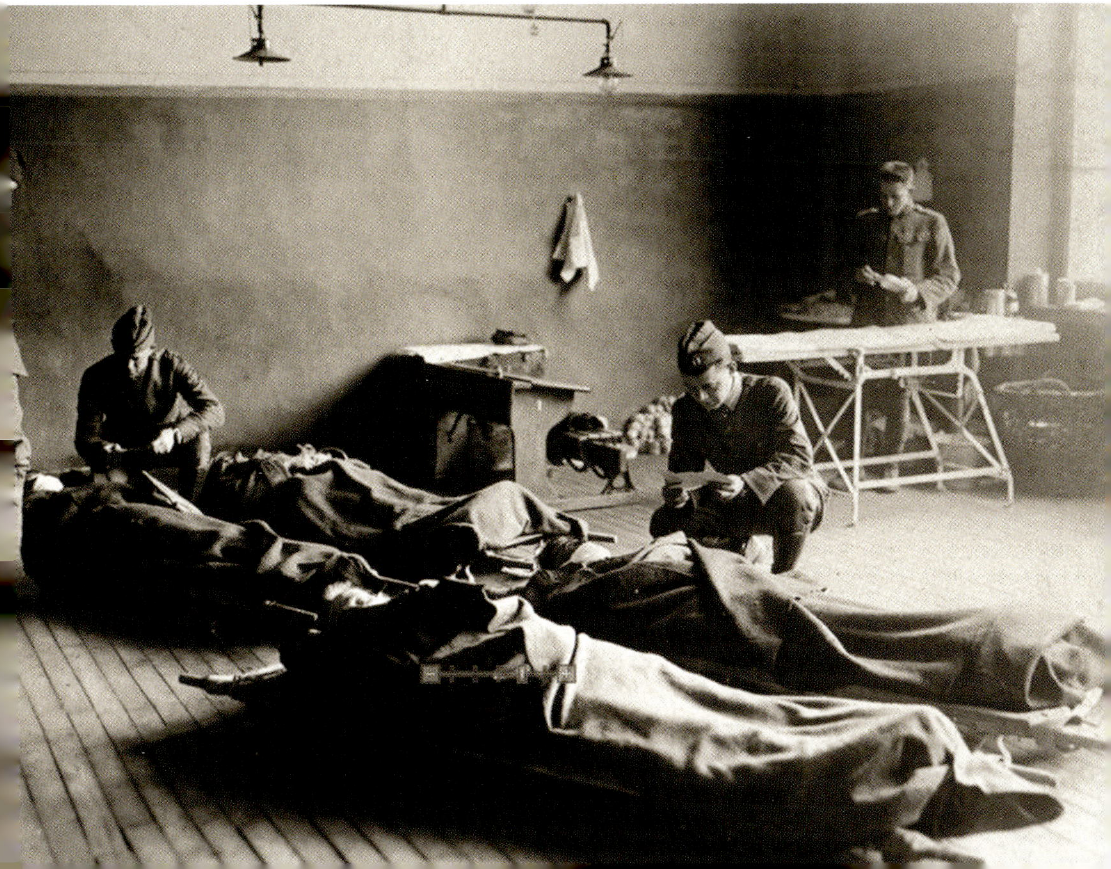

Zu Beginn des Juli 1918 stöhnt ganz Europa in den Fängen der Grippe, von Lissabon bis Lemberg. Die Spitäler sind überfüllt, ganze Stadtviertel scheinen in Lazarette verwandelt.[109]

Heftig betroffen ist London, was auf die klimatischen Verhältnisse zurückgeführt wird.[110] Im weltbekannten Kaufhaus Harrods sind 400 Mitarbeiter ausgefallen.[111] In nur einer Juliwoche erliegen in den Wohnvierteln von London 287 Personen einer Grippe-Pneumonie, in Birmingham sind es 126.[112] Innerhalb weniger Tage haben sich die Krankenfälle in England verzehnfacht, viele Schulen, Theater und Kinos sind geschlossen, die Spitäler überfüllt. Infolge der Krankenstände erleidet die Industrie Einbußen. Wegen des Ausfalls von 300 Kondukteuren muß in Manchester

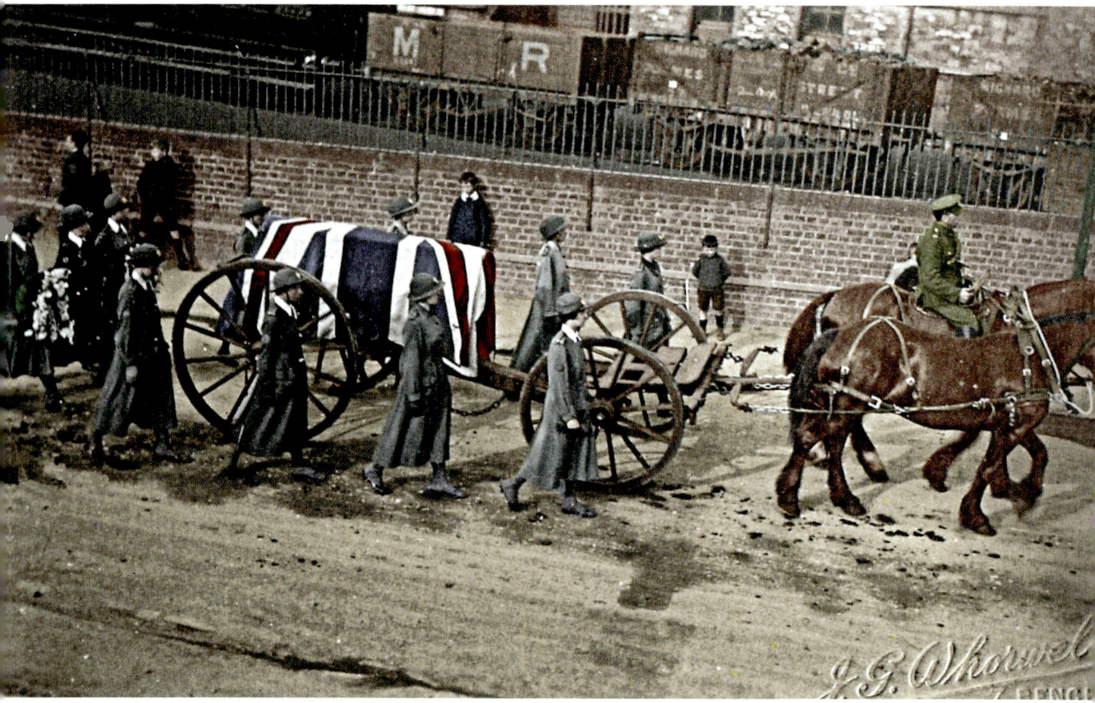

Trauerzug für ein Opfer der Spanischen Grippe, Dover, um 1918.

der Straßenbahnbetrieb um 70 Wagen reduziert werden. Auch die britische Armee erleidet schmerzliche Ausfälle, am 24. Juli wird ein Ausbruch der Spanischen Krankheit im Gefangenenlager Bramley in Hampshire bekannt.[113] Von den 3.000 dort internierten deutschen Kriegsgefangenen ist ein Drittel krank.[114]

In Frankreich tobt die Grippe im gesamten Frontbereich.[115] Inmitten der sich ausweitenden Epidemie beginnen am 18. Juli die bis zum 6. August vorgetragenen Operationen an der Marne, die große Gegenoffensive der Vertragsmächte, der die deutschen Verteidigungslinien schließlich nicht standhalten. Von den Frontabschnitten diffundiert die Grippe in die Städte, besonders nach Paris. In zahlreichen Geschäften der Hauptstadt ist die Hälfte des Personals ausgefallen, so daß manche Firmenchefs die Einnahme von Chinin anordnen.[116]

Ernste Fälle von Spanischer Grippe werden auch aus Amsterdam gemeldet.[117] Wegen der ungeheuren Verbreitung der Grippe unter der Armee hat man in Holland Militärmanöver unterbrechen müssen.[118]

Ende Juli hat sich die Grippe bis nach Warschau vorgearbeitet, wo sie 5.000 Polen niedergestreckt hat.[119]

Aufmerksam verfolgt Europa das Geschehen in der neutralen Schweiz, wo die Grippe schon im Juni beängstigende Ausmaße angenommen hat. Nun, im Hochsommer, ist die Armee so heftig betroffen, daß der Berner Bundesrat am 13. Juli die anstehende Einberufung mehrerer Landwehrbataillone aufschieben muß.[120] In der zweiten Monatshälfte untersagt der Stadtrat Kino-, Theater- und Varietévorführungen, Gottesdienste und selbst Leichenfeiern.[121] Auch in Genf werden jetzt Kaffeehäuser, Theater und Kirchen gesperrt.[122]

Bis zur Monatsmitte befällt die Grippe allein in der Armee 11.500 Mann, 110 Männer sterben. Das amerikanische Rote Kreuz unterstützt die Schweizer Streitkräfte mit 100.000 Dollar zum Ausbau eines Hotels in

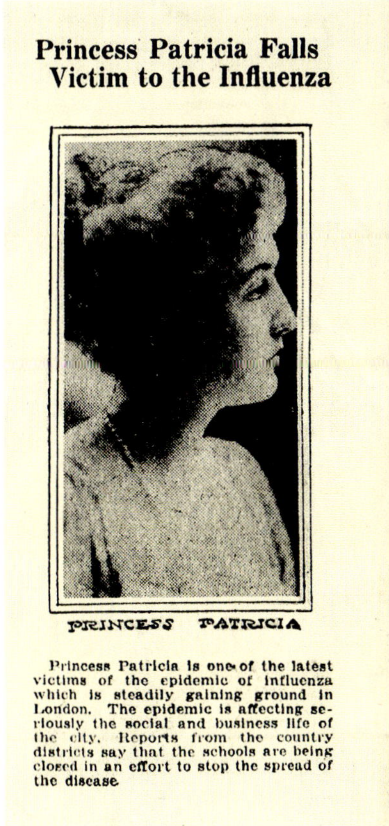

Princess Patricia Falls Victim to the Influenza

PRINCESS PATRICIA

Princess Patricia is one of the latest victims of the epidemic of influenza which is steadily gaining ground in London. The epidemic is affecting seriously the social and business life of the city. Reports from the country districts say that the schools are being closed in an effort to stop the spread of the disease.

Die Zeitungen berichten von der Grippeerkrankung der irischen Prinzessin Patricia von Connaught, einer Enkelin von Queen Victoria. *The Chattanooga News*, 18. Juli 1918.

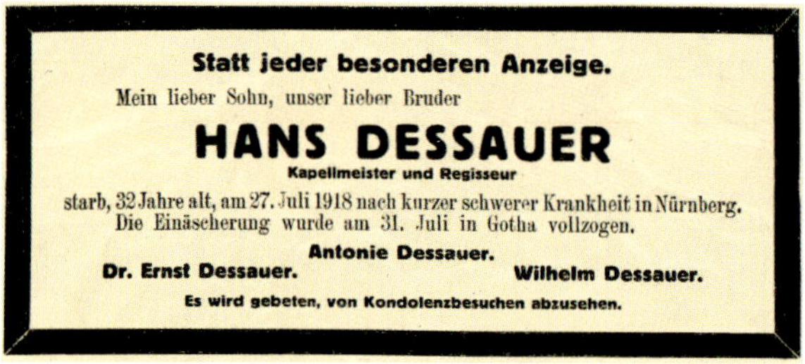

Statt jeder besonderen Anzeige.

Mein lieber Sohn, unser lieber Bruder

HANS DESSAUER

Kapellmeister und Regisseur

starb, 32 Jahre alt, am 27. Juli 1918 nach kurzer schwerer Krankheit in Nürnberg. Die Einäscherung wurde am 31. Juli in Gotha vollzogen.

Antonie Dessauer.

Dr. Ernst Dessauer. Wilhelm Dessauer.

Es wird gebeten, von Kondolenzbesuchen abzusehen.

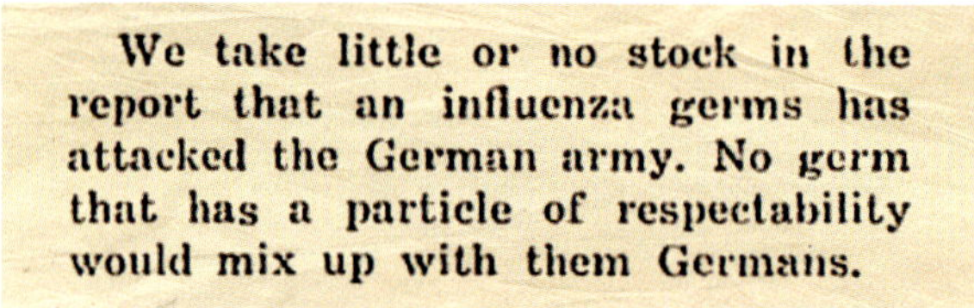

We take little or no stock in the report that an influenza germs has attacked the German army. No germ that has a particle of respectability would mix up with them Germans.

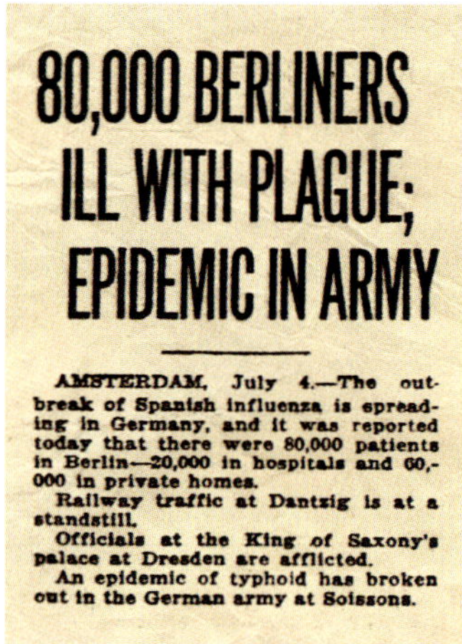

80,000 BERLINERS ILL WITH PLAGUE; EPIDEMIC IN ARMY

AMSTERDAM, July 4.—The outbreak of Spanish influenza is spreading in Germany, and it was reported today that there were 80,000 patients in Berlin—20,000 in hospitals and 60,000 in private homes.

Railway traffic at Dantzig is at a standstill.

Officials at the King of Saxony's palace at Dresden are afflicted.

An epidemic of typhoid has broken out in the German army at Soissons.

LINKS OBEN: Parteanzeige für den im 32. Lebensjahr verstorbenen österreichischen Kapellmeister und Regisseur Hans Dessauer, ein laut *Neuer Freier Presse* „junger Künstler von Talent und Zukunft“.

LINKS UNTEN: „Wir halten nichts von der Nachricht, daß der Influenzakeim die deutsche Armee attackiert habe. Kein Erreger, der nur einen Funken von Ehrhaftigkeit besitzt, würde sich mit diesen Deutschen einlassen.“ *Clinch Valley News*, 19. Juli 1918.

RECHTS: „80.000 Berliner an der Pestseuche erkrankt; Epidemie in der Armee. Amsterdam, 4. Juli – Der Ausbruch von Spanischer Grippe verbreitet sich in Deutschland und heute wurde berichtet, daß es in Berlin 80.000 Patienten gibt – 20.000 in Krankenhäusern und 60.000 in privaten Häusern. Der Eisenbahnverkehr in Danzig ist zum Stillstand gekommen…“. *The Washington Times*, 4. Juli 1918.

Interlaken, wo kranke Soldaten untergebracht werden sollen. Bis zum Monatsende sind 800 Menschenleben zu beklagen, davon 305 Armeeangehörige.[123] Durch die Presse geht der Fall des nach dreijähriger deutscher Gefangenschaft im schweizerischen Interlaken internierten Sohnes des ehemaligen französischen Außenministers Théophile Delcassé, der mit Lungenentzündung in „hoffnungslosem Zustande“ hospitalisiert worden ist und am 30. Juli stirbt.[124] In Lausanne werden Osman und Enmer Opfer der Grippe, die beiden Söhne Hussein Hilmi Paschas, des türkischen Botschafters in Wien.[125]

Das neben den Spaniern nun auch die Schweizer so heftig heimgesucht werden, quittiert das Wiener humoristische Volksblatt *Kikeriki* mit einer Portion trotzigen Galgenhumors, in dem sich der Tod selbst an die Neutralen wendet: „Ihr Spanier und ihr Schwyzer / Wollt Weltkriegsgratisblitzer / Und ohne Opfer sein! / Auch euch holt meine Hippe, / Der Zehnte eurer Sippe / Durch Grippe werd' er mein!“[126]

Anfang Juli laufen aus ganz Deutschland beunruhigende Meldungen über die Spanische Krankheit ein – aus Halle an der Saale, dem Großherzogtum Hessen, aus Bonn, Köln und Hamburg.[127] Täglich viele hundert

Neuerkrankungen werden aus südwestdeutschen Städten wie Heidelberg und Freiburg gemeldet.[128] In Karlsruhe, Mannheim und Ludwigshafen liegt durchschnittlich ein Drittel der Bevölkerung darnieder.[129] Zu Monatsbeginn wird von einer explosionsartigen Influenza-Massenerkrankung in Nürnberg berichtet.[130]

In München, wo die Grippe zusammen mit Durchfällen beobachtet wird, sind bereits mehr als 1.500 Personen krank,[131] die Liste der Todesopfer wird immer länger: allein im Juli lassen 191 Münchner ihr Leben, ein Viertel aller Toten dieses Monats.[132] Das Kaiserliche Fernsprechamt und zahlreiche weitere Ämter in Leipzig können den Betrieb kaum noch aufrecht erhalten.[133]

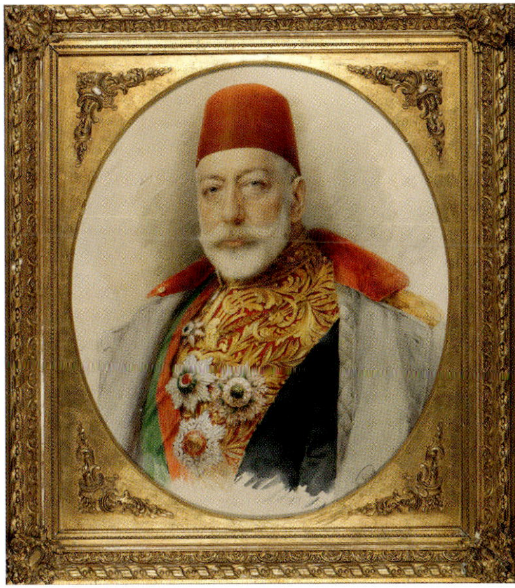

† Sultan Mohamed.

Mohamed V., Sultan der Türkei, starb am 4. Juli, abends 7 Uhr, ein Opfer der Influenza, meldet eine Reuterdepesche aus Konstantinopel. Er war 74 Jahre alt und regierte seit 29. April 1909.

Oben: Carl Pietzner, *Bildnis des Sultans und Kalifen des Osmanischen Reiches Mehmed (Mohamed) V.*, Aquarell auf Karton, vor 1918. Der von der Agence télégraphique Milli am 5. Juli verbreitete ärztliche Bericht erwähnt ein heftiges Fieber, das der zuckerkranke Sultan am 25. Juni erlitten habe, sowie die Erscheinungen eines paratyphösen Fiebers. Der Tod sei am 3. Juli um 10.00 Uhr abends eingetreten. *Czernowitzer Tagblatt*, 6. Juli 1918.

Unten: Pressemeldung vom Griptod Mehmed V. *Scranton Wochenblatt*, 11. Juli 1918.

Endlich hält die Influenza auch Einzug in der Reichshauptstadt, die großen Krankenanstalten Berlins und die Spitäler mit eigenen Influenzastationen sind hoffnungslos überbelegt.[134] Um den 8. Juli legt sich der sowjetrussische Botschafter Adolf Abramowitsch Joffe mit Grippe ins Bett[135] und um die Monatsmitte werden in Berlin täglich bis zu 1.500 neue Fälle von Fiebergrippe gemeldet, insgesamt sind es bereits 18.000 Erkrankte,[136] kurz darauf 26.000, und täglich werden es mehr.[137] Geheimer Medizinalrat Professor Dr. Friedrich Kraus, Direktor der II. Medizinischen Klinik der Charité, beruhigt die Berliner: Wie wohl auch junge und sehr kräftige Männer von der Krankheit erfaßt werden, sei die Grippe im allgemeinen sehr gutartig.[138] Auch der prominente Medizinhistoriker Karl Sudhoff in Leipzig wiegelt ab, er schätzt die Spanische Grippe weit harmloser ein als die letzte Pandemie.[139]

Nach Wochen des Fieberns hat es mit einem Mal den Anschein, als stehe das Auge des Grippeorkans über dem Deutschen Reich. Die *Deutsche Medizinische Wochenschrift* berichtet am 15. August, daß die Grippe in Berlin erloschen sei. Auch die 28 Orts- und 280 Betriebskrankenkassen verzeichnen nur noch wenige neue Krankmeldungen.[140] Für einen kurzen Augenblick sieht es aus, als ob man noch einmal davongekommen sei und daß die Pandemie 1918 nur ein flüchtiger Schatten der Influenza von 1889/90 bleiben soll.

Derweilen in Österreich: Das Wiener städtische Physikat spricht zu Beginn des Juli von einem ziemlich bedeutenden Anwachsen der Erkrankungszahlen und will nicht mehr ausschließen, daß nun auch die Kaiserstadt von der Spanischen Grippe erfaßt werde.[141] Auch in anderen Provinzstädten, so im steirischen Graz, zieht die Grippe ab Anfang Juli immer weitere Kreise.[142] In der österreichischen Presse wird verlautbart, daß es in Wien noch zu keinen Todesfällen gekommen sei,[143] aber Fälle wie jener des Kaufmannes Rudolf Ritter von Alt wecken Zweifel an den offiziellen Meldungen: der Sohn des verblichenen Wiener Malers Rudolf von Alt ist mit 43 Jahren ein Opfer der Influenza geworden.[144] Nur das Wiener Witzeblatt *Kikeriki* kann unter der Tarnkappe des Humors unzensuriert Tacheles reden: Die spanische Gripp / Gibt uns den Rest; / Da wird a G'ripp, / Wer no kans gewest.[145]

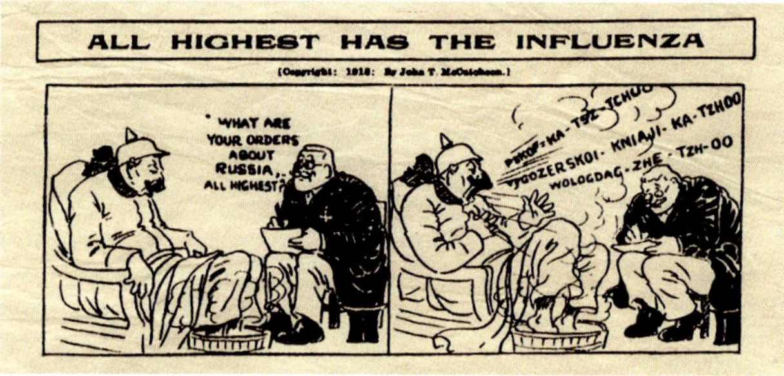

KAISER GOES HOME WITH ATTACK OF GRIP

ROME, July 10.—Emperor William himself has fallen a victim to the influenza that has been so prevalent in the German army, according to advices from a Swiss source that have reached the Epoca.

These declare the emperor has gone home from the French front because of the attack of "Spanish grip," as it is called, and that several members of the emperor's family are also suffering from the same malady.

BILL HAS THE GRIPPE

Kaiser Leaves French Front for Home on Account of Influenza.

Rome, July 10.—Emperor William has fallen a victim to the influenza that has been so prevalent in the German army, according to advices from a Swiss source that have reached the Epoca. These declare that the emperor has gone home from the French front because of the attack of "Spanish grippe" as it is called and that several members of the emperor's family also are suffering from the same malady.

KAISER SNEEZING WITH SPANISH GRIP

Rome, July 10.—Emperor William has fallen a victim to the influenza that has been so prevalent in the German army, according to advices from a Swiss source. These declare that the emperor has gone home from the French front because of the attack of "Spanish grippe," and that several members of the emperor's family are also suffering from the same malady.

KERCHOO! KERCHOO! THE KAISER HAS "INFLOO-EN-ZIE"

His Royal Highness, Ruling by "Divine Right" Doctrine, Falls Victim to a Real Plebian Disease—Well! Well! Well!

Rome, July 10.—Emperor William himself has fallen a victim to the influenza that has been so prevalent in the German army, according to the advices from a Swiss source that have reached the Epoca.

Several members of the emperor's family also are suffering from the same malady, it is reported.

Amerikanische Zeitungsberichte über die Influenzaerkrankung des deutschen Kaisers Wilhelm II. im Juli 1918.
OBEN: *The Daily Ardmoreite*, 26. Juli 1918. MITTE LINKS: *Evening Star*, 10. Juli 1918. MITTE RECHTS: *The Topeka State Journal*, 10. Juli 1918. UNTEN LINKS: *The Bismarck Tribune*, 10. Juli 1918. UNTEN RECHTS: *The Barre Daily Times*, 10. Juli 1918.

In Budapest ist die Grippe Dauergast, wiederholt wird von russischen Kriegsgefangenenlagern berichtet, in denen das Fieber umgehe.[146] Auch aus Krakau und anderen galizischen Städten werden Ausbrüche gemeldet.[147]

Daß die Grippe auch an der Front wütet, bleibt in den österreichischen Blättern zwar unerwähnt, aber trotzdem sprechen sich die Verhältnisse wie ein Lauffeuer herum. Ein Grazer Turner schildert am 8. August in der *Kriegszeitung des Allgemeinen Turnvereins Graz* vom italienischen Kriegsschauplatz: „Trienter A.-T.-V.er-Abend fallt für mich wegen Influenza Epidemie leer aus. Über Nacht kam die Seuche und befiel alle fast gleichzeitig. Es sind alle krank, vom Arzt angefangen bis zum Offizierskoch herunter und der zweite Arzt, der vom Tal kam, wurde auch krank. Drei Tage Fieber ist die Taxe und morgen hoffen wir, im Sonnenschein auf dem Platz vor der H.-Hütte herumkrauchen zu können. Herrlich schönes Wetter. Die Italiener hatten die Krankheit auch sehr arg vor drei Wochen.“[148]

Es ist wie eine entschlossene Reaktion der sterbenden Donaumonarchie auf die Pandemie, als am 30. Juli 1918 in Wien Hofrat Ivan Horbaczewski mit Allerhöchstem Handschreiben zum ersten Gesundheitsminister des Kaiserstaates ernannt wird. Seine vordringlichste Aufgabe liegt in der Bekämpfung übertragbarer Krankheiten,[149] aber als am 10. August 1918 das Ministerium für Volksgesundheit in der Gluckgasse Nr. 1 im ersten Wiener Gemeindebezirk seinen Betrieb aufnimmt, ist die Grippe scheinbar schon im Abflauen, so daß der neue Minister in Sachen Influenza zunächst untätig bleibt.

In Prag, wo man Anfang Juli 1918 nur von vereinzelten Grippefällen hört, spötteln die Reporter über die „vornehme“ Krankheit: „Diese Krankheit ist heute außerordentlich

Ein Teil der Grippefälle von 1918–20 führt in wenigen Stunden bis Tagen unter dem Bild einer akuten Sepsis zum Tode. Neben hohem Fieber bestehen in diesen infausten Fällen die Zeichen schwerster Herzinsuffizienz, dazu eine starke Zyanose, Dyspnoe, ein frequenter, sehr kleiner und weicher Puls. Nicht selten besteht eine hämorrhagische Diathese. Im Venen- oder Herzblut dieser Fälle finden sich massenhaft Streptokokken.

Ulrich Friedemann, *Über Serumtherapie*, DMW, 21. 11. 1918.

Der galizische Biochemiker und Arzt Ivan Horbaczewski wird während der Grippepandemie erster Gesundheitsminister in Österreich-Ungarn.

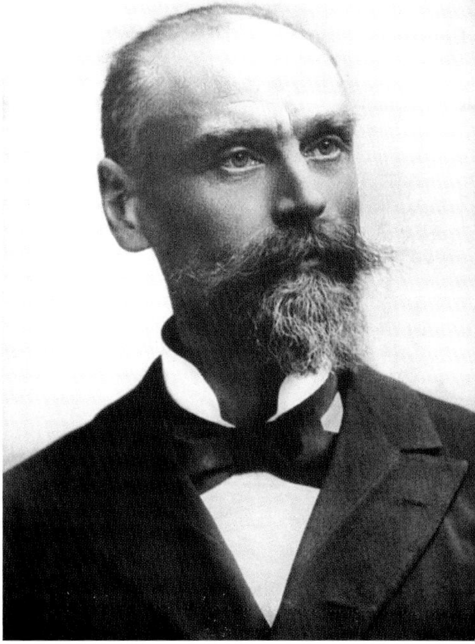

modern. Sie wurde in Madrid durch den König und das gesamte Ministerium eingeführt, und daher kann man sich nicht wundern, daß weniger vornehme Leute bereits stolz darauf sind, gleichfalls bei dieser merkwürdigen Influenzaepidemie Beachtung gefunden zu haben.“ Am selben Tag berichtet auch das *Pilsner Tagblatt* von einer Epidemie in Pilsen, sowohl bei Zivil- als auch Militärpersonen.[150]

Daß die Influenza auch in Mähren umgeht, läßt sich von einem tragischen Doppelsterbefall in Mährisch Ostrau ablesen. Die Mutter und der Bruder des Redakteurs der *Wiener Allgemeinen Zeitung* Max Nachher[151] sind an der Grippe erkrankt und infolge einer hinzugetretenen Lungenentzündung gestorben.[152]

In Wien hofft man im Juli, daß die Grippe ihren Höhepunkt bereits überschritten habe und noch während der warmen Jahreszeit erlöschen werde, wie auch in Südwestdeutschland die Erkrankungsziffer zurückgeht.[153] Auch aus den böhmischen Zeitungen ist die Grippe im August und Anfang September verschwunden, wiewohl etwa in der k. u. k. Kadettenschule in Prag weiter gefiebert wird und ganze Formationen krank darniederliegen. Etwa 150 Zöglinge und Soldaten liegen auf ihren Pritschen, selbst der Chefarzt ist dienstunfähig.

Es ist wie ein Schlußpunkt hinter dem merkwürdigen Grippesommer 1918, als das *Prager Tagblatt* am 8. September in einem Nebensatz wissen läßt, daß die Grippe den Blättern zufolge erloschen sei.[154]

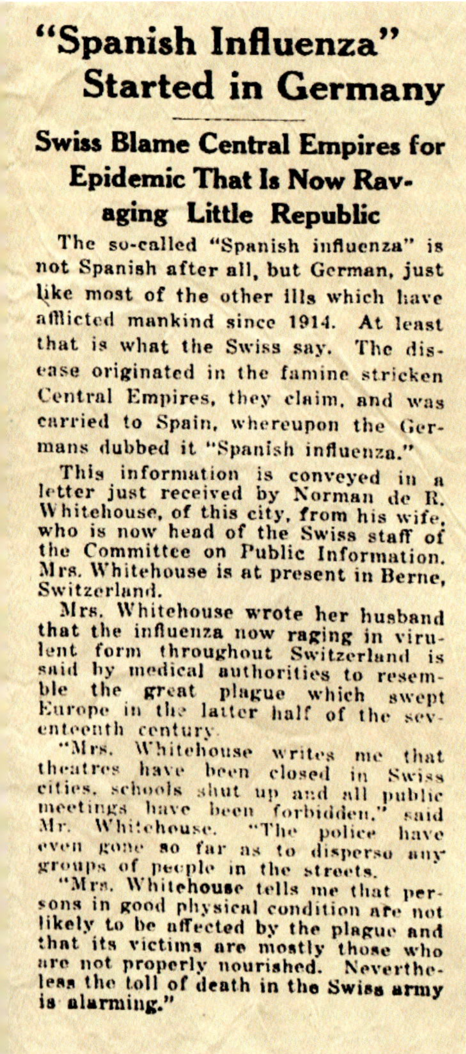
“Spanish Influenza” Started in Germany

Swiss Blame Central Empires for Epidemic That Is Now Ravaging Little Republic

The so-called “Spanish influenza” is not Spanish after all, but German, just like most of the other ills which have afflicted mankind since 1914. At least that is what the Swiss say. The disease originated in the famine stricken Central Empires, they claim, and was carried to Spain, whereupon the Germans dubbed it “Spanish influenza.”

This information is conveyed in a letter just received by Norman de R. Whitehouse, of this city, from his wife, who is now head of the Swiss staff of the Committee on Public Information. Mrs. Whitehouse is at present in Berne, Switzerland.

Mrs. Whitehouse wrote her husband that the influenza now raging in virulent form throughout Switzerland is said by medical authorities to resemble the great plague which swept Europe in the latter half of the seventeenth century.

“Mrs. Whitehouse writes me that theatres have been closed in Swiss cities, schools shut up and all public meetings have been forbidden,” said Mr. Whitehouse. “The police have even gone so far as to disperse any groups of people in the streets.

“Mrs. Whitehouse tells me that persons in good physical condition are not likely to be affected by the plague and that its victims are mostly those who are not properly nourished. Nevertheless the toll of death in the Swiss army is alarming.”

„Die sogenannte Spanische Grippe ist nach allem nicht spanisch, sondern deutsch, geradeso wie die meisten anderen Übel, von denen die Menschheit seit 1914 heimgesucht wurde.“ *New-York Tribune*, 22. August 1918.

Anno '18 kann die Medizin auf eine beachtliche Erfolgsperiode zurückblicken. Respektgebietend ist die Liste der Errungenschaften und Erkenntnisse, die man der Natur allein seit der letzten Pandemie 1889/90 abgetrotzt hat. Vor allem die besseren hygienischen Verhältnisse in den Städten, der Siegeszug der Chirurgie und die Erfolge der Bakteriologie haben die Lebenserwartung merklich ansteigen lassen. Längst ist die pharmazeutische Industrie neben die Zunft der Apotheker getreten, was der stürmischen Entwicklung auf dem Arzneimittelsektor gehörigen Vorschub leistet. Indes – in der Ausnahmesituation der Spanischen Grippe offenbaren sich die Mängel und Risse im Gefüge der erfolgsverwöhnten Heilkunde. Während der milden Frühjahrswelle kommen die Ärzte noch mit kalten Wickeln und guten Ratschlägen über die Runden, erst bei der dramatischen Herbstwelle wird ihre Hilflosigkeit offenkundig.

Lange vor der Pandemie haben es Otto Leichtenstern und Georg Sticker unmißverständlich ausgesprochen: „Es gibt weder ein spezifisches Prophylaktikum noch ein spezifisches Heilmittel der

OBEN: Mutter mit grippekrankem Kind, besucht von einer mobilen Krankenschwester, USA 1918/19.

UNTEN: Pharmazeut in einem Drug Store in Washington, D. C., undatiert.

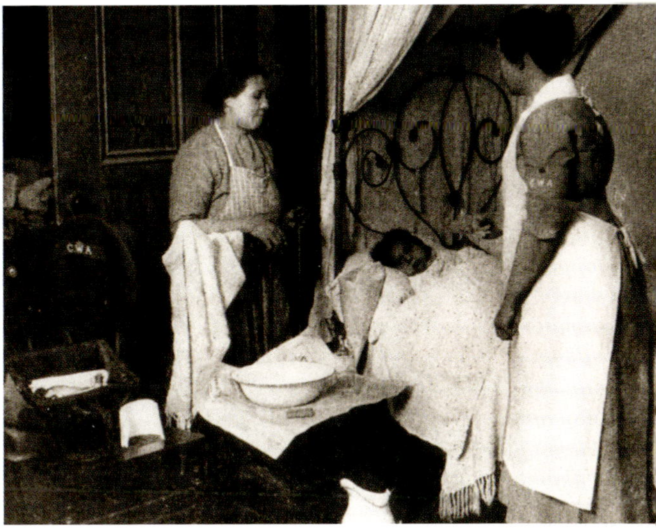

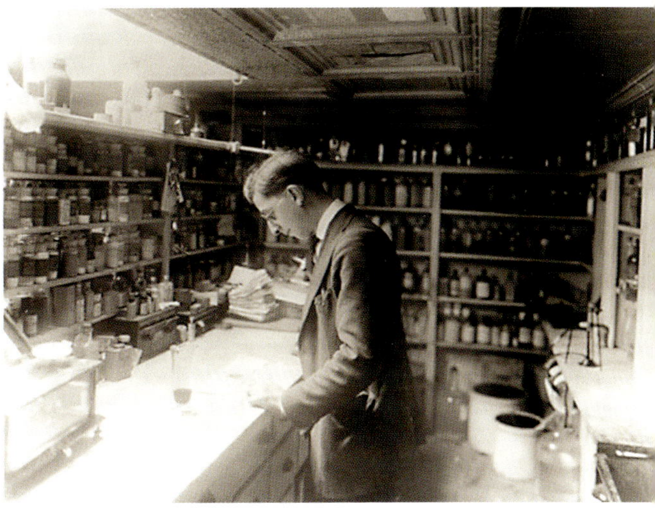

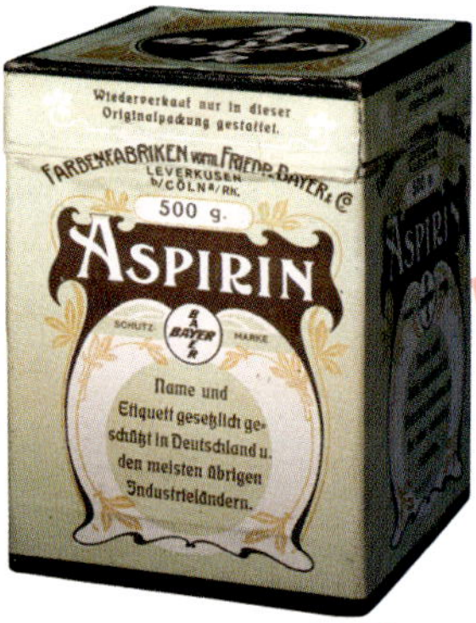

Aspirin-Schachtel, 1918/19.

UNTEN LINKS: Fläschchen mit Phenacetin-Pulver von Bayer.

UNTEN RECHTS: Fläschchen mit Aspirin-Pulver von Bayer, 1899.

Influenza",[155] eine Erkenntnis, die sich 1918 erneut schmerzlich bewahrheitet. Vor allem gegen die Pneumonie, die gefürchtetste aller Grippekomplikationen, hat man keine Pfeile im Köcher. In weiter Ferne liegen noch die Ära wirksamer Antibiotika und das Zeitalter antiviraler Therapie. Entdeckung Penicillin 1928

Die nichtmedikamentösen Behandlungsmethoden, die diätetische, physikalische und naturheilkundliche Maßnahmen umfassen, dazu Heißluft und elektrische Lichtbäder, Schwitz- und Prießnitzkuren, Bäder, Packungen und Umschläge, sind meist wirkungslos. Gleiches gilt für die Vielzahl fragwürdiger Arzneimittel, die der Ärzteschaft in zahlreichen Aufsätzen empfohlen werden: Malafebrin, Vioform, Sublimat, Kreosot und was dergleichen mehr durch die medizinische Fachliteratur geistert. Leitlinien gibt es nicht, die einen Weg durch das polypragmatische Dickicht weisen könnten. Angesichts der kulminierenden Gesundheitskatastrophe ist für kritische Arzneimittelprüfungen keine Zeit. Da wirkungsvolle spezifische Heilmittel nicht zur Verfügung stehen, konzentrieren sich die Ärzte auf die Linderung der Symptome: Schon bei der Influenza anno 1889/90 ist die antipyretische Therapie im Vordergrund gestanden, und so manches Fiebermittel aus Großelterntagen erlebt 1918/19 seine erstaunliche Renaissance, so das altvertraute Chinin oder die Pharmaspezialitäten Antipyrin, Salipyrin, Antifebrin und Phenacetin. Seit den 1890er Jahren vollzieht sich der Siegeszug des Pyramidons und des Aspirins. Letzteres wird nun zum zentralen Arzneimittel im Kampf gegen die Spanische Grippe. Ist in schweren Fällen eine stark sedative und antineuralgische Wirkung erwünscht, greifen die Ärzte

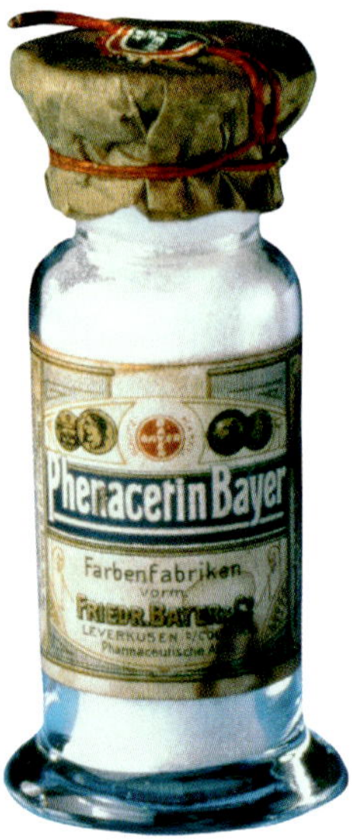

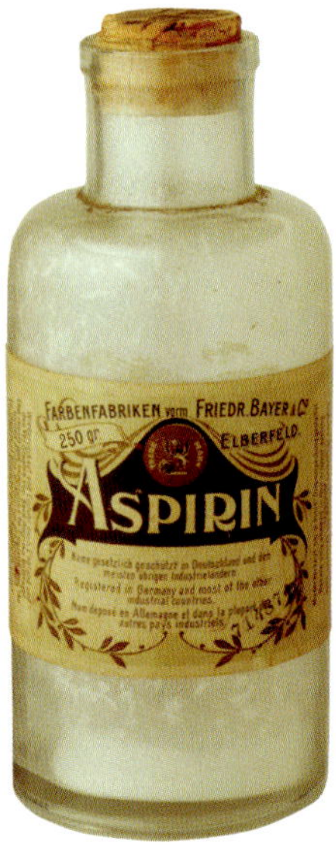

OBEN: Reklameanzeige für Georg August Wagners Adrenalinampullen zur Behandlung schwerer Fälle von Grippepneumonie. *Wiener Klinische Wochenschrift*, Februar 1919.

MITTE: Schachtel mit Pantoponampullen (Gesamtalkaloide des Opiums nach Sahli) von Hoffmann La Roche & Co. AG in Berlin.

UNTEN: „Aspirin-Tabletten und Kapseln von Bayer können mit vollem Vertrauen gekauft und gebraucht werden – weil jede Führungskraft und jeder Direktor der Bayer Company, Inc., Amerikaner ist." Aspirinreklame in Kriegszeiten, um 1918.

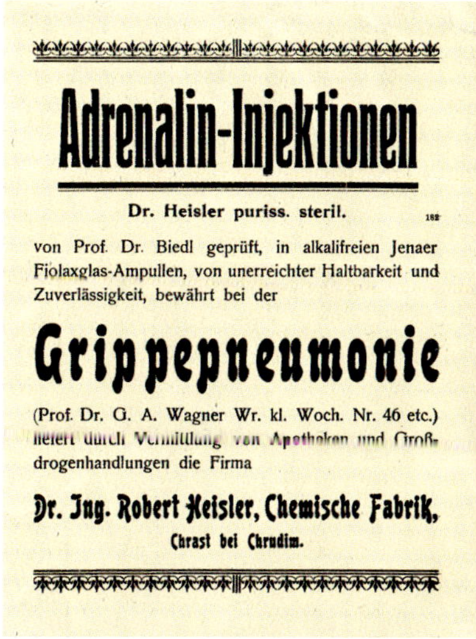

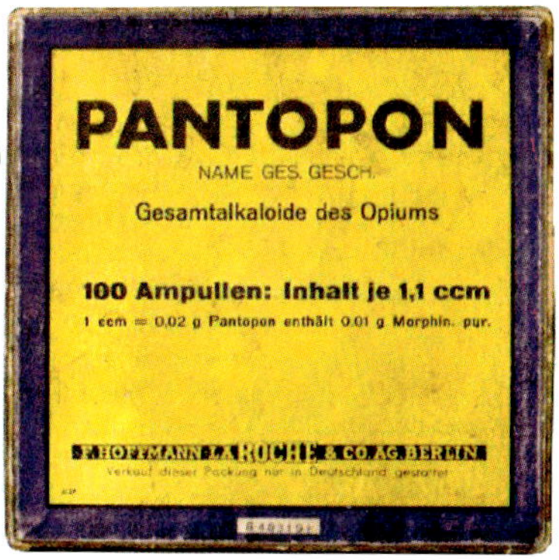

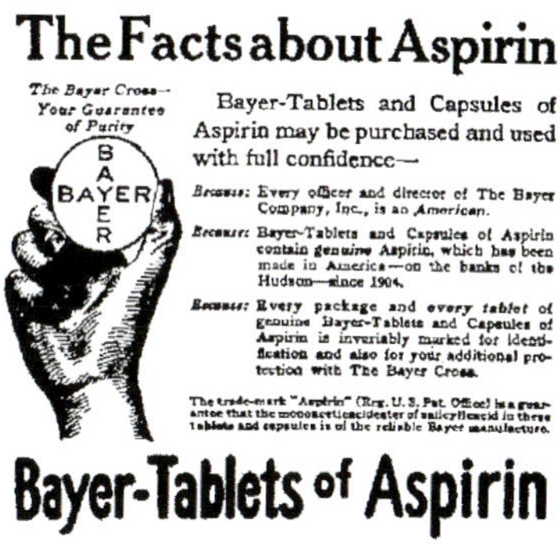

des Jahres 1918 beherzt zu Substanzen wie Opium, Morphium, Heroin oder Kokain. Noch steht man diesen Drogen mit geradezu erstaunlicher Blauäugigkeit gegenüber. Gegen den lästigen, oft quälenden Reizhusten stehen narkotisierende und anästhesierende Hustenmittel parat, wie Kodein, das subkutan injizierbare Opium-Extrakt Pantopon oder Glyzerinanpräparate zur Inhalation. Als Expektorantien werden Kampferbenzoe, Eukalyptusöl oder Ipecacuanhapulver verschrieben.

Ein Leitmotiv der symptomatischen Grippebehandlung ist die Aufrechterhaltung der Herz- und Kreislauffunktion, besonders bei lebensbedrohlichen Lungenentzündungen, wozu Digitalis, Strophantin, Koffein, Strychnin und Kampfer zum Einsatz kommen, und in besonderen Fällen Adrenalin, so wie es der Prager Ordinarius für Gynäkologie und Geburtshilfe Georg August Wagner empfohlen hat. Zur Linderung der Atemnot bieten sich Sauerstoffinhalationen an, doch die damit einhergehenden Nebenwirkungen begrenzen dessen Wert – wenn überhaupt Sauerstoffflaschen zur Verfügung stehen.

Zum Hoffnungsschimmer im Kampf gegen die Grippe wird die gegen Pocken und Diphtherie bewährte Serotherapie, also die passive Immunisierung mittels antikörperhaltiger Sera. Auch hier erfüllen sich die hochgespannten Erwartungen nicht. Man experimentiert mit Auto- und Antistreptokokkensera, mit Rekonvaleszenten-, Pferde- und Diphtheriepferdesera.[156]

Auch die verschiedentlich empfohlenen Milchinjektionen sind wirkungslos.

Große, aber letztlich vergebliche Hoffnungen setzt man in spezifisch wirksame Chemotherapeutika wie das Syphilismittel Salvarsan und dessen Nachfolger Neosalvarsan, ferner in kolloidale Silberpräparate wie Kollargol, Septargol, Elektrargol und Fulmargin und schließlich das in der Urologie bewährte Diuretikum

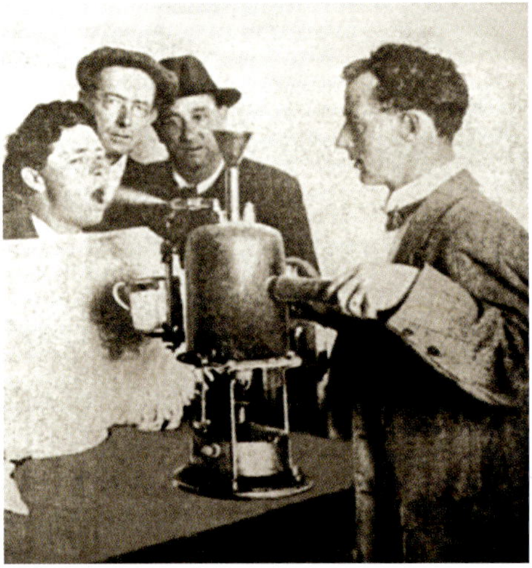

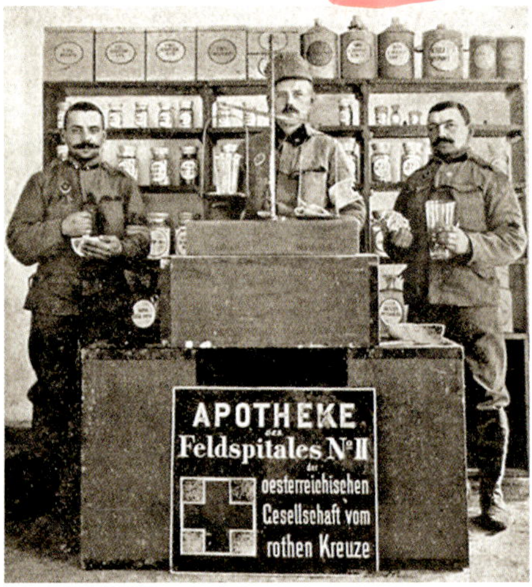

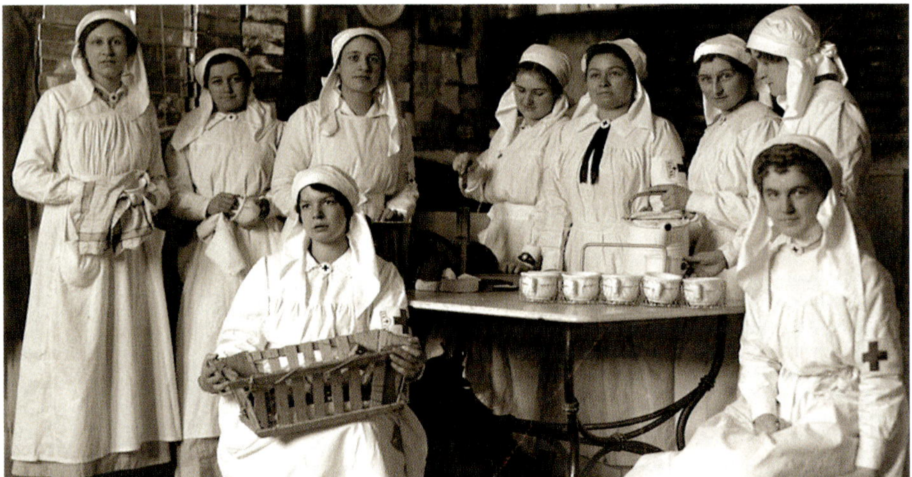

OBEN LINKS: In Neuseeland werden öffentliche Inhalationszimmer zur Infektionsbekämpfung eingerichtet. Christchurch, 1918.

OBEN RECHTS: Feldapotheker der österreichisch-ungarischen Armee, um 1918.

UNTEN: Rot-Kreuz-Schwestern beim „Labedienst" am Wiener Ostbahnhof. Vor 1918.

Urotropin, dessen keimtötende Wirkung bei Staphylo- und Streptokokkeninfekten außer Streit steht. Weit verbreitet ist die Verschreibung der Chininderivate Eukupin, Optochin und Vuzin, freilich auch das ohne durchschlagenden Erfolg.

Eine berüchtigte Standardtherapie in der militärärztlichen Praxis kommt während der Pandemiemonate geradezu exzessiv zum Einsatz – die routinemäßige Gabe von Abführmitteln. Es ist ein zweischneidiger Erfolg, der damit erzielt werden kann: Um der verhaßten Prozedur mit Laxantien wie Kalomel oder Rizinusöl zu entgehen, verzichtet so mancher fieberheiße Soldat lieber auf eine Krankmeldung. Der Aufrechterhaltung der Kampfkraft dient das freilich nicht.

Eine weitverbreitete Therapie aus Urvätertagen feiert mit dem Aderlaß fröhliche Auferstehung, etwa wenn bei drohendem Lungenödem eine Entlastung des Herzens erwünscht ist. Man ist nicht zimperlich mit der Blutentziehung: Damit bei größeren Entnahmevolumina nicht die Punktionsnadel durch das gerinnende Blut verlegt werde, sondern dieses ungehindert in das Aderlaßbecken fließen kann, empfehlen beherzte Vertreter dieser Therapierichtung die Eröffnung der Vene mit dem Skalpell.

Da alle diese therapeutischen Handreichungen der Fakultätsdoktoren letztlich nicht von Erfolg gekrönt sind, schlägt 1918 die Stunde der Außenseitermethoden. In den Ring steigen Homöopathen und Naturärzte, Magnetopathen und Hydrotherapeuten nach Pfarrer Kneipp. Hunderte gepriesene Methoden bieten sich an, aber nichts kann dem Sterben Einhalt gebieten. Angesichts der Virulenz der pandemischen Influenza versagen Suggestion und Hypnose.[157] Nur die Chirurgen können in tausenden Fällen ersterbendes Leben retten, wenn sie durch Drainagen oder Thorakotomien den gefürchteten Pleuraempyemen zu Leibe rücken.

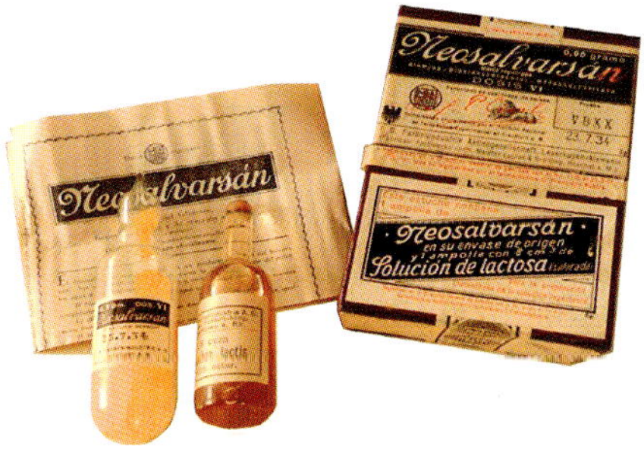

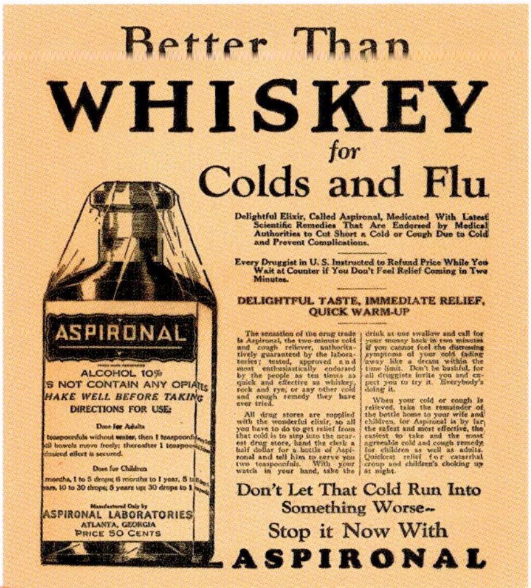

OBEN: Das Wundermittel Neosalvarsan wird auch gegen die Spanische Grippe in Stellung gebracht.

UNTEN: Ein Elixir namens Aspironal aus Atlanta, Georgia gegen Verkühlung und Grippe – besser als Whiskey. Werbeinserat, 1928.

A-TICH-OO!!

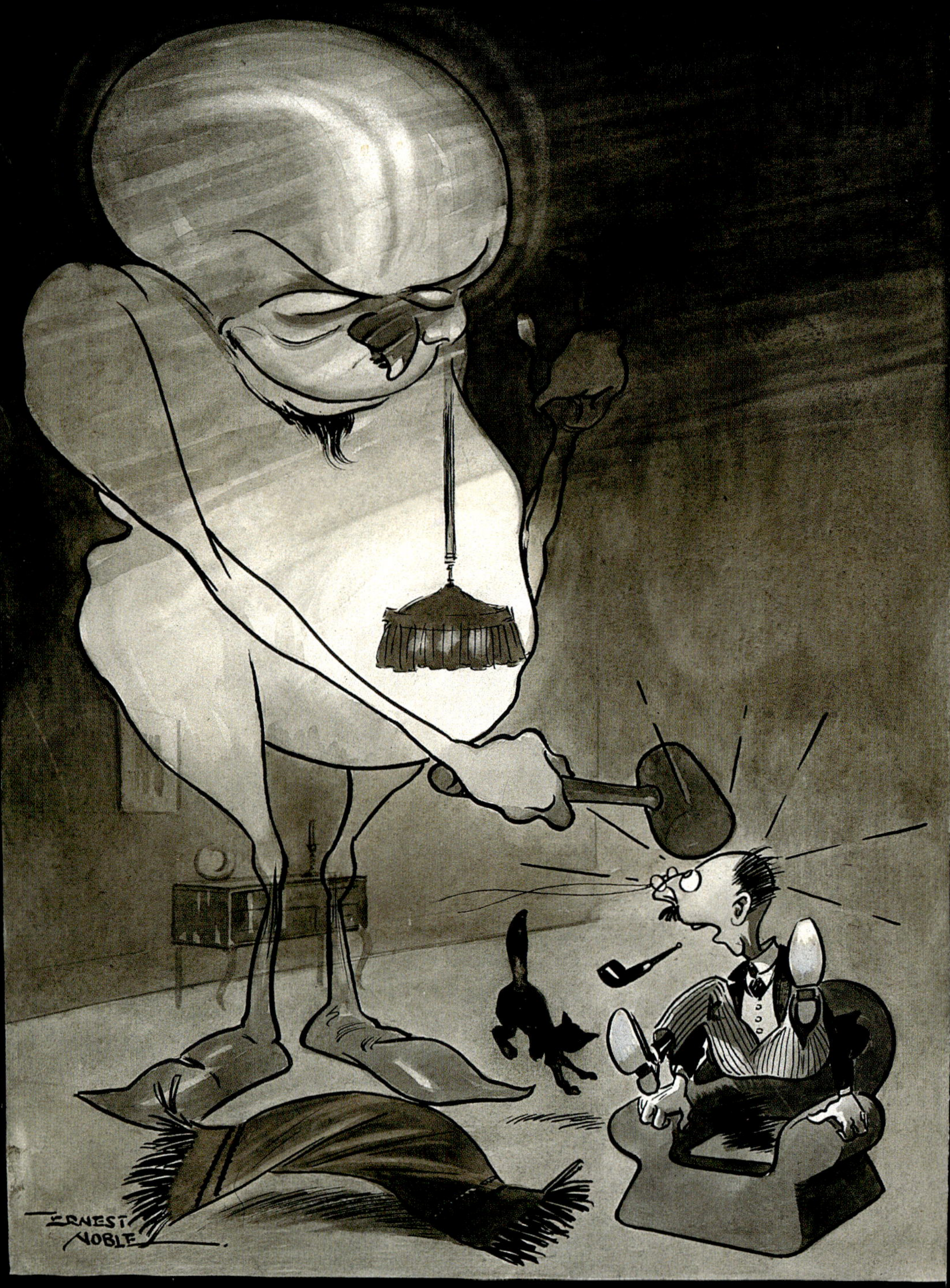

GOOD EVENING I'M THE NEW INFLUENZA!!

Während die Grippe im August 1918 in Mitteleuropa noch verhältnismäßig harmlos eingeschätzt wird und in den Tagblättern nur wenig Beachtung findet, verbreiten sich jene tödlichen Grippestämme über den Globus, die in der Herbstwelle zur Ursache einer Gesundheitskatastrophe ungeahnten Ausmaßes werden sollen. Hunderte Schiffe tragen den Virus jetzt innerhalb von Tagen um die ganze Welt. Die Quarantänemaßnahmen in den großen Häfen können das Überspringen der Spanischen Influenza bestenfalls verzögern, verhindern können sie es nicht. Unter den Truppentransportern und Frachtschiffen, die im Spätsommer und Herbst zwischen den Kontinenten und entlang der Küsten kreuzen und Soldaten, Güter und

Linke Seite: Ernest Noble, *A-Tich-Oo!! Good Evening, I'm The New Influenza!!* Cartoon, 1918.

Der Truppentransporter HMS Mantua, undatiert.

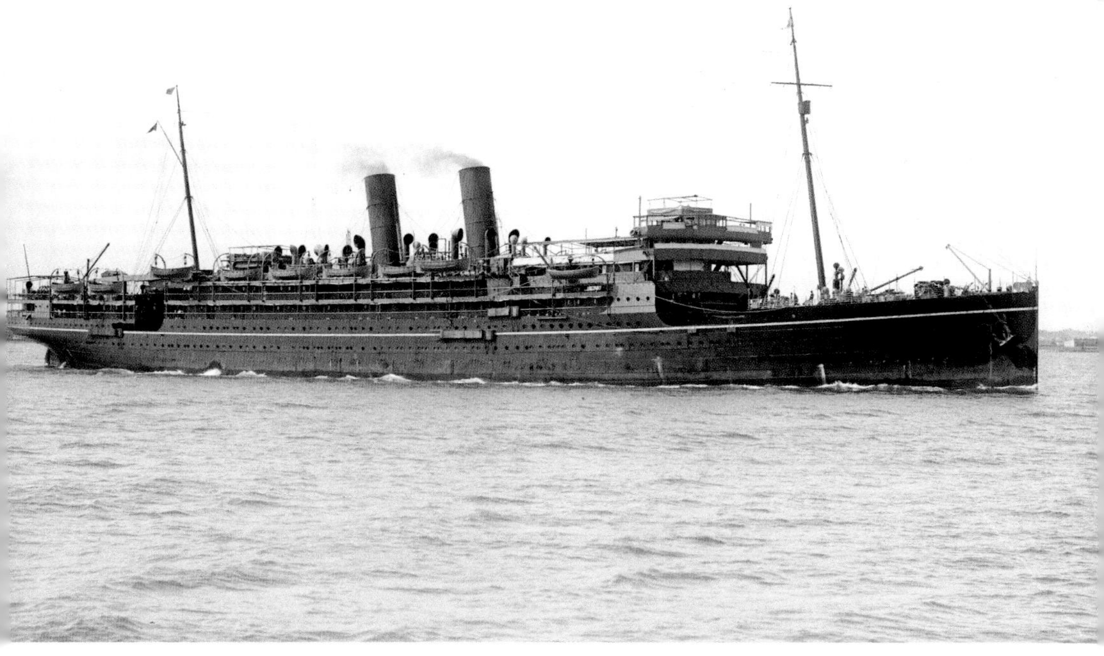

militärische Ausrüstung transportieren, haben eine Reihe von Dampfschiffen als Vektoren der Grippe historische Bedeutung erlangt.

Das 1909 vom Stapel gelaufene, unter australischer Flagge dampfende 10.000-Tonnenschiff HMS Mantua, im Krieg Truppentransporter, sticht am 1. August 1918 in Plymouth Harbour mit Kurs auf die British West African Colony in See, ein Zwischenstop ist nicht geplant. Der Zielhafen ist Freetown an der Elfenbeinküste. An Bord mehren sich die Todesfälle infolge Lungenentzündung. Es sind die tödlichen Stämme der zweiten Welle, die da von Südengland an die afrikanischen Gestade gebracht und auf Wagen und Wegen landeinwärts getragen werden, oder die Küste entlang bis nach Südafrika. In Freetown beladen

Der neuseeländische Truppentransporter HMNZT Tahiti, vermutlich im Hafen von Wellington, November 1916.

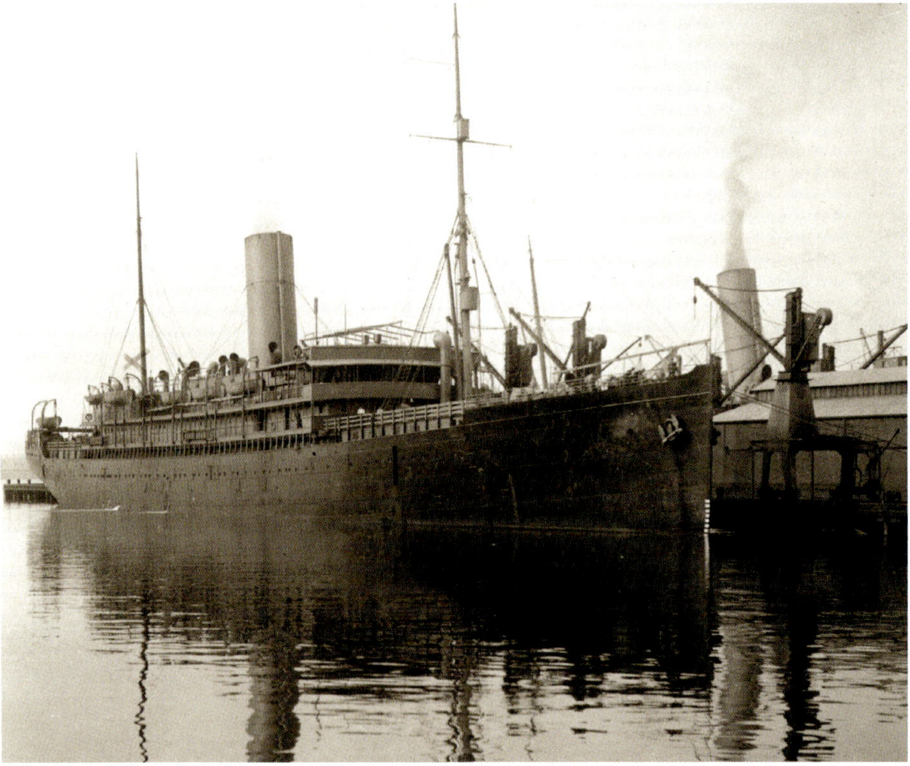

schwarze Hafenarbeiter die Mantua mit Kohle, sie verbreiten den Keim der Seuche in ihren Quartieren. Die HMS Chepstow Castle ist von Neuseeland aus nach Europa unterwegs, auch dieser Truppentransporter läuft zum Kohlefassen in Freetown ein. Von den 1.150 Männern an Bord erkranken 900 an der Grippe, 38 lassen ihr Leben. Als am 27. August die HMS Africa im Hafen von Freetown anlegt, sind bereits 500 der 600 Arbeiter der Sierra Leone Coaling Company arbeitsunfähig.[158] Auch die HMNZT Tahiti, ein weiterer Truppentransporter aus Neuseeland, mit über 1.100 Soldaten und gut 100 Crew-Mitgliedern an Bord, läuft in Freetown ein. Am 26. August kann der Kasten schließlich mit Kohle beladen weiterdampfen, mit an Bord ist auch die Grippe. Als der Dampfer am

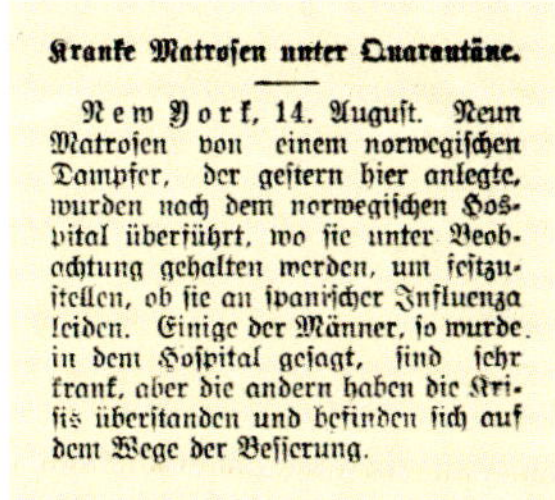

Kranke Matrosen unter Quarantäne.

New York, 14. August. Neun Matrosen von einem norwegischen Dampfer, der gestern hier anlegte, wurden nach dem norwegischen Hospital überführt, wo sie unter Beobachtung gehalten werden, um festzustellen, ob sie an spanischer Influenza leiden. Einige der Männer, so wurde in dem Hospital gesagt, sind sehr krank, aber die andern haben die Krisis überstanden und befinden sich auf dem Wege der Besserung.

„Kranke Matrosen unter Quarantäne." *Detroiter Abend-Post*, 14. August 1918.

Truppen an Bord der HMNZT Tahiti, ca. 1915.

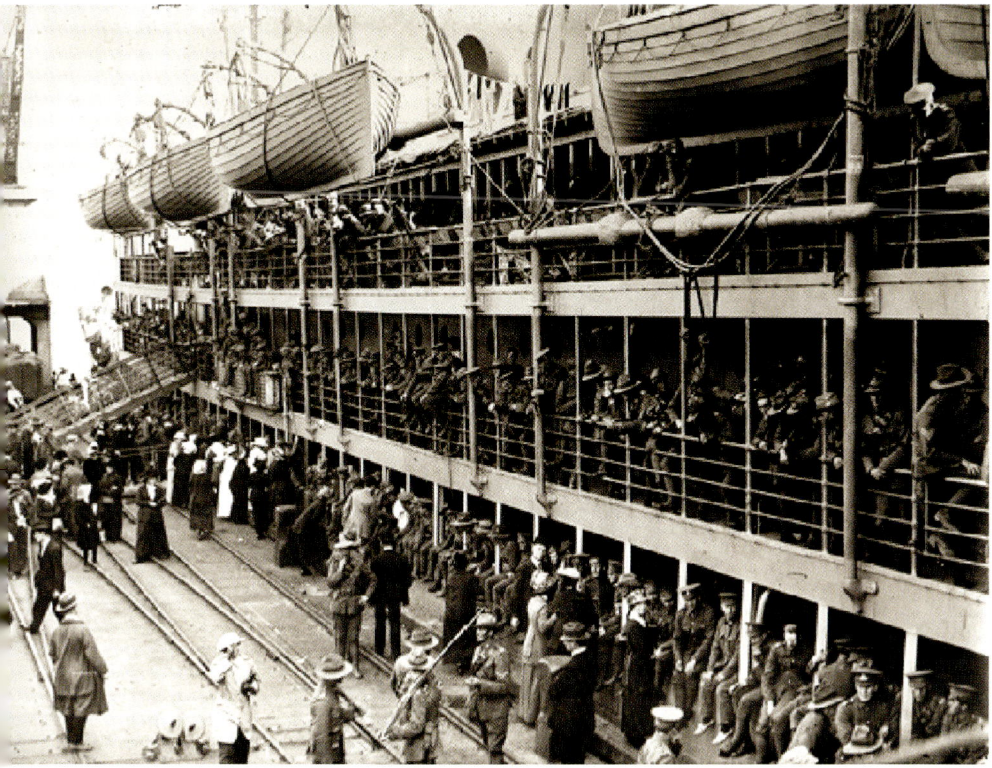

Die SS Leviathan verläßt den Hafen von New York, im Hintergrund die Skyline von Manhattan. Das bei Blohm und Voss in Hamburg als „Vaterland" erbaute, 1914 in Betrieb gestellte Passagierschiff, bis heute das größte mit Kohlefeuerung betriebene Dampfschiff und seinerzeit das größte Schiff der Welt. In New York von der Kriegserklärung der USA überrascht, wurde die Vaterland im April 1917 von US-Behörden beschlagnahmt, in Leviathan umbenannt und zum Truppentransporter bestimmt.

10. September in Devonport eintrifft, sind bereits 68 Männer tot, neun weitere werden noch sterben. Sierra Leone selbst wird innerhalb der nächsten Wochen mindestens 3 % seiner schwarzen Bevölkerung verlieren.[159] Bis heute ist gänzlich unbekannt, wie viele Menschen während der Pandemiezeit in Afrika umkommen.

Auf der anderen Seite des Atlantiks: Mit 21 Grippekranken an Bord erreicht in der ersten Augusthälfte der norwegische Frachter Bergensfjord Brooklyn. Vier Verstorbene sind auf hoher See bestattet worden. Die New Yorker Zeitungen berichten auch von Grippeausbrüchen an Bord der Schiffe Rochambeau und Nieuw

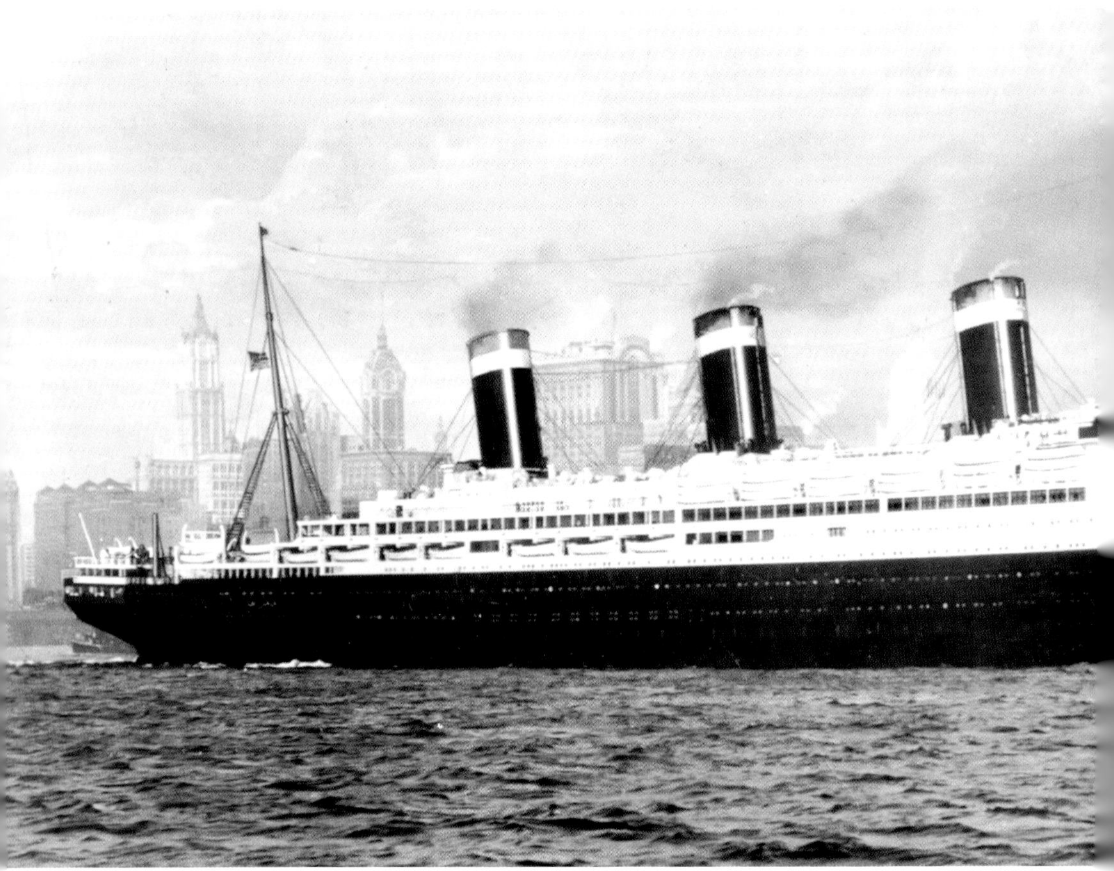

Amsterdam. Mehrere Crewmitglieder beider Schiffe werden in Spitäler eingeliefert.

Ein weiteres riesiges Armeeschiff legt am 27. August mit 7.000 Männern am Commonwealth Pier von Boston an, darunter auch viele Kranke – die Harold Walker. Von Boston aus zieht der Koloß nach New Orleans, und obwohl unterwegs 15 Mitglieder der Besatzung erkranken, stampft das Schiff nach seiner Entladung in New Orleans weiter in Richtung Mexiko.[160]

Indes geht der Seeverkehr hurtig weiter, die Logik des Krieges verlangt Truppentransporte nach Europa – und zurück. Mitte September dampft der vormalige

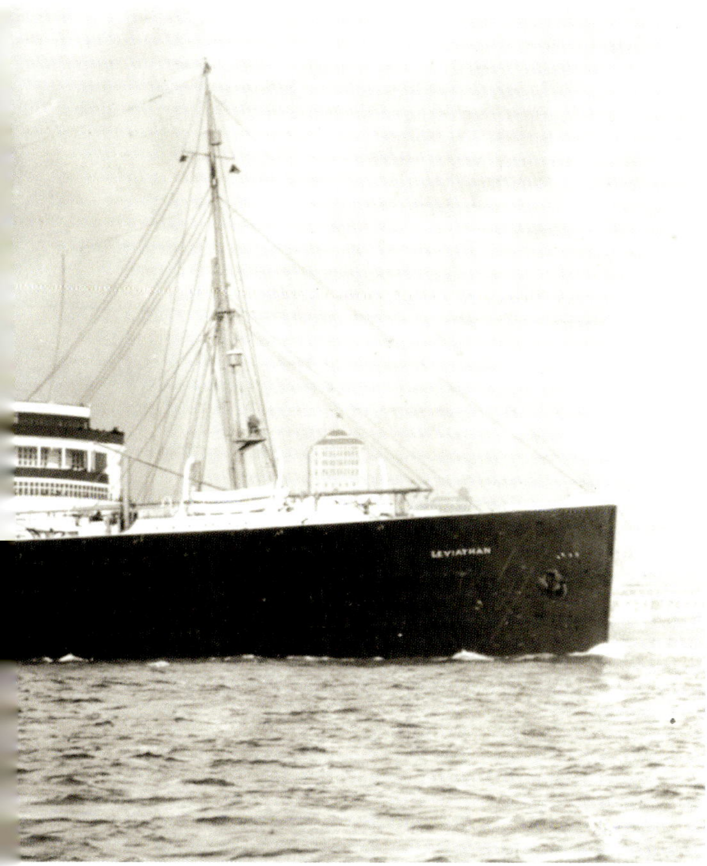

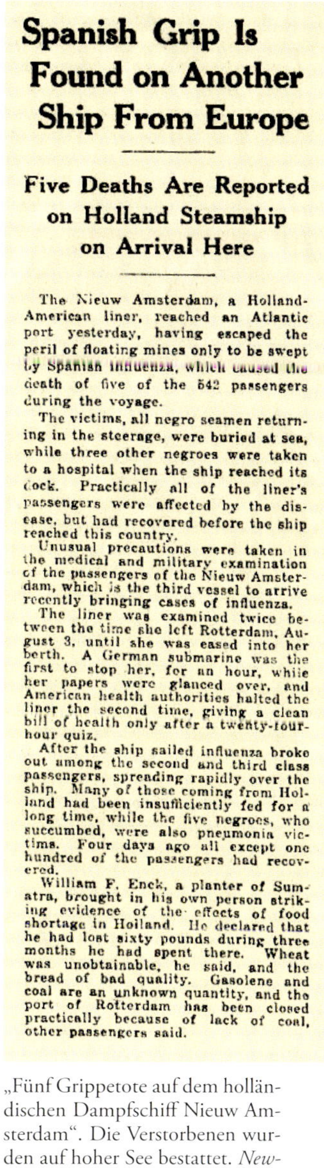

Spanish Grip Is Found on Another Ship From Europe

Five Deaths Are Reported on Holland Steamship on Arrival Here

The Nieuw Amsterdam, a Holland-American liner, reached an Atlantic port yesterday, having escaped the peril of floating mines only to be swept by Spanish influenza, which caused the death of five of the 542 passengers during the voyage.

The victims, all negro seamen returning in the steerage, were buried at sea, while three other negroes were taken to a hospital when the ship reached its dock. Practically all of the liner's passengers were affected by the disease, but had recovered before the ship reached this country.

Unusual precautions were taken in the medical and military examination of the passengers of the Nieuw Amsterdam, which is the third vessel to arrive recently bringing cases of influenza.

The liner was examined twice between the time she left Rotterdam, August 3, until she was eased into her berth. A German submarine was the first to stop her, for an hour, while her papers were glanced over, and American health authorities halted the liner the second time, giving a clean bill of health only after a twenty-four-hour quiz.

After the ship sailed influenza broke out among the second and third class passengers, spreading rapidly over the ship. Many of those coming from Holland had been insufficiently fed for a long time, while the five negroes, who succumbed, were also pneumonia victims. Four days ago all except one hundred of the passengers had recovered.

William F. Enck, a planter of Sumatra, brought in his own person striking evidence of the effects of food shortage in Holland. He declared that he had lost sixty pounds during three months he had spent there. Wheat was unobtainable, he said, and the bread of bad quality. Gasolene and coal are an unknown quantity, and the port of Rotterdam has been closed practically because of lack of coal, other passengers said.

„Fünf Grippetote auf dem holländischen Dampfschiff Nieuw Amsterdam“. Die Verstorbenen wurden auf hoher See bestattet. *New-York Tribune*, 18. August 1918.

deutsche Transporter Vaterland, nach seiner Beschlagnahmung zur Leviathan gewandelt, auf seinem Rückweg von Frankreich nach New York. Auf dem Schiff geht die Grippe um, einige Opfer der Influenza hat man auf hoher See bestatten müssen. Unter den in New York eintreffenden Passagieren ist auch Franklin Delano Roosevelt, der spätere 32. Präsident der Vereinigten Staaten.[161]

Der Ozeanriese liegt nicht lange im Hafen, die Leviathan lichtet am 29. September wieder die Anker, 9.000 Soldaten sind an Bord gegangen für die Front in Frankreich. Schon am Tag nach dem Auslaufen häufen sich die Krankenfälle, mit hunderten, bald tausenden Schwerstkranken zieht das Schiff über den Atlantik. Achtzig Mann sterben unterwegs, die Toten werden auf hoher See bestattet. Als das Schiff am 8. Oktober in Brest anlegt, ringen 2.000 Mann mit dem Tod, im Hafen geht das Sterben weiter.

Im Herbst 1918 erreicht die RMS Olympic, ein Schwesterschiff der gesunkenen Titanic, von Amerika kommend Southampton. Unter den 5.194 amerikanischen Soldaten an Bord sind 573 an Grippe und Pneumonie erkrankt, innerhalb einer Woche überschreitet die Zahl der Fiebernden die Tausend, dreihundert der Männer sind dem Tod geweiht.

Am 11. September erreicht der brasilianische Zerstörer Pianby von Dakar aus die Kapverdischen Inseln, an Bord Hustende, Kranke. Eine weitere Ladung Grippekranker bringt der britische Dampfer Matra am 18. September auf die Kapverden. Während die S. S. Shonga den Keim an die afrikanische Goldküste anlandet, laufen in Zanzibar, auf der anderen Seite des afrikanischen Kontinents, Schiffe mit tödlicher Fracht aus Bombay ein. Auch dort: Hustende, Fiebernde, Tote.

Von den Hafenstädten an der US-Küste zieht am 5. Oktober die S. S. Alfonso nach Havanna, ein großer Teil der Mannschaft ist grippekrank. Während der

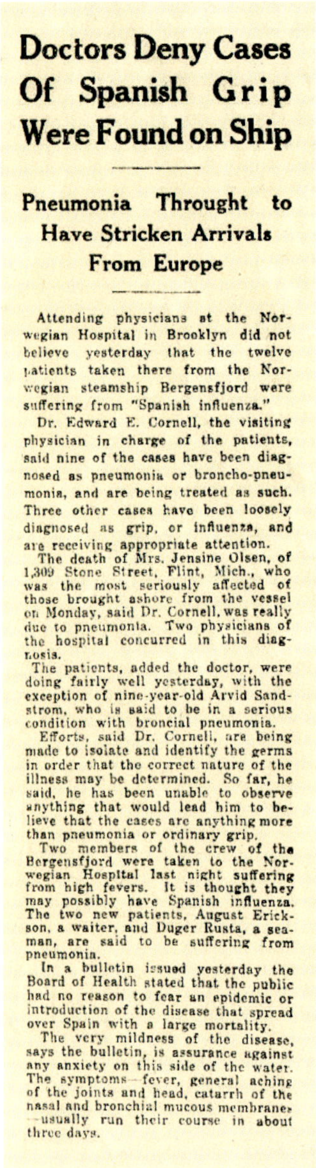

Doctors Deny Cases Of Spanish Grip Were Found on Ship

Pneumonia Throught to Have Stricken Arrivals From Europe

Attending physicians at the Norwegian Hospital in Brooklyn did not believe yesterday that the twelve patients taken there from the Norwegian steamship Bergensfjord were suffering from "Spanish influenza."

Dr. Edward E. Cornell, the visiting physician in charge of the patients, said nine of the cases have been diagnosed as pneumonia or broncho-pneumonia, and are being treated as such. Three other cases have been loosely diagnosed as grip, or influenza, and are receiving appropriate attention.

The death of Mrs. Jensine Olsen, of 1,309 Stone Street, Flint, Mich., who was the most seriously affected of those brought ashore from the vessel on Monday, said Dr. Cornell, was really due to pneumonia. Two physicians of the hospital concurred in this diagnosis.

The patients, added the doctor, were doing fairly well yesterday, with the exception of nine-year-old Arvid Sandstrom, who is said to be in a serious condition with broncial pneumonia.

Efforts, said Dr. Cornell, are being made to isolate and identify the germs in order that the correct nature of the illness may be determined. So far, he said, he has been unable to observe anything that would lead him to believe that the cases are anything more than pneumonia or ordinary grip.

Two members of the crew of the Bergensfjord were taken to the Norwegian Hospital last night suffering from high fevers. It is thought they may possibly have Spanish influenza. The two new patients, August Erickson, a waiter, and Duger Rusta, a seaman, are said to be suffering from pneumonia.

In a bulletin issued yesterday the Board of Health stated that the public had no reason to fear an epidemic or introduction of the disease that spread over Spain with a large mortality.

The very mildness of the disease, says the bulletin, is assurance against any anxiety on this side of the water. The symptoms—fever, general aching of the joints and head, catarrh of the nasal and bronchial mucous membranes—usually run their course in about three days.

„Die Ärzte bestreiten, daß auf einem Schiff Spanische Grippe gefunden worden sei." *New-York Tribune*, 15. August 1918.

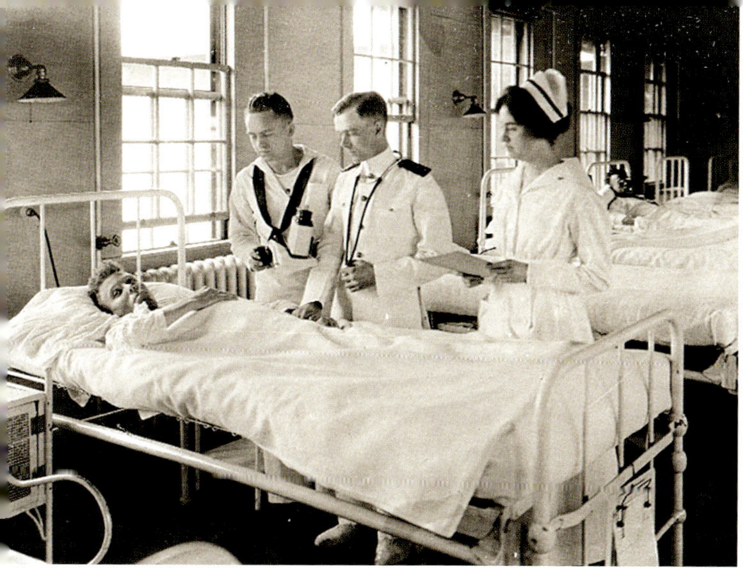

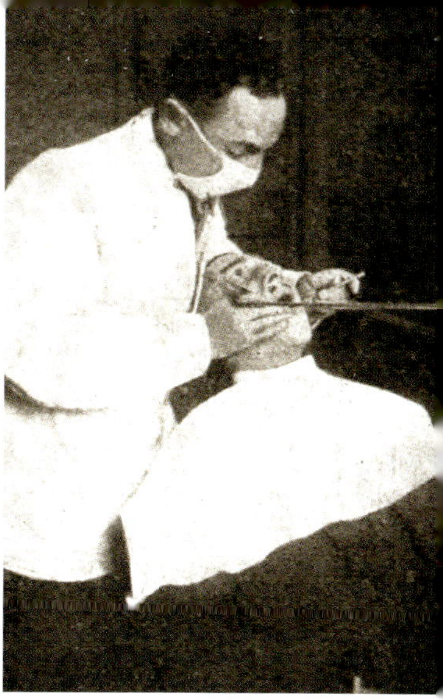

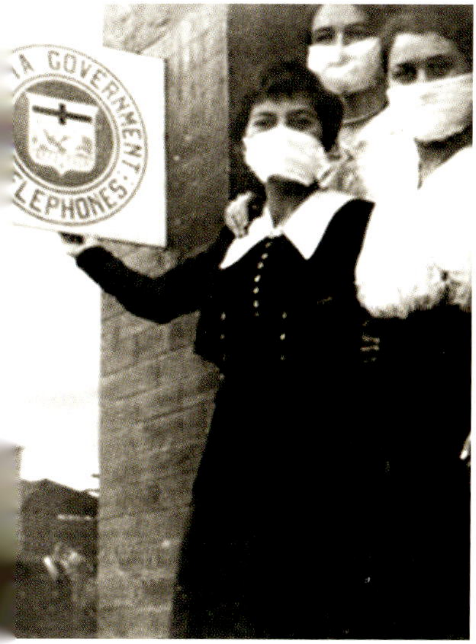

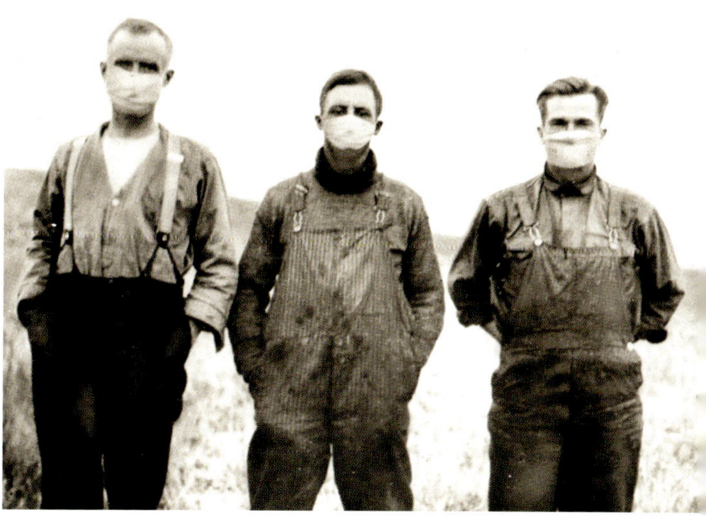

Überfahrt sterben 19 Seeleute. In jedes einzelne Land in Mittelamerika bringen die Schiffe jetzt die tödlichen Viren, im Handumdrehen ist ganz Lateinamerika verseucht. Tausende Frachter und Passagierdampfer verbreiten den Erreger zur gleichen Zeit in alle Richtungen. Es ist die Schattenseite des Weltverkehrs: Innerhalb weniger Tage ist der todbringende Influenzakeim der Herbstwelle über den ganzen Globus verteilt.

LINKS OBEN: US Naval Hospital Chelsea/Massachusetts, Juni 1919.

LINKS UNTEN: Schutzmasken für die Fräulein vom Telephonamt in High River/Alberta, 1918/19.

RECHTS OBEN: Zahnbehandlung mit Schutzmaske, 1918.

RECHTS UNTEN: Männer mit Gesichtsmasken während der Grippepandemie, Alberta, Kanada, 1918.

OBEN: Die Familie Mulligan posiert in Schutzmasken auf ihrem Grundstück in Mosman, Sydney, 1919.

UNTEN: Eine Motorradambulanz mit einer Indian-Beiwagenmaschine, um 1918.

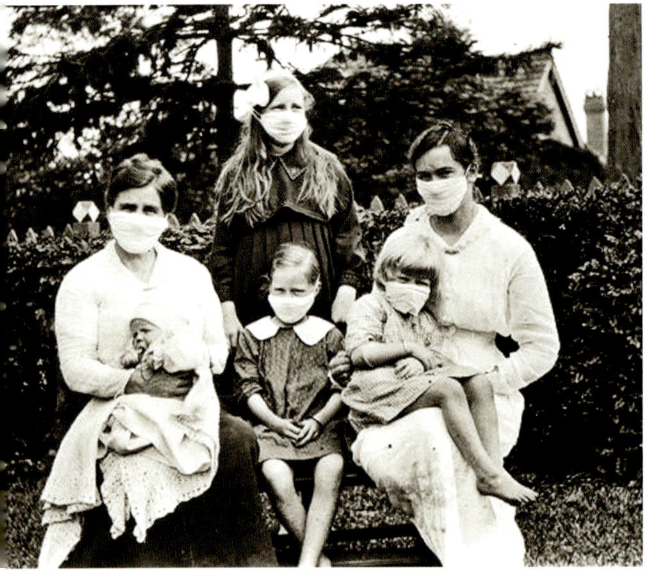

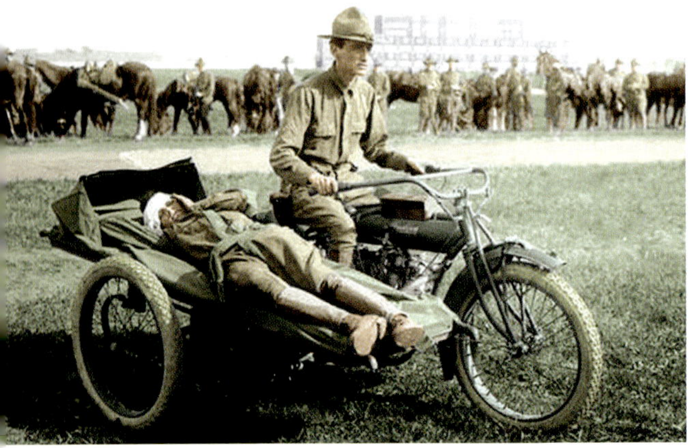

Die Tage werden schon kürzer, als die Pandemische Grippe ihren zweiten Anlauf nimmt. Immer deutlicher wird nun, daß sich der Erreger gefährlich gewandelt hat. Wie Leuchtfeuer flackert die Pandemie rund um den Globus auf, das Fieber ist in die Dörfer und Städte, in die Hütten und Paläste zurückgekehrt, im Gefolge Leid und Angst und millionenfacher Tod.

Zu Beginn der Herbstwelle rückt erneut die Pyrenäenhalbinsel in das Zentrum des Seuchengeschehens. Wie aus San Sebastian verlautbart, sind jetzt in Spanien infolge neuerlicher Ausbreitung der Grippe zahlreiche Tote unter Zivilisten und Soldaten zu beklagen.[162] Mit Absperrungsmaßnahmen trachten die Behörden die Ausbreitung zu verhindern.

Am 15. September teilt das Reuter-Büro mit, daß der in Manchester weilende englische Premierminister David Lloyd George an der Influenza erkrankt sei. Er hütet mit hohem Fieber und Halsschmerzen das Bett und ist gezwungen, alle Verabredungen abzusagen.[163] Zehntausende Briten sterben in diesen Wochen, ihr Regierungschef und oberster Kriegsherr aber überlebt.

Viele Todesopfer meldet der *Petit Parisien* aus Nordfrankreich,[164] im besonderen Ausmaß heimgesucht ist die französische Marine in Brest, Rochefort und Lorient.[165]

Auch Italien ächzt unter der Last der Herbstgrippe. Die Militärbehörden stellen dem städtischen Krankenhaus in Mailand tausend Betten zur Verfügung.[166] Schwer betroffen sind Rom mit bis zu 200 Grippetoten pro Tag und die Provinz Palermo, wo allein in der Woche vor dem 25. September 962 Influenzakranke sterben.

Beunruhigende Meldungen laufen aus dem dünnbesiedelten Norden Europas ein, der schwedische Kronrat hat beschlossen, die geplanten Herbstmanöver abzusagen.[167] Hohe Erkrankungsraten werden aus Malmö und Göteborg gemeldet. Erschreckend ist die Mortalität in Stockholm.

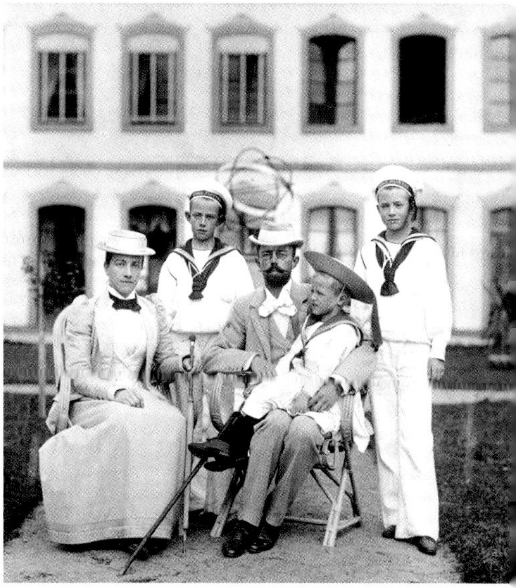

Am 20. September verbreitet sich die Nachricht vom Ableben des Prinzen Erik Gustaf von Schweden durch eine Lungenentzündung nach Grippe. Der 1889 geborene Herzog von Västmanland ist der dritte und damit jüngste Sohn des schwedischen Königs Gustaf V. und seiner königlichen Gemahlin Viktoria von Baden.[168] Mindestens 78 namenlose schwedische Soldaten teilen in diesen Tagen das Schicksal ihres Prinzen, mehr als 21.000 Kameraden sind krank,[169] eilends errichtet das Rote Kreuz Notspitäler.[170] Bis Ende September verzeichnet man 34.000 Fälle mit 444 Toten unter den Rekruten der Armee. Versicherungsgesellschaften registrieren jetzt eine verstärkte Nachfrage nach Lebensversicherungen.

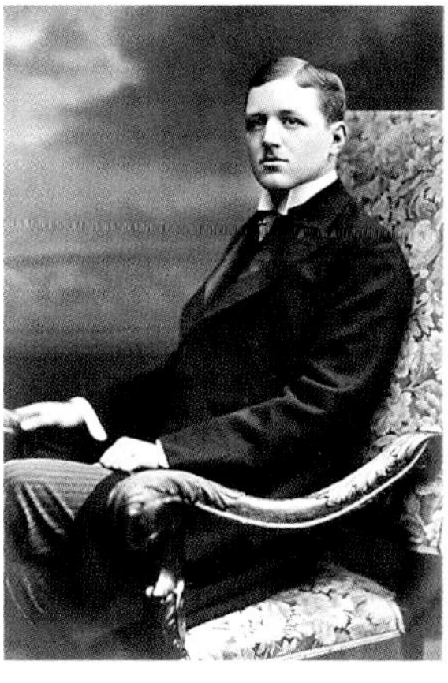

OBEN: Der schwedische König Gustaf V. mit Königin Viktoria sowie den Prinzen Gustaf Adolf, Wilhelm, und auf den Knien den jüngsten Sohn Erik, Mitte 1890er Jahre.

UNTEN: Grippeopfer Prinz Erik von Schweden und Norwegen, Herzog von Västmanland.

Unter den außergewöhnlich hart getroffenen Ländern ist das Königreich Ungarn, wo die magyarischen Filmfreunde über den vorzeitigen Tod der 30jährigen Film- und Bühnenschauspielerin Márta Szentgyörgyi trauern.[171] In Budapest und auch außerhalb der Hauptstadt werden die Schulen geschlossen.[172] Oberphysikus Dr. Alexander von Szabó hält das für falsch, „da die zahlreichen Schüler, die zu Hause nicht genügend beaufsichtigt werden können, in diesem Falle ganz ohne Aufsicht bleiben und der Ansteckungsgefahr noch mehr ausgesetzt wären."[173] Noch ärger als in der Hauptstadt wütet die Grippe in der Provinz, überall fehlt es an Isolierspitälern.[174]

In Österreich wird die Gefahr heruntergespielt, wiewohl Wiens Oberphysikus Dr. August Böhm von einer Steigerung der Todesfälle nach Lungenentzündungen spricht, wenn auch „nicht in einem beunruhigenden Ausmaß".[175] In der ersten Septemberwoche sterben 73 Wiener an der Grippe, in der zweiten 112.[176] In allen Kronländern bis ins ferne Galizien schwillt die Krankheit jetzt zur tödlichen Geißel.

In Prag, wo man bisher von fatalen Fällen nichts gehört hat, sind laut Mitteilung der Statthaltereibehörden erneut zahlreiche Personen an Grippe erkrankt. Als erstes Opfer wird im *Prager Tagblatt* der Konzipient bei der Prager Polizeidirektion JUDr. Egon M. Prorok aus Smíchov angeführt, der mit 25 Jahren an einer Lungenentzündung nach Grippe stirbt.[177]

In Westböhmen spricht man unverhohlen von der Pest. Die verseuchten Straßenzüge von Klattau seien dem Vernehmen nach von Soldaten abgeriegelt worden. Das ist zwar übertrieben, immerhin regiert die Grippe in beunruhigendem Ausmaß in der Stadt, sechs Angehörige der örtlichen Garnison sterben, die Schließung der Kinos, Konzertsäle und Unterhaltungslokale wird behördlich angeordnet.

In Kaznau (heute Kaznějov) 20 Kilometer nördlich der vom Fieber geschüttelten Industriestadt Pilsen,

UNTEN: „Verheerendes Umsichgreifen der Grippe." *Reichspost*, 28. September 1918.

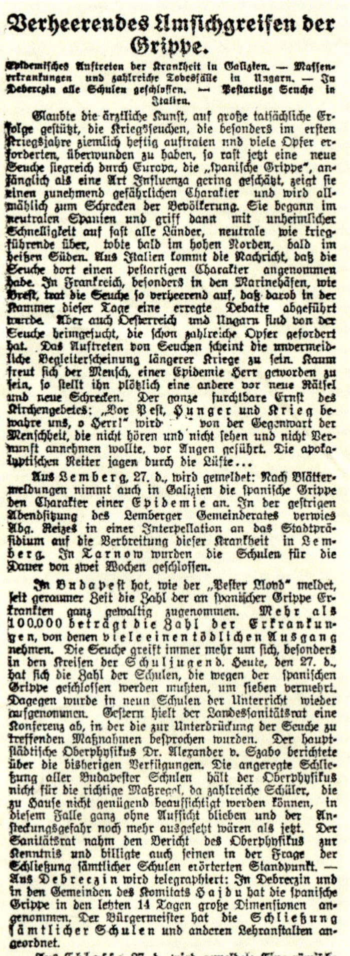

Verheerendes Umsichgreifen der Grippe.

Epidemisches Auftreten der Krankheit in Galizien. — Massenerkrankungen und zahlreiche Todesfälle in Ungarn. — In Debreczin alle Schulen geschlossen. — Pestartige Seuche in Italien.

Glaubte die ärztliche Kunst, auf große tatsächliche Erfolge gestützt, die Kriegsseuchen, die besonders im ersten Kriegsjahre ziemlich heftig auftraten und viele Opfer erforderten, überwunden zu haben, so rast jetzt eine neue Seuche siegreich durch Europa, die „spanische Grippe", anfänglich als eine Art Influenza gering geschätzt, zeigt sie einen zunehmend gefährlichen Charakter und wird allmählich zum Schrecken der Bevölkerung. Sie begann im neutralen Spanien und griff dann mit unheimlicher Schnelligkeit auf fast alle Länder, neutrale wie kriegführende über, tobte bald im hohen Norden, bald im heißen Süden. Aus Italien kommt die Nachricht, daß die Seuche dort einen pestartigen Charakter angenommen habe. In Frankreich, besonders in den Marinehäfen, wie Brest, trat die Seuche so verheerend auf, daß darob in der Kammer dieser Tage eine erregte Debatte abgeführt wurde. Aber auch Oesterreich und Ungarn sind von der Seuche heimgesucht, die schon zahlreiche Opfer gefordert hat. Das Auftreten von Seuchen scheint die unvermeidliche Begleiterscheinung längerer Kriege zu sein. Kaum freut sich der Mensch, einer Epidemie Herr geworden zu sein, so stellt ihn plötzlich eine andere vor neue Rätsel und neue Schrecken. Der ganze furchtbare Ernst des Kirchengebetes: „Vor Pest, Hunger und Krieg bewahre uns, o Herr!" wird von der Gegenwart der Menschheit, die nicht hören und nicht sehen und nicht Vernunft annehmen wollte, vor Augen geführt. Die apokalyptischen Reiter jagen durch die Lüfte...

Aus Lemberg, 27. d., wird gemeldet: Nach Blättermeldungen nimmt auch in Galizien die spanische Grippe den Charakter einer Epidemie an. In der gestrigen Abendsitzung des Lemberger Gemeinderates verwies Abg. Reizes in einer Interpellation an das Stadtpräsidium auf die Verbreitung dieser Krankheit in Lemberg. In Tarnow wurden die Schulen für die Dauer von zwei Wochen geschlossen.

In Budapest hat, wie der „Pester Lloyd" meldet, seit geraumer Zeit die Zahl der an spanischer Grippe Erkrankten ganz gewaltig zugenommen. Mehr als 100.000 beträgt die Zahl der Erkrankungen, von denen viele einen tödlichen Ausgang nehmen. Die Seuche greift immer mehr um sich, besonders in den Kreisen der Schuljugend. Heute, den 27. d., hat sich die Zahl der Schulen, die wegen der spanischen Grippe geschlossen werden mußten, um sieben vermehrt. Dagegen wurde in neun Schulen der Unterricht wieder aufgenommen. Gestern hielt der Landessanitätsrat eine Konferenz ab, in der die zur Unterdrückung der Seuche zu treffenden Maßnahmen besprochen wurden. Der hauptstädtische Oberphysikus Dr. Alexander v. Szabo berichtete über die bisherigen Verfügungen. Die angeregte Schließung aller Budapester Schulen hält der Oberphysikus nicht für die richtige Maßregel, da zahlreiche Schüler, die zu Hause nicht genügend beaufsichtigt werden können, in diesem Falle ganz ohne Aufsicht blieben und der Ansteckungsgefahr noch mehr ausgesetzt wären als jetzt. Der Sanitätsrat nahm den Bericht des Oberphysikus zur Kenntnis und billigte auch seinen in der Frage der Schließung sämtlicher Schulen erörterten Standpunkt. — Aus Debreczin wird telegraphiert: In Debreczin und in den Gemeinden des Komitats Hajdu hat die spanische Grippe in den letzten 14 Tagen große Dimensionen angenommen. Der Bürgermeister hat die Schließung sämtlicher Schulen und anderen Lehranstalten angeordnet.

Aus Chiasso, 27. d., wird gemeldet: Eine römische Korrespondenz der „Italia" spricht, ohne ausdrücklich die umlaufenden Gerüchte von einem Auftreten der Pest in Italien zu bestätigen, von einer gefahrvollen Epidemie mit einem hohen Prozentsatz von Todesfällen. Die Epidemie breite sich hauptsächlich in Rom und Umgebung aus. Man hoffe, daß dieser Tage die Epidemie ihren Höhepunkt erreichen und dann abnehmen werde.

RECHTE SEITE OBEN: Der Pilsner Bariton Čeněk Klaus.

RECHTE SEITE MITTE: Trauerzug um das Pilsner Stadttheater für den beliebten Opernsänger Čeněk Klaus.

RECHTE SEITE UNTEN: Die Villa des Lederfabrikanten Hans Budischowsky in Trebitsch (Třebíč), Schauplatz einer Grippetragödie in Mähren.

wird die 14jährige Tochter des örtlichen Millionärs Heller zu Grabe getragen.[178] Am Freitag, dem 27. September 1918, stirbt in Pilsen der aus Karlín stammende Prager Bariton Čeněk Klaus an der Grippe, ein 28jähriges Mitglied des Pilsner Opernensembles. Beim Verabschiedungszug wird der Sarg des Verblichenen um das Städtische Theater geführt, wo Čeněks Lieblingsarie aus der Dvořákoper *Der Jakobiner* vom Balkon der Theaterrampe her erklingt.

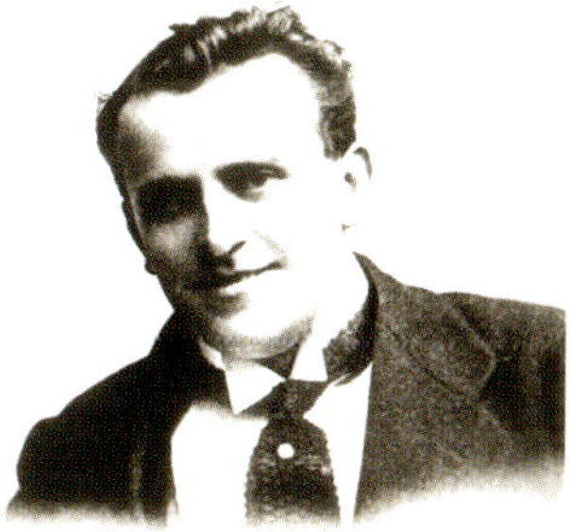

Nach ihrer Rückkehr aus Wien erkranken im südmährischen Trebitsch der Schuhfabrikant und Großlieferant der k. u. k. Armee Hans Budischowsky und seine Frau. Budischowsky dirigiert die größte Lederfabrik der Monarchie, die Firma Carl Budischowsky & Söhne. K. k. priv. Lederfabrik, Schuhfabrik, Confectionsanstalt für Heeresausrüstung Trebitsch.[179] In den Hallen der Budischowskys wird während des Krieges von 5.000 bis 6.000 Arbeitern Schuhwerk erzeugt. Nach wenigen Tagen Krankenlager reißt die Grippe am 25. September den Fabrikanten und seine Frau aus dem Leben. Auch die Erzieherin und die Köchin des Industriellen fallen der Seuche zum Opfer.[180] Auch in den Böhmischen ändern hat die Grippe nun ihre Harmlosigkeit verloren.

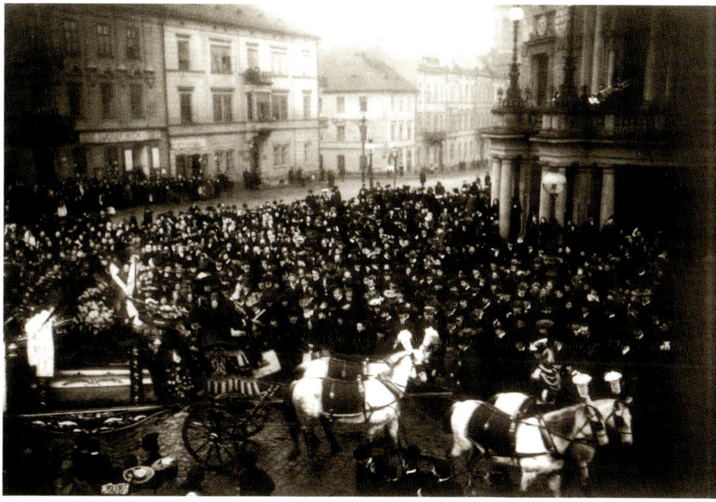

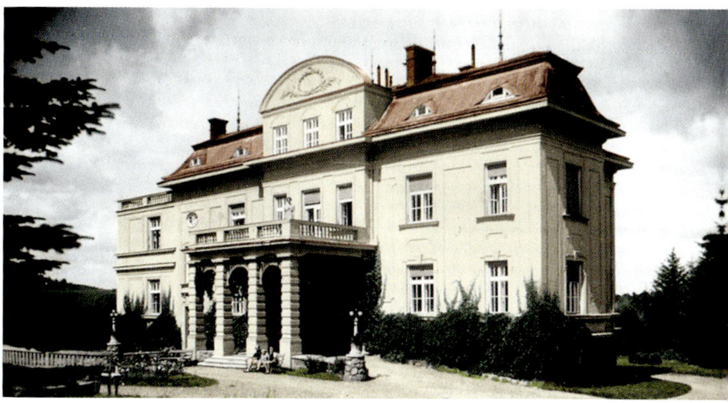

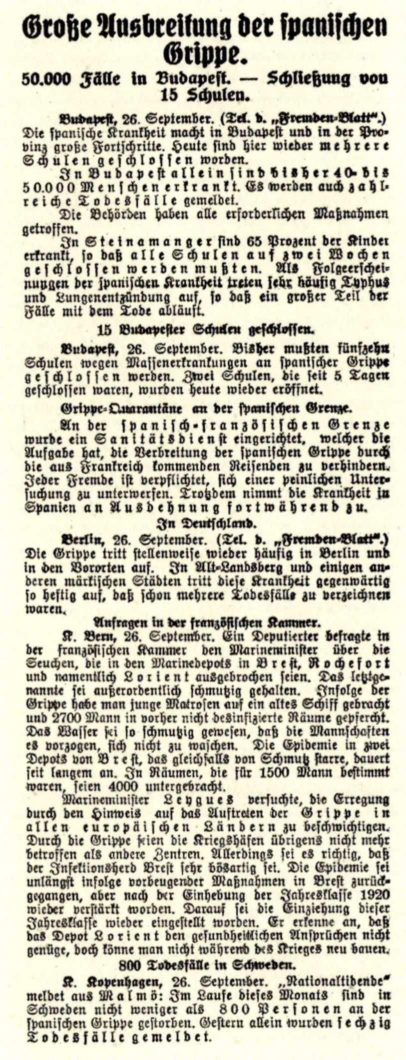

Große Ausbreitung der spanischen Grippe.

50.000 Fälle in Budapest. — Schließung von 15 Schulen.

Budapest, 26. September. (Tel. d. „Fremden-Blatt".) Die spanische Krankheit macht in Budapest und in der Provinz große Fortschritte. Heute sind hier wieder mehrere Schulen geschlossen worden.

In Budapest allein sind bisher 40- bis 50.000 Menschen erkrankt. Es werden auch zahlreiche Todesfälle gemeldet.

Die Behörden haben alle erforderlichen Maßnahmen getroffen.

In Steinamanger sind 65 Prozent der Kinder erkrankt, so daß alle Schulen auf zwei Wochen geschlossen werden mußten. Als Folgeerscheinungen der spanischen Krankheit treten sehr häufig Typhus und Lungenentzündung auf, so daß ein großer Teil der Fälle mit dem Tode abläuft.

15 Budapester Schulen geschlossen.

Budapest, 26. September. Bisher mußten fünfzehn Schulen wegen Massenerkrankungen an spanischer Grippe geschlossen werden. Zwei Schulen, die seit 5 Tagen geschlossen waren, wurden heute wieder eröffnet.

Grippe-Quarantäne an der spanischen Grenze.

An der spanisch-französischen Grenze wurde ein Sanitätsdienst eingerichtet, welcher die Aufgabe hat, die Verbreitung der spanischen Grippe durch die aus Frankreich kommenden Reisenden zu verhindern. Jeder Fremde ist verpflichtet, sich einer peinlichen Untersuchung zu unterwerfen. Trotzdem nimmt die Krankheit in Spanien an Ausdehnung fortwährend zu.

In Deutschland.

Berlin, 26. September. (Tel. d. „Fremden-Blatt".) Die Grippe tritt stellenweise wieder häufig in Berlin und in den Vororten auf. In Alt-Landsberg und einigen anderen märkischen Städten tritt diese Krankheit gegenwärtig so heftig auf, daß schon mehrere Todesfälle zu verzeichnen waren.

Anfragen in der französischen Kammer.

K. Bern, 26. September. Ein Deputierter befragte in der französischen Kammer den Marineminister über die Seuchen, die in den Marinedepots in Brest, Rochefort und namentlich Lorient ausgebrochen seien. Das letztgenannte sei außerordentlich schmutzig gehalten. Infolge der Grippe habe man junge Matrosen auf ein altes Schiff gebracht und 2700 Mann in vorher nicht desinfizierte Räume gepfercht. Das Wasser sei so schmutzig gewesen, daß die Mannschaften es vorzogen, sich nicht zu waschen. Die Epidemie in zwei Depots von Brest, das gleichfalls von Schmutz starre, dauert seit langem an. In Räumen, die für 1500 Mann bestimmt waren, seien 4000 untergebracht.

Marineminister Leygues versuchte, die Erregung durch den Hinweis auf das Auftreten der Grippe in allen europäischen Ländern zu beschwichtigen. Durch die Grippe seien die Kriegshäfen übrigens nicht mehr betroffen als andere Zentren. Allerdings sei es richtig, daß der Infektionsherd Brest sehr bösartig sei. Die Epidemie sei unlängst infolge vorbeugender Maßnahmen in Brest zurückgegangen, aber nach der Einhebung der Jahresklasse 1920 wieder verstärkt worden. Darauf sei die Einziehung dieser Jahresklasse wieder eingestellt worden. Er erkenne an, daß das Depot Lorient den gesundheitlichen Ansprüchen nicht genüge, doch könne man nicht während des Krieges neu bauen.

800 Todesfälle in Schweden.

K. Kopenhagen, 26. September. „Nationaltidende" meldet aus Malmö: Im Laufe dieses Monats sind in Schweden nicht weniger als 800 Personen an der spanischen Grippe gestorben. Gestern allein wurden sechzig Todesfälle gemeldet.

„In Budapest allein sind bisher 40- bis 50.000 Menschen erkrankt. Es werden auch zahlreiche Todesfälle gemeldet." *Fremden-Blatt*, 27. September 1918.

Im Oktober 1918 streben die Erkrankungs- und Sterbezahlen weltweit Rekordwerten zu. Die Influenzapandemie hat sich bis in den letzten Weltenwinkel verbreitet, kaum ein Landstrich kommt davon, selbst inmitten des Pazifiks springt die Grippe von Insel zu Insel. Auf Guam sterben 5 % der eingeborenen Bevölkerung, auf den Fidschiinseln 10 % bis 15 %, auf der größten der Gesellschaftsinseln Tahiti ungefähr 15 % bis 20 %, in West-Samoa 20 % bis 25 %, auf der mikronesischen Insel Nauru 36 % der Einwohnerschaft.[181]

Auch in Europa ist jetzt kein Halten mehr, die Sterbezahlen gehen in die Zehn- und schließlich in die Hunderttausende. Auf ihrem Weg durch den Kontinent hat die Grippe einmal mehr Einzug in Spanien gehalten[182] und auch ein alter Bekannter liegt wieder krank im Bett: Am 2. Oktober berichtet die Agence Havas von der neuerlichen Erkrankung König Alfonso XIII. Am 8. Oktober hat sich der Zustand des Königs jedoch schon wieder gebessert.[183] Zahlreiche Kranke und Tote verzeichnet man in Ferrol und San Sebastian. Die Regierung ergreift Schutzmaßnahmen entlang der spanischen Landgrenzen.[184] Schließlich schnellen auch im bisher verschonten Barcelona die Erkrankungs- und Sterbezahlen hinauf, innerhalb einer Woche werden in der Stadt 1.597 Grippeopfer registriert.[185]

Nicht weit hat es der Virus nach Portugal – am 25. Oktober trauert die Kunstwelt um den noch nicht 31jährigen Maler Amadeo de Souza-Cardoso, der sein Leben in Espinho an der Atlantikküste beschließt.

Rasant verbreitet sich die Grippe auch in der Armee und Zivilbevölkerung Italiens. Mit Furor fegt die Seuche durch Sizilien und Kalabrien, unter den hart getroffenen Städten im Norden sind Turin[186] und Padua.[187] In Mailand werden von der Präfektur strengere gesundheitspolizeiliche Maßnahmen erlassen als zur Zeit der Choleraepidemie.[188]

In England und Wales sterben innerhalb eines Jahres 140.000 Zivilisten und 10.000 Soldaten an der „großen Pest", wie es in der *Times* heißt, im Norden erliegen der Grippe mindestens 22.000 Schotten. Sind während der ersten Welle nur etwa 10 % der fatalen Fälle zu verzeichnen, so sterben zwei Drittel während der Herbstwelle. Ein weiteres Viertel wird sein Leben bei der dritten Welle im Februar, März und April 1919 verlieren.

Im Oktober 1918 erkranken rund zwei Drittel der Bewohner des Deutschen Reiches an der Grippe. Zum militärischen Niedergang kommt die Erfahrung der Seuche im Hinterland: „Die städtische Bevölkerung steht gegenwärtig noch mehr unter dem Eindruck der bösartigen Grippe als unter dem der großen Niederlagen."[189] Essen, Straßburg, München, Hamburg, Regensburg, Sachsen – überall Fieber, überall Tote.[190] Besonders stark betroffen ist Berlin, wo zusätzlich Fälle asiatischer Cholera vorkommen.[191] Um die Mitte des Monats werden bei den Berliner Ortskrankenkassen täglich 1.000 bis 3.000 Neuerkrankungen gemeldet.[192]

In das Berliner West-End-Krankenhaus werden nur noch Kranke mit mindestens 41° Fieber aufgenommen.

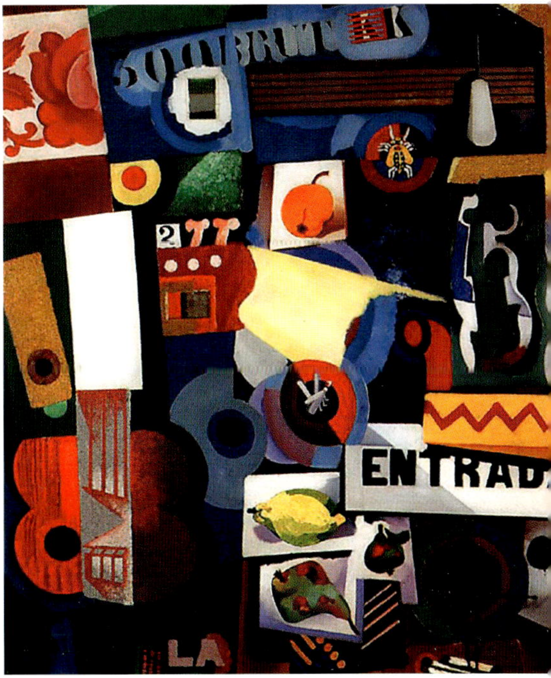

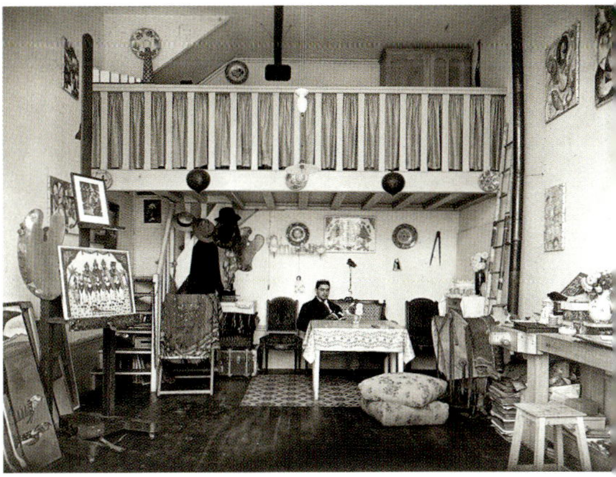

OBEN: Amadeo de Souza-Cardoso, *Entrada* (Eingang), 1917.

UNTEN: Amadeo de Souza-Cardoso in seinem Atelier rue Ernest Cresson in Paris, 1913.

Die Theater in der Hauptstadt drosseln den Spielbetrieb, wegen plötzlicher Erkrankung von Mitwirkenden müssen Vorstellungen abgesagt, Premieren verschoben und Spielstätten geschlossen werden. Auch Sportveranstaltungen werden ausgesetzt.[193]

Der deutschjüdische Romanist und Philologe Victor Klemperer schleppt sich am 9. Oktober in einer namentlich nicht genannten Stadt vom Bahnsteig ins nächste Hotel. Die Grippe hat ihn während der Eisenbahnfahrt befallen: „Unterwegs wurde mir sehr übel, es war nicht nur Übermüdung und seelische Depression, sondern eine richtige irgendwo aufgegabelte

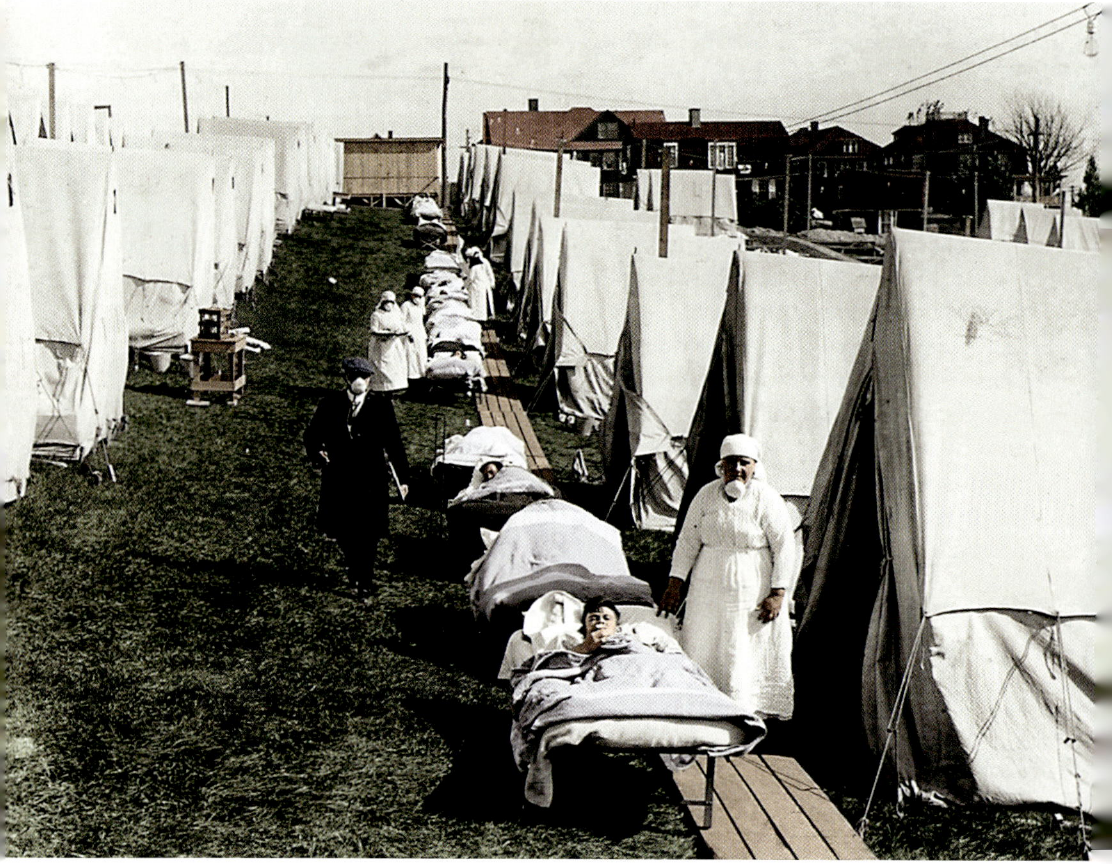

Ein Notlazarett aus Zelten für Grippekranke in Brookline, Massachusetts, Oktober 1918.

Grippe mit Gliederschmerzen, Schüttelfrost und Hitze. [...] Ich kaufte mir Aspirin, schleppte mich in ein schäbiges Hotel am Bahnhof, schlief von acht Uhr abends bis neun Uhr morgens. Sehr häufig habe ich am Geburtstag unerquickliche Erwägungen angestellt; aber unter meinen 60 neunten Oktobern gehört dieser [...] zu den abscheulichsten."[194]

Im Residenzschloß des braunschweigischen Hofes liegt die halbe Familie des Kanzlers Max von Baden mit Grippe im Bett – die Herzogin, der Erbprinz und seine Schwester, die Gattin und die Tochter des Prinzen. Der Hofarzt kann nicht helfen, er ist an der Grippe gestorben.[195] Am 23. Oktober erkrankt auch Kanzler Max von Baden selbst, er ist unfähig die Geschäfte zu führen.[196] Schlimmer noch trifft es den deutschen Staatssekretär Matthias Erzberger. Der muß kurz vor seiner Fahrt zur Unterzeichnung des Waffenstillstandes von Compiègne vom Grippetod seiner Frau und seines Sohnes erfahren.[197] Die bittere Reise bleibt ihm trotzdem nicht erspart.

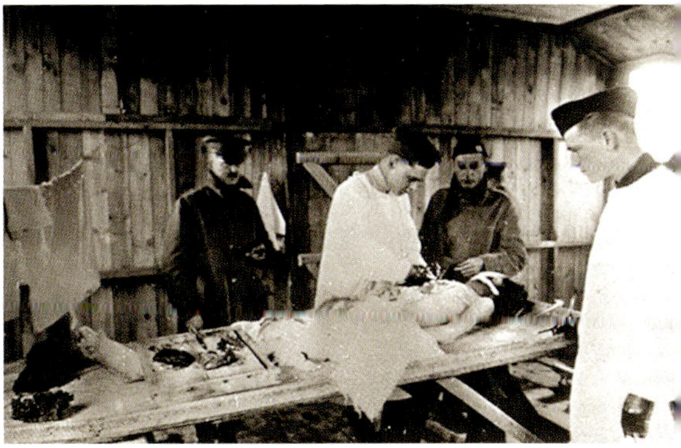

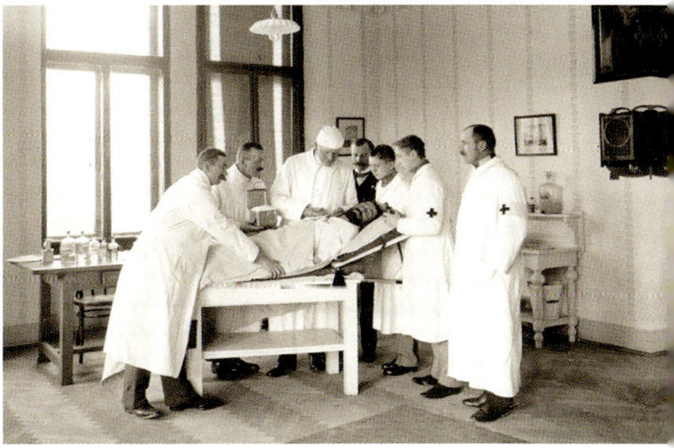

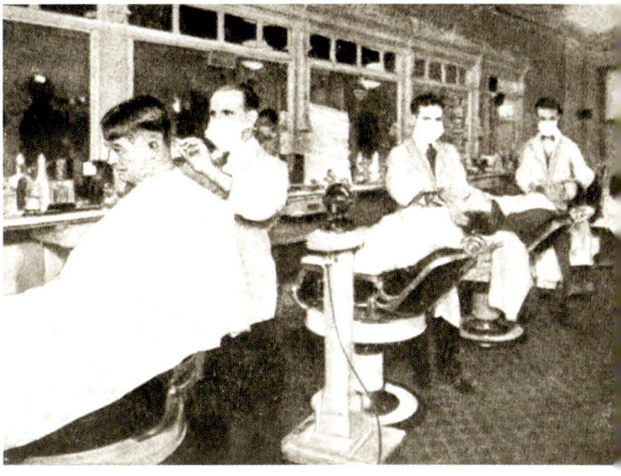

OBEN: Obduktion eines Grippeopfers im Kerhuon Base-Hospital in Brest, Frankreich, 1918/19.

MITTE: Ärzte eines österreichischen Feldspitales im Ersten Weltkrieg.

UNTEN: Die Barbiere in diesem Salon schützen sich mit Masken vor der Grippe, 1918/19.

AUS DER KASUISTIK ZUR GRIPPE

24jährige Bäckersfrau, erkrankte am 13. Oktober 1918 mit Fieber, allgemeiner Mattigkeit, Kopf- und Brustschmerzen und Husten ohne Auswurf. Auch Schmerzen im Bauch und am Rücken traten auf. In der dritten Krankheitswoche starkes Nasenbluten. Täglich 4 bis 5 diarrhoeische Stühle. Die Patientin legte sich sogleich mit den ersten Krankheitserscheinungen zu Bett. Im Sommer hatte die Patientin keine Grippe. Am 22. Oktober, also am 9. Krankheitstage, Exitus letalis. Klinische Diagnose: Influenza-Pneumonie, Enteritis, Herzerweiterung, Gravidität.

W. Levinthal, M. Kuczynski, E. Wolff
Die Grippe-Pandemie von 1918

Anfang Oktober wird den Wienern die amtliche Mitteilung vom neuerlichen Ausbruch der Spanischen Grippe zuteil. Der Bevölkerung wird empfohlen, den Umgang mit Erkrankten zu meiden. Die Influenza, so heißt es in den Zeitungen, sei gefährlich und häufig verbunden mit lebensbedrohlichen Lungenentzündungen. Wieder geht das Gerücht von der Lungenpest um. Ab 8. Oktober werden in Wien für mindestens acht Tage alle Volks- und Bürgerschulen geschlossen.[198] Notbaracken werden eingerichtet. Wiens Bürgermeister Dr. Richard Weiskirchner verfügt, daß der Betrieb des für etwa 140 Personen eingerichteten städtischen Notspitals in Meidling unverzüglich aufgenommen werden müsse.[199] Zugleich teilt der Magistrat mit, daß die Grippesterblichkeit gegenüber früheren Zeiten um dreihundert Prozent zugenommen habe.[200]

Im Zeichen der Grippe. (Zeichnung von Willy Stieborsky.)

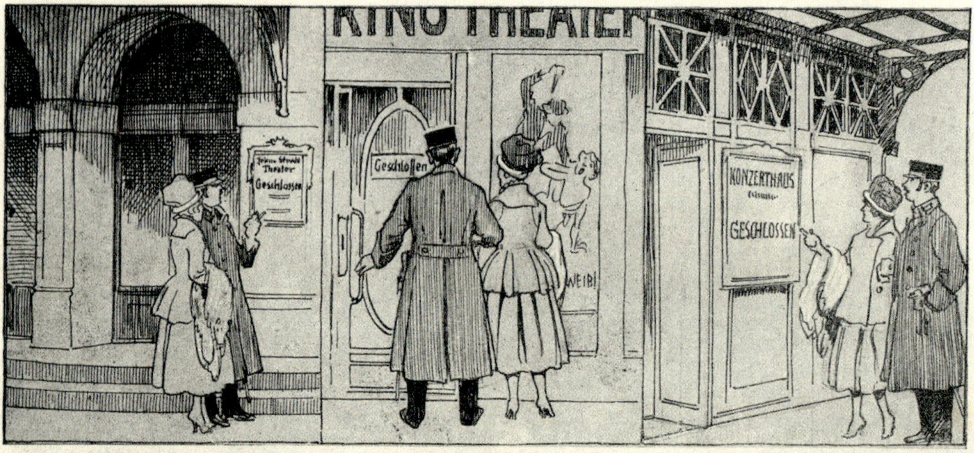

„Was unternehmen wir jetzt, Mausi? — Theater geschlossen — — Kino geschlossen — — Konzerthaus geschlossen. — Also gehn wir ins Hotel!“

Die Behörden des wankenden Reiches sind über weite Strecken ihrer Handlungsfähigkeit beraubt und kaum mehr in der Lage zu koordinierten, kraftvollen Gegenmaßnahmen. Die städtischen Gesundheitsämter beklagen, daß die Grippe keine meldepflichtige Krankheit sei. Aufklärungsfilme, wie in England der 15-Minuten-Film *Dr. Wise on Influenza*, werden in Österreich-Ungarn nicht gedreht, Aufklärungsschritte unterbleiben überhaupt – was soll man den Leuten auch sagen. Eine Auseinandersetzung mit der Grippe auf parlamentarischer Ebene, wie etwa am 23. Oktober 1918 in Paris, findet in Wien nicht statt. Das Militär und die öffentliche Verwaltung werden aufgefordert, Ärzte vom Militärdienst freizustellen,[201] mehr geschieht nicht.

Dabei erfährt das Wiener Alltagsleben empfindliche Störungen, Theater, Konzertlokale und Kinos werden geschlossen,[202] Fabriken, Büros und Handelsfirmen müssen wegen hoher Krankenstandszahlen ihren Betrieb reduzieren oder gar einstellen. Zahlreiche Unternehmen schlittern in den Bankrott. Da der Höhepunkt der Krise in die Erntezeit fällt, leidet inmitten einer veritablen Hungersnot die Einbringung der Feldfrüchte. Auf kaiserliche Anordnung hin werden ab Montag dem 21. Oktober die Vorstellungen in den beiden Hoftheatern eingestellt.[203] Der Allerseelenverkehr wird eingeschränkt, Pferderennen dürfen in Wien nur mehr vor geladenem Publikum abgehalten werden.[204]

Über Wochen hinweg, gebietsweise mehrfach wiederholt, wird der Unterricht in Volks- und Bürgerschulen, Gewerbe- und Handelsschulen, in Handelsakademien, in Gymnasien, Lehrer- und Lehrerinnenbildungsanstalten, in Kunstakademien und Hochschulen ausgesetzt.

LINKE SEITE: Karikatur *Im Zeichen der Grippe* von Willy Stieborsky in der humoristischen Zeitschrift *Die Muskete*, 7. November 1918.

UNTEN: „ – Hat Ella auch die spanische Krankheit? – Ich glaube nicht, ihre Verehrer sind lauter Franzosen." *Die Bombe*, 20. Juli 1918.

Pathologisches.

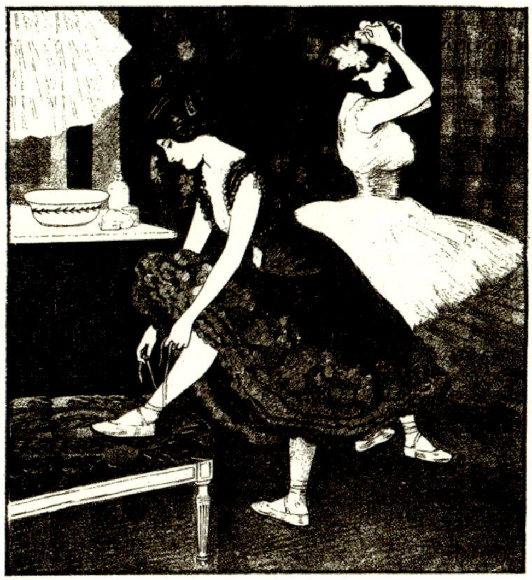

— Hat Ella auch die spanische Krankheit?
— Ich glaube nicht, ihre Verehrer sind lauter Franzosen.

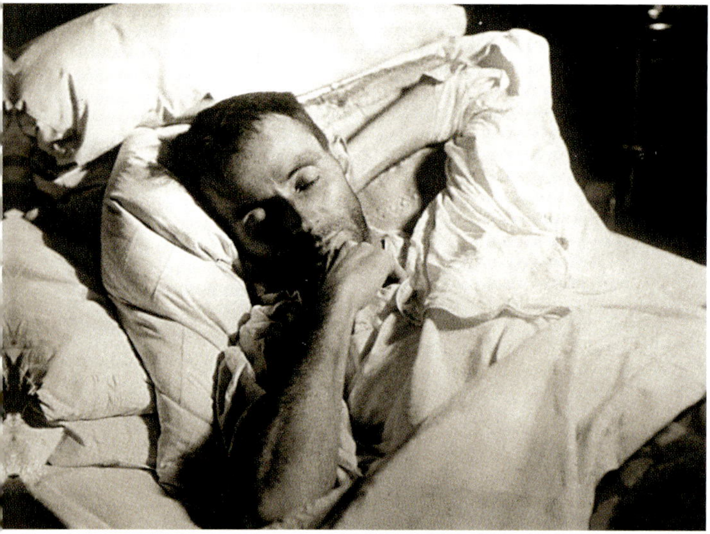

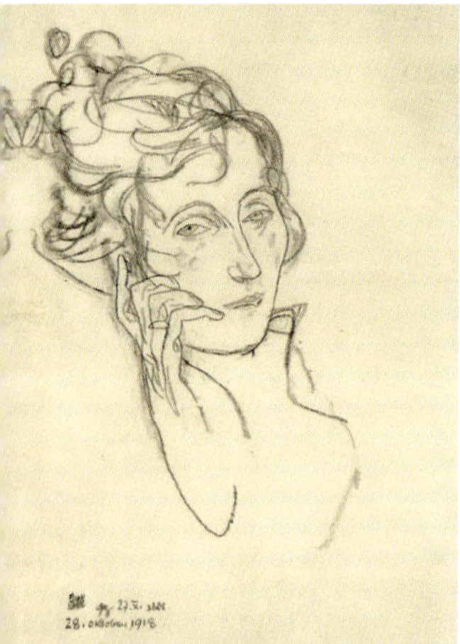

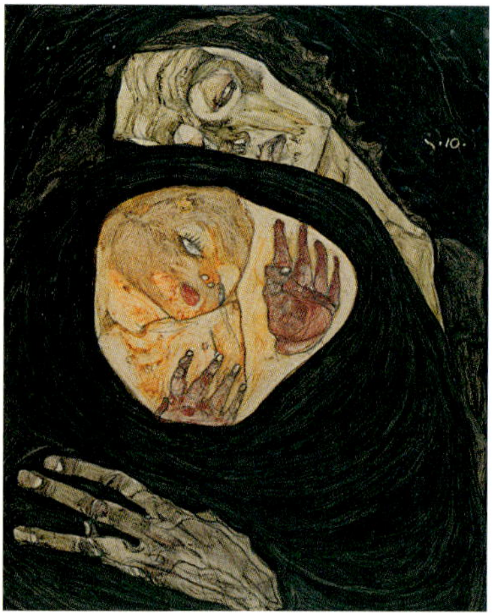

Die Schulschließungen stellen berufstätige Eltern vor gehörige Probleme – wohin mit den Kindern in diesen Wochen! Viele Arbeiterfamilien leben in äußerst beengten Verhältnissen, die Wohnungen sind wegen der Kohlennot unbeheizt. Die Kinder treiben sich in den Gassen herum oder suchen Zuflucht in Wärmestuben und sozialen Einrichtungen, wo erst recht wieder die Gefahr einer Infektion besteht.

In manchen Schulen wird ein beheizter, von Lehrpersonal beaufsichtigter Raum offengehalten, in dem die Zöglinge die Tage verbringen können, doch auch da besteht Ansteckungsgefahr. Die älteren Mittelschüler werden schließlich für die Dauer der Sperre ihrer Anstalt zu ihren militärischen Ersatzkörpern einberufen.[205]

Immer länger wird die Liste der Toten: Zusammen mit seiner Frau stirbt am 3. Oktober in einem Wiener Hotel Artilleriehauptmann Georg Ritter von Schönerer, der jüngste Sohn des bekannten alldeutschen Politikers.[206] Am 17. Oktober fällt der 32jährige Wiener Bildhauer, Illustrator und Modezeichner für die Wiener Werkstätte Otto Lendecke der Grippe zum Opfer.

Der Maler Egon Schiele schreibt seiner Mutter einen letzten Brief: „Liebe Mutter Schiele! Edith erkrankte gestern vor acht Tagen an spanischer Grippe und bekam Lungenentzündung dazu. Auch ist sie im sechsten Monat der Schwangerschaft. Die Krankheit ist äußerst schwer und lebensgefährlich; ich bereite mich auf das Schlimmste vor, da sie fortwährend Atemnot hat."[207] Kurz darauf, am 28. Oktober 1918, sind Schieles Befürchtungen Wirklichkeit geworden. Drei Tage später, am 31. Oktober wird bekannt, daß auch der 28jährige Maler selbst in der Wohnung der Familie seiner Frau in der Hietzinger Hauptstraße der Grippe erlegen ist. Das junge Ehepaar Schiele ist aus blühender Gesundheit aus dem Leben gerissen worden.[208]

In Prag breitet sich die Grippe mit großer Wucht aus, wie aus Berichten des *Prager Tagblattes* von Anfang Oktober hervorgeht. In den Zeitungen mehren sich die Parteanzeigen junger Menschen, die nach kurzer, schwerer Krankheit gestorben sind.[209] Zuweilen kollabieren Grippekranke auf dem Pflaster der Altstadtgassen, wohin dann eilends die Beamten der Stadtpolizei gerufen werden.

Wenige Schritte vom Prager Rathaus, im 4. Stock des Oppelthauses auf dem Altstädter Ring[210], liegt der 36jährige Schriftsteller Dr. Franz Kafka mit hohem Fieber zu Bett, ein Beamter der Arbeiter-Unfall-Versicherungsanstalt in Prag. Nach der Feststellung seiner Lungentuberkulose im Vorjahr hat sich Kafka für einige Monate bei seiner Schwester Ottla in Zürau aufgehalten, dann aber im Mai 1918 seinen Dienst in der Anstalt wieder aufgenommen, freilich mit wiederholten krankheitsbedingten Ausfällen. Er ist in die Wohnung seiner Eltern gezogen, während der Abwesenheit seiner Schwester Ottla kann er in ihrem Zimmer

LINKE SEITE OBEN: Grippeopfer Egon Schiele auf dem Totenbett, photographiert von Martha Fein, 31. Oktober 1918.

LINKE SEITE UNTEN LINKS: Egon Schiele, *Edith Schiele, sterbend*, 27. Oktober 1918.

LINKE SEITE UNTEN RECHTS: Egon Schiele, *Tote Mutter I*, 1910.

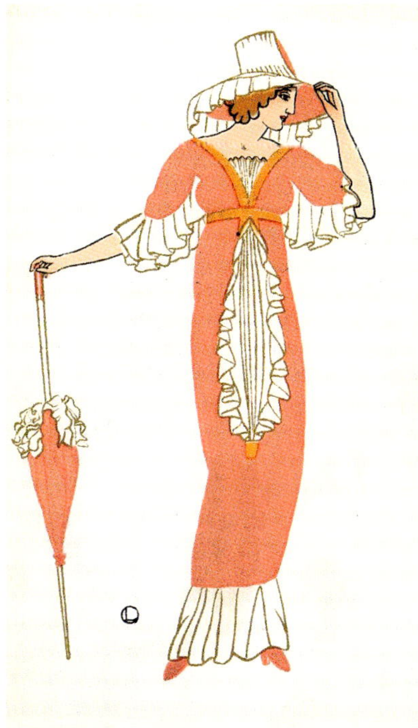

Postkarte von Otto Lendecke für die Wiener Werkstätte, undatiert.

schlafen und schreiben. Am 14. Oktober läßt Kafka seinen Freund Max Brod wissen, daß er etwas Fieber habe. Noch am selben Tag schreibt Ottla ihrem Verlobten, daß der Bruder krank sei, man habe mittags fast 41 Grad Temperatur gemessen. Der herbeigerufene Arzt hat ihn untersucht und vor allem die weinende Mutter beruhigt. Auch im Amt entschuldigt Ottla den Bruder, teilt dem Vorgesetzten mit, daß man einen Professor habe kommen lassen.[211]

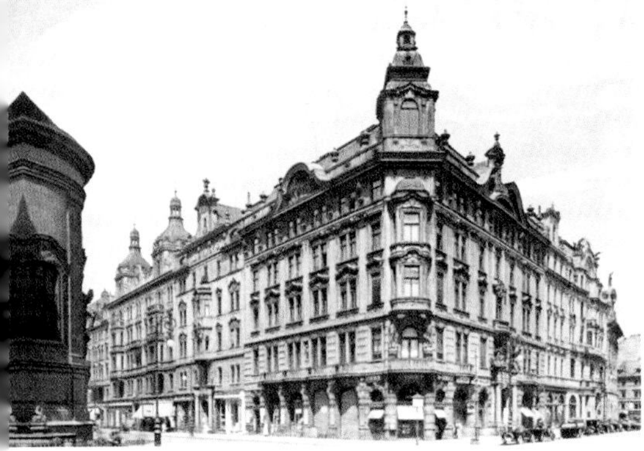

Am Scheitelpunkt der Spanischen Grippe-Pandemie ist also auch der Schriftsteller Franz Kafka aufs Lager geworfen. Mehrere Wochen fiebert er in seinem Zimmer, eine Lungenentzündung stellt sich ein, Kafka ringt mit dem Tod. Den politischen Umbruch am 28. Oktober 1918 erlebt er vom Krankenlager aus. Erst am 4. November befindet er sich wieder auf dem Wege der Besserung, wie er seinen Verleger Kurt Wolff auch sogleich wissen läßt. Noch im Bett beginnt er mit der Überarbeitung seiner Erzählung *In der Strafkolonie*. Kafka tritt am 19. November wieder seinen Dienst an, erleidet jedoch am 23. November einen Rückfall und muß eine weitere Woche, halb sitzend, halb liegend, im Bett verbringen, ehe er sich zu einem Erholungsaufenthalt nach Schelesen begeben kann.

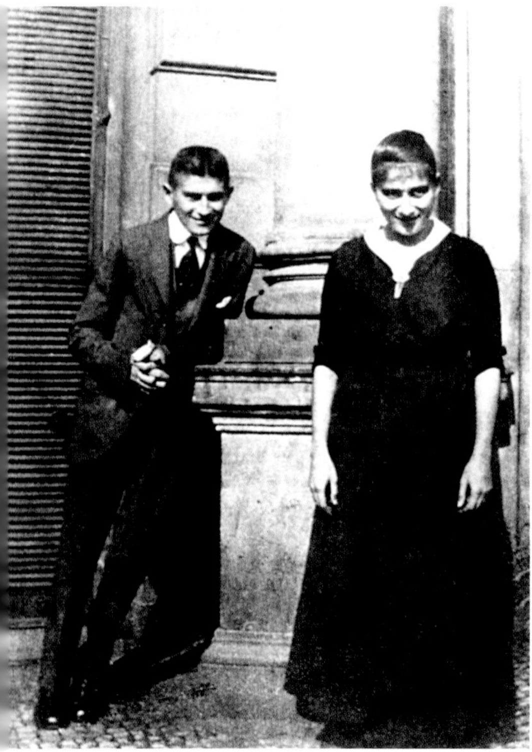

Das Schicksal will es, daß Franz Kafka die Grippe übersteht, der literarischen Welt werden so noch einzigartige Werke wie sein *Brief an den Vater* oder der überragende Roman *Das Schloß* zuteil. Die Grippe ist nur mehr blasse Erinnerung, als Kafka sechs Jahre später in Kierling nahe Wien an seinem Tuberkuloseleiden stirbt.

Der Mangel an Ärzten im Hinterland gehört im Deutschen Reich und in Österreich-Ungarn zu den Begleiterscheinungen des Krieges. Durch die Abberufung zahlreicher Kollegen ist die Struktur der Ärzteschaft nachteilig verändert. Die zur Betreuung der zivilen Patienten verbliebenen Mediziner sind überaltert und oft genug physisch ungeeignet für den schweren Dienst. So sind etwa Spezialisten mit der Vertretung der einberufenen Ärzte betraut, die kaum über Erfahrungen in der Allgemeinpraxis verfügen.[212]

Die Zahl der Prager Ärzte hat sich von 792 im Jahr 1915 auf 494 im Jahr 1918 reduziert. Auch in Wien ist es nicht besser – nach vorsichtigen Schätzungen unternehmen Wiener Ärzte im Durchschnitt 30 Tagesbesuche, was sich bei einer Besuchsdauer inklusive Wegezeit von einer halben Stunde auf eine tägliche Arbeitszeit von 15 Stunden Schwerarbeit summiert, wohlgemerkt nur für Patientenbesuche, ohne Berücksichtigung der Ordinationszeiten.[213]

Der Prager Stadtphysikus spricht gar von bis zu 60 Visiten und 150 Ordinationen, die täglich eine derartige Überlastung mit sich brächten, daß den Ärzten eine schriftliche Meldepflicht nicht mehr aufgebürdet werden könne.[214]

Zahlreiche Mediziner sind 1918 bereits gefallen oder zumindest vorerst nicht von den verschiedenen Kriegsgebieten zurückgekehrt. Nun werden viele Ärzte auch noch Opfer der Grippe und damit Märtyrer ihres Berufes – allein in Böhmen sind es dutzende, hunderte in ganz Österreich-Ungarn.

Mit rasch ausgebildeten „Kriegsdoktoren" trachtet man dem Mangel abzuhelfen. Die jungen Medici sind mit einem zugedrückten Auge durch die Promotion gewunken und vom Hörsaal an die Front abkommandiert worden. Zahlreiche Ärzte, die jetzt in den Spitälern und Reservelazaretten dienen, können ihre einst florierenden

LINKE SEITE OBEN: Das Oppelthaus auf dem Altstädter Ring in Prag, wo Kafka zur Zeit seiner Grippeerkrankung wohnte. Nach Kriegszerstörung 1945 bestehen die Kafkawohnung, der Eckturm und die Schmuckgiebel nicht mehr. Um 1910.

LINKE SEITE UNTEN: Franz Kafka mit seiner Schwester Ottla vor dem Oppelthaus in Prag, um 1914.

UNTEN: Eine Krankenversicherung, die damit wirbt, auch die Spitalskosten bei Spanischer Grippe zu übernehmen. Reklameinserat.

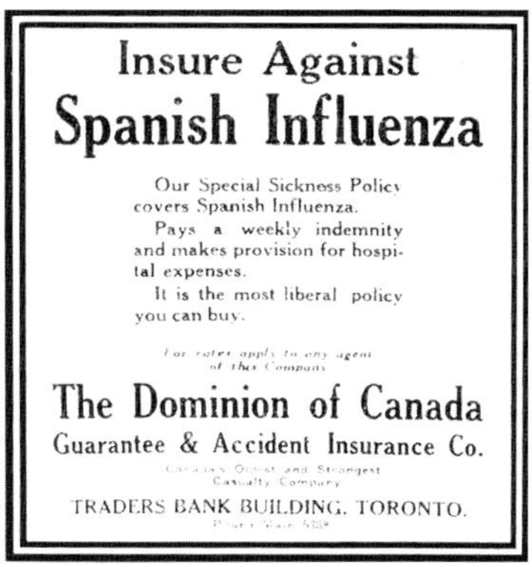

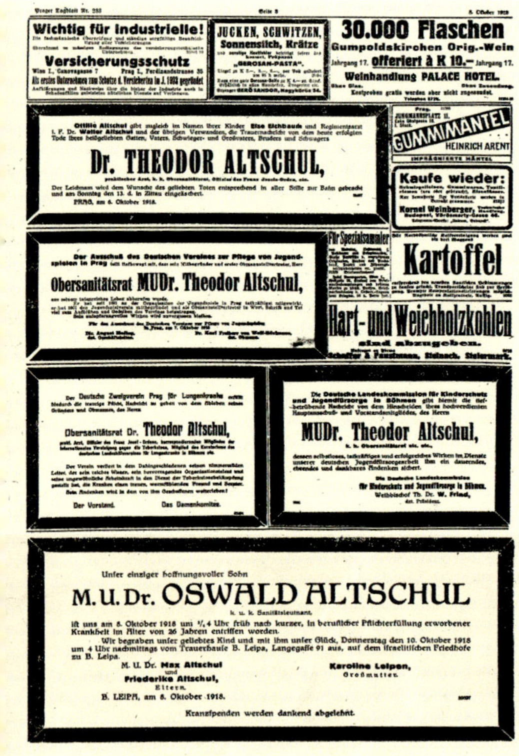

Prager Tagblatt Nr. 233 Seite 5 8. Oktober 1918

Wichtig für Industrielle!

Versicherungsschutz

Wien I., Canovagasse 7 Prag I., Ferdinandstrasse 35

Als erstes Unternehmen zum Schutze d. Versicherten im J. 1903 gegründet

JUCKEN, SCHWITZEN, Sonnenstich, Krätze

„GEROSAN-PASTA".

30.000 Flaschen

Gumpoldskirchen Orig.-Wein

Jahrgang 17. offeriert à K 10.– Jahrgang 17.

Weinhandlung PALACE HOTEL.

Kostproben gratis werden aber nicht zugesendet.

Ottilie Altschul gibt zugleich im Namen ihrer Kinder Else Eichbaum und Regimentsarzt i. F. Dr. Walter Altschul und der übrigen Verwandten, die Trauernachricht von dem heute erfolgten Tode ihres heißgeliebten Gatten, Vaters, Schwieger- und Großvaters, Bruders und Schwagers

Dr. THEODOR ALTSCHUL,

Der Leichnam wird dem Wunsche des geliebten Toten entsprechend in aller Stille zur Bahn gebracht und am Sonntag den 13. d. in Zittau eingeäschert.

PRAG, am 6. Oktober 1918.

JUNGMANNSPLATZ 11.

GUMMIMÄNTEL

HEINRICH ARENT

IMPRÄGNIERTE MÄNTEL

Kaufe wieder:

Kornel Weinberger,

Budapest, Vörösmarty-Gasse 46.

Der Ausschuß des Deutschen Vereines zur Pflege von Jugendspielen in Prag

Obersanitätsrat MUDr. Theodor Altschul,

Für Spezialsammler

Kartoffel

Hart- und Weichholzkohlen

sind abzugeben.

Schaffer & Paulsmann, Stainach, Steiermark.

Der Deutsche Zweigverein Prag für Lungenkranke

Obersanitätsrat Dr. Theodor Altschul,

Sein Andenken wird in dem von ihm Geschaffenen weiterleben!

Der Vorstand. Das Damenkomitee.

Die Deutsche Landeskommission für Kinderschutz und Jugendfürsorge in Böhmen gibt hiemit die tiefbetrübende Nachricht von dem Hinscheiden ihres hochverdienten Hauptausschuß- und Vorstandsmitgliedes, des Herrn

MUDr. Theodor Altschul,

k. k. Obersanitätsrat etc. etc.,

dessen selbstloses, tatkräftiges und erfolgreiches Wirken im Dienste unserer deutschen Jugendfürsorgearbeit ihm ein dauerndes, ehrendes und dankbares Andenken sichert.

Die Deutsche Landeskommission für Kinderschutz und Jugendfürsorge in Böhmen.

Weihbischof Th. Dr. W. Frind,

dzt. Präsident.

Unser einziger hoffnungsvoller Sohn

M. U. Dr. OSWALD ALTSCHUL

k. u. k. Sanitätsleutnant,

ist uns am 8. Oktober 1918 um ¼4 Uhr früh nach kurzer, in beruflicher Pflichterfüllung erworbener Krankheit im Alter von 26 Jahren entrissen worden.

Wir begraben unser geliebtes Kind und mit ihm unser Glück, Donnerstag den 10. Oktober 1918 um 4 Uhr nachmittags vom Trauerhause B. Leipa, Langegasse 91 aus, auf dem israelitischen Friedhofe zu B. Leipa.

M. U. Dr. Max Altschul und Friederike Altschul, Eltern.

Karoline Leipen, Großmutter.

B. LEIPA, am 8. Oktober 1918.

Kranzspenden werden dankend abgelehnt.

Über Monate finden sich in den Zeitungen Sterbeanzeigen von Grippeopfern, „gestorben nach „kurzem, schweren Leiden" oder nach „kurzer, tückischer Krankheit". Nicht selten sind Ärzte unter den Toten. Hier Parteanzeigen im *Prager Tagblatt* vom 7. Oktober 1918 für den praktischen Arzt Obersanitätsrat Dr. Theodor Altschul in Prag, der im 68. Lebensjahr der Grippe erlegen ist, sowie der „nach kurzer, in beruflicher Pflichterfüllung erworbener Krankheit" mit erst 26 Jahren verstorbene jüdische Arzt M.U.Dr. Oswald Altschul, ein Namensvetter des bekannten Prager Obersanitätsrates.

Privatpraxen nicht mehr weiterführen. Trotz Behandlung von oft bis zu zweihundert Patienten am Tag, ist die Versorgung aller Hilfsbedürftigen unmöglich. Verzweifelt und vergeblich warten die Grippekranken in ihren Häusern, Wohnungen und Unterkünften auf den Arzt.

Besonders auf dem Lande sind die Kollegen gezwungen, die oft weiten Strecken mit dem Pferdewagen oder auch zu Fuß zurückzulegen. Die Eisenbahn bietet sich an, jedoch machen sich jetzt die Einschränkungen des Bahnverkehrs unangenehm bemerkbar. Regelmäßig wird die Forderung erhoben, den Ärzten doch die Mitfahrt in Güterzügen zu ermöglichen.

Spätestens im Oktober 1918 ist der kriegsbedingte Mangel an Verkehrsmitteln nicht mehr zu übersehen. In der Presse wird den Patienten empfohlen, Ärzten wenn irgend möglich, Fahrgelegenheiten zur Verfügung zu stellen, so wie der Prager Bürger Max Steiner, der sein Vehikel einem vielbeschäftigten Praktiker in Prag-Weinberge überlassen hat.[215] Auch der Behörde wird nahegelegt, die wenigen vorhandenen Wagen ausschließlich für Ärzte bereitzuhalten.[216] Der Wiener Chirurg Prof. Dr. Julius von Hochenegg hält jetzt gar die rücksichtslose Requirierung von Autos für gerechtfertigt.[217]

Der Wiener Ärztekammerfunktionär Dr. Ludwig Stricker stößt in dem Artikel *Grippe und Arzt* in der *Neuen Freien Presse* in dasselbe Horn: „Der Arzt hat noch immer kein promptes Verkehrsmittel zur Verfügung und muß wochenlang Tag und Nacht seine müden Knochen durch den Straßenkot schleppen, während Fiaker und Privatautomobile durch die Straßen spazierenfahren und abends stundenlang vor den Vergnügungsetablissements und Gastlokalen, welche noch Friedensküche führen, auf ihre Besitzer warten. Sache des Gesundheitsministeriums wäre es, unverweilt die Requisition aller dieser Privatfuhrwerke rücksichtlos durchzuführen und die sofortige ärztliche Diensteinteilung dieser sowie aller entbehrlichen staatlichen Pferde und Kraftwagen zu veranlassen."[218]

In der allgemeinen Mangellage fehlt es in Österreich-Ungarn auch an Medikamenten und Heilbehelfen jeglicher Art. In den Lazaretten wird Verbandswatte durch Holzwolle ersetzt, in den Apotheken fragt man vergeblich nach dem Allheilmittel Aspirin. Gesundheitsminister Horbaczewski ersucht bei der deutschen Reichsregierung um Zulieferung von wenigstens 1.000 kg Aspirin für den Bedarf der Monarchie. Für böses Blut sorgt es, als man in Prager Apotheken die letzten Aspirinbestände requiriert – damit ist wegen einiger weniger Kilogramm für die Wiener Arzneimittelzentrale Ärger mit den Tschechen vorprogrammiert. Diese revanchieren sich denn auch prompt, indem sie den für die Wiener Apotheker bestimmten Zucker nicht mehr durch ihre Gebiete lassen. Aspirinhamster und Medikamentenfälscher machen blendende Geschäfte, der Schleichhandel blüht. Für eine Tablette Aspirin wird in Wien der stolze Preis von einer Krone gezahlt. Dafür kriegt man in der Hungerzeit des Oktober 1918 fast 1 ½ kg Kartoffeln oder 100 Gramm Schweinespeck, zumindest nach amtlichen Preisen.

OBEN: Nicht nur Ärztewagen, sondern auch Rettungsfahrzeuge sind in Österreich 1918/19 noch selten. Abgebildet ist der von Bespannpferden gezogene Sanitätswagen der Köflacher Feuerwehrrettung mit ihrem Gründer, dem steirischen Dichterarzt Hans Kloepfer (mit Armschleife), um 1920.

UNTEN: In fortschrittlichen Gemeinden sind die Feuerwehrsanitäter bereits motorisiert, wie hier die Freiwillige Feuerwehr Kapfenberg in der Steiermark 1919.

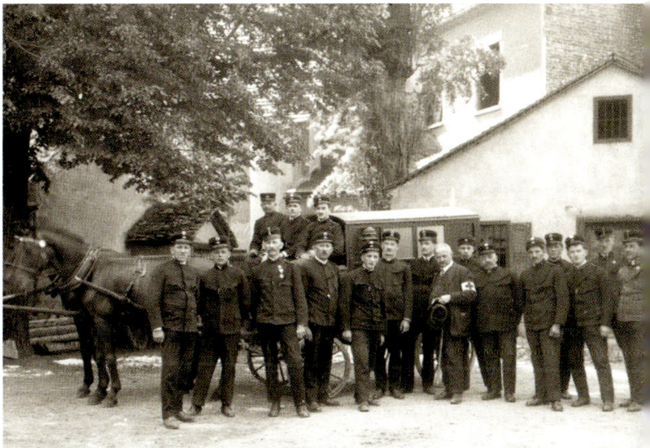

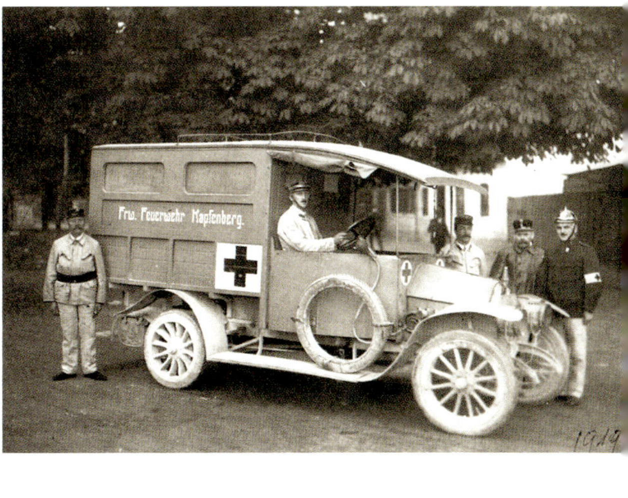

Die USA gleichen im Herbst 1918 einem Hexenkessel, die mit den Schiffen an die amerikanische Ostküste getragene Saat ist reichlich aufgegangen.

Wieder sind es die Militärcamps, die zu Brennpunkten der Epidemie werden. In einem Camp nach dem anderen weitet sich die Grippe zum Verderben aus. Von den Army- und Navystützpunkten aus pflanzt sie sich mit rasender Geschwindigkeit in die umliegenden Städte fort. Um den 5. Oktober regiert die Influenza bereits von Küste zu Küste. In den sechs Wochen zwischen dem 15. September und dem 1. November werden im Fort Riley in Kansas 15.170 Grippefälle verzeichnet, unter diesen entwickeln 2.624 eine Lungenentzündung, 941 Männer sterben. Im Camp Sherman in Ohio, wo etwa 30.000 Rekruten auf engstem Raume zusammengepfercht ihrem Einsatz entgegensehen, infizieren sich 10.979 Männer mit der Influenza, 2.001 erleiden eine Lungenentzündung, 842 sterben. Unter den Rekruten in den amerikanischen Kasernen und Militärlagern sind die Mortalitätszahlen noch höher, als unter den Frontsoldaten in Europa, die bereits während der milderen Frühjahrswelle eine gewisse Immunität erworben haben.

In einem großen Ausbildungscamp in South Carolina meldet sich Mitte September der Rekrut Roscoe Vaughan krank, er stirbt am 26. September an einer Pneumonie.

OBEN: Immunisierung des Bürgermeisters von Boston Andrew J. Peters, 1918/19.

UNTEN: Rot-Kreuz-Schwestern versorgen Soldaten eines Truppenzuges, Washington, D. C., um 1918.

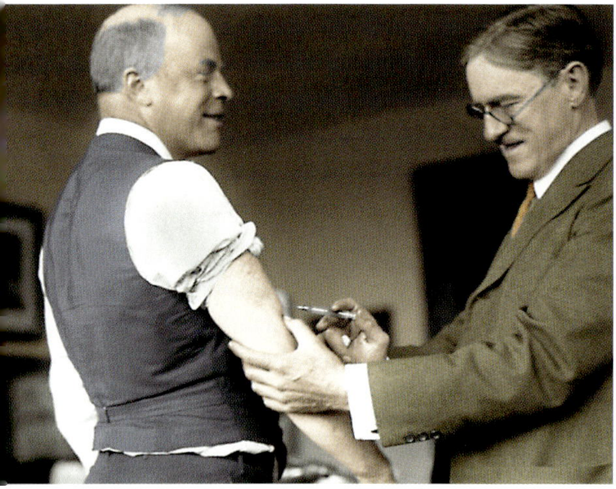

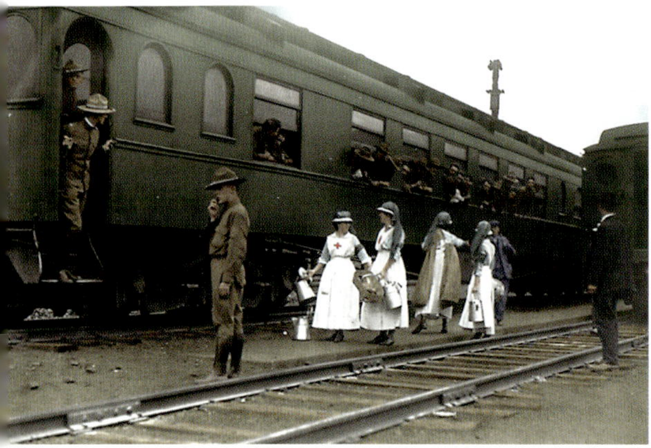

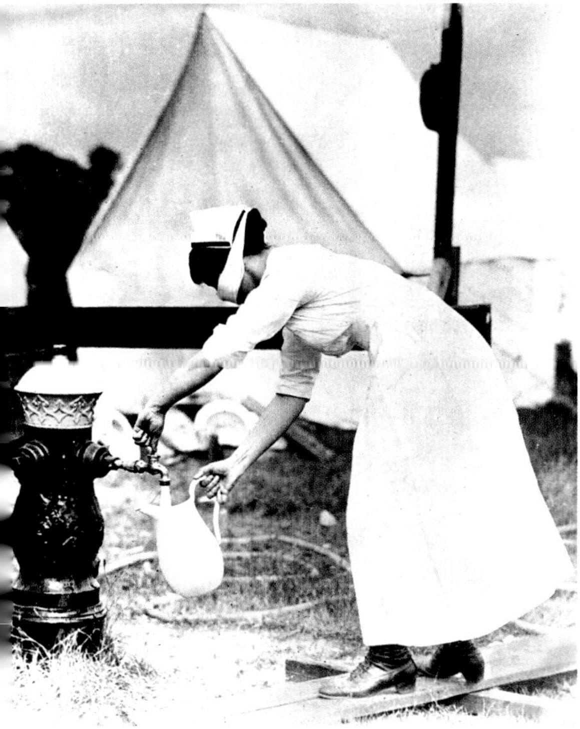
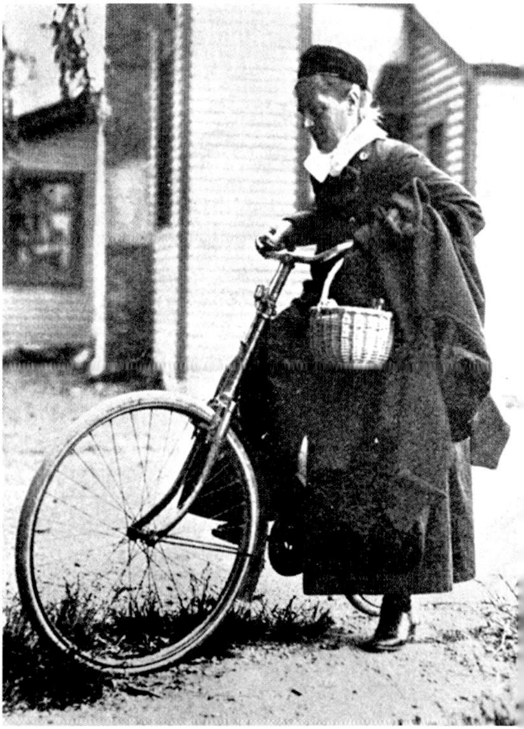

Seinem Leichnam wird Lungengewebe entnommen, bestimmt zur routinemäßigen Archivierung in einem Depot der Streitkräfte. Unter ähnlichen Umständen stirbt im Camp Upton in New York der Rekrut James Downs, auch aus seiner Lunge wird eine Gewebeprobe geschnitten. Die Präparate in dem Armeedepot sind bald vergessen. Erst in den 1990er Jahren werden sie aus den Magazinen geholt werden, dann soll ihnen eine wichtige Rolle bei der genetischen Entschlüsselung des Pandemievirus' zukommen.

In der Woche vom 17. bis 23. Oktober sterben quer durch die Vereinigten Staaten 210.000 Amerikaner an der Grippe, es ist die höchste, jemals innerhalb einer Woche registrierte Sterbeziffer in den USA.[219] Die zweite Welle der Grippe findet ihre ersten Schauplätze in Massachusetts und den Gebieten der Atlantikküste

LINKS: Eine Krankenschwester mit Schutzmaske füllt einen Wasserkrug. Correy Hill Hospital in Brookline, Massachusetts, 13. September 1918.

RECHTS: Eine mobile Schwester, verläßt das Depot in Christchurch, Neuseeland, um Grippepatienten zu besuchen, Dezember 1918.

zwischen Maine und Virginia. Besonders Boston wird zum Fokus der Herbstepidemie. Am 28. August hat ein Schiff mit zwei Dutzend grippekranken Seeleuten die Stadt erreicht, bald darauf breitet sich die Krankheit in den angrenzenden Marinestützpunkten und Werften aus. Am 11. September hat sie auch die Zivilbevölkerung erfaßt, eine knappe Woche später gibt es bereits hunderte Fiebernde in der Stadt, Mitte September sind 2.000 Seeleute krank. Das City Hospital und das Massachusetts General Hospital sind überfüllt. Auch unter den Häftlingen im Charles Street-Gefängnis geht die Krankheit um.

Da es an Spitalsbetten fehlt, errichtet die Massachusetts National Guard ein Zeltspital auf dem Corey Hill, in das am 10. September 200 kranke Seeleute aufgenommen werden. Die noch gesunden Männer vom Commonwealth Pier werden in Zeltbaracken in Framingham im Westen von Boston untergebracht, um sie fernzuhalten von der Grippegefahrenzone.

Auf den Stufen einer Kirche in Fresno in Kalifornien beten Gläubige um Schutz vor der Influenzaseuche, 1918.

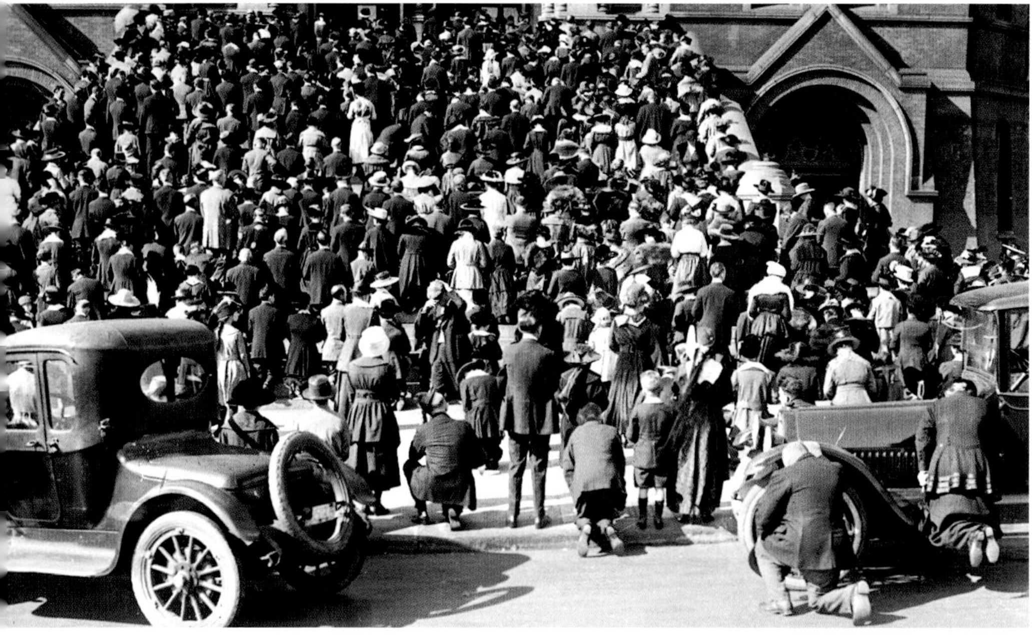

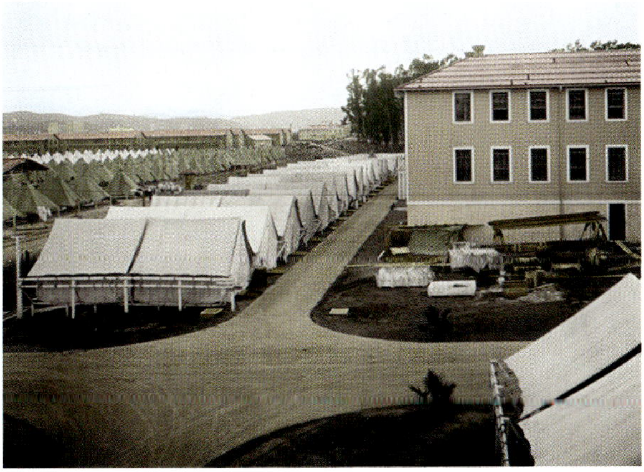

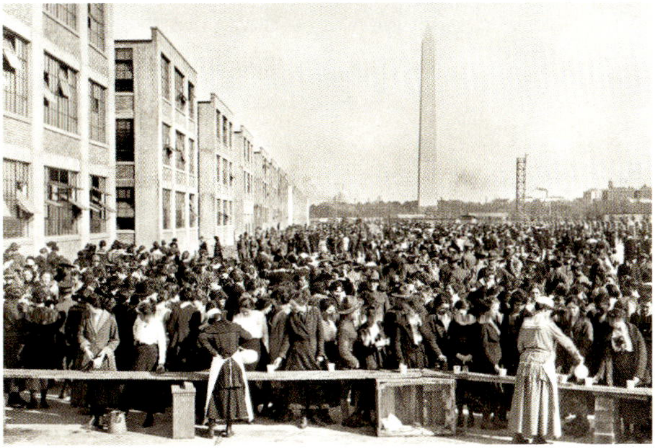

If You Must Smoke While Wearing Your Influenza Mask

IT is all very well to use an influenza mask. But what if you want to smoke? Edward T. Duncan has supplied the answer.

First, buy two corn-plasters at a drug store. You may not see the relationship between a corn-plaster and the influenza. Wait a minute. Hasn't the plaster an opening for a corn? Well, that hole can be made to fit a cigar or a cigarette. Paste one of the plasters on the inside of the mask and the other on the outside, as shown in the picture. Extend the hole of the outside one clear through the mask. The other plaster is put on merely for beauty; it provides symmetry.

When you draw on your cigarette, all the little germs hovering around take advantage of the chance and try to get in. But when they have gone through the fire of your cigarette they become purified, and are quite harmless by the time they get to your lungs.

When you are not smoking, the open plaster is plugged with a cork. This is to conform to the law in localities where the authorities think that influenza can be cured by legislation.

You must remember not to stick out your tongue, and to be very careful when you sneeze lest you blow out the cork and let in the germs.

Duncan, the inventor, at first thought of having an outlet for the exhaust smoke, but he found out that such refinements would violate the law. On second thought, he concluded that there was double enjoyment derived from swallowing the smoke a couple of times.

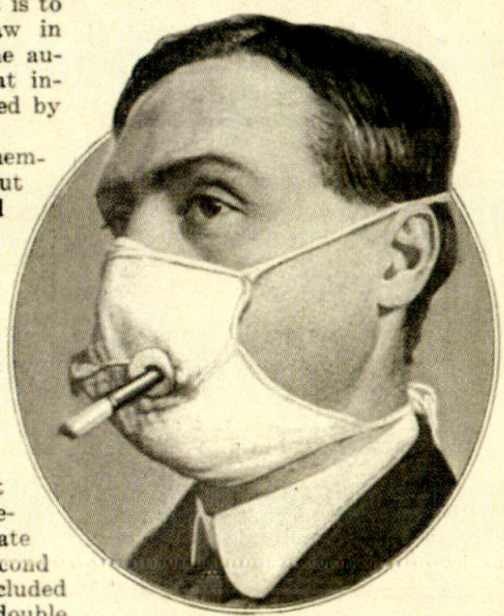

Smoke if you want to, even though you wear an influenza mask. Corn-plasters fitted to the mask, inside and out, supply the necessary hole

Ungefähr 200 Männer, die per Eisenbahn zu einer Trainingsstation in den Charleston Naval Yard nach South Carolina verlegt werden sollen, werden jetzt in Boston festgehalten, damit sie die Grippe nicht in den Süden verschleppen. Ein großer Teil des Pflegepersonals ist selbst krank, so daß es an Ärzten und Krankenschwestern fehlt. Eine der Schwestern erinnert sich später, „es hatte den Anschein als ob die ganze Stadt sterben würde, in den Wohnungen ernsthafte Krankheit, auf den Straßen Beerdigungsprozessionen."[220] Die 265 Schulgebäude werden geschlossen und in Notspitäler umgewandelt, die Lehrer werden als Pflegepersonal eingesetzt.

LINKS OBEN: Eine Zeltstadt der US Navy für Grippekranke.

LINKS UNTEN: Als Maßnahme der Influenzaprävention wird heiße Schokolade an die Arbeiter einer Munitionsfabrik ausgeschenkt. Washington, D. C., Oktober 1918.

RECHTS: Edward T. Duncans Grippemaske für Raucher, *Popular Science*, Mai 1919.

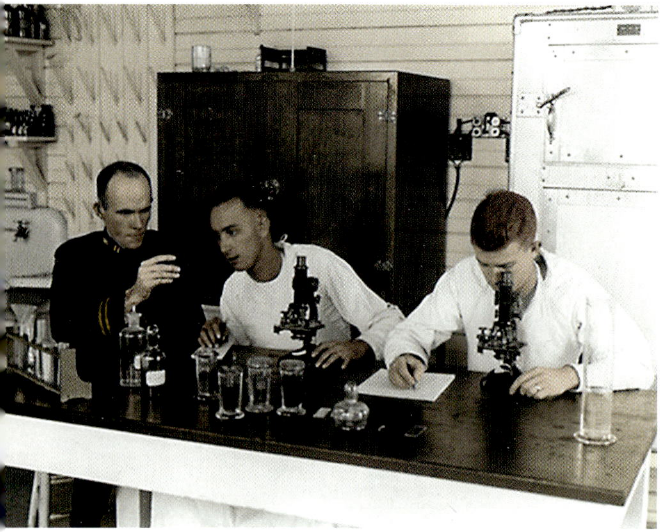

Ab dem 26. September sind zwar die Bühnen, Kinos, Konzertsäle und Tanzlokale der Stadt geschlossen, jedoch findet am 28. September eine Großparade mit tausenden Teilnehmern statt, um für Kriegsanleihen zu werben. Um die Mitte des Oktobers sind bereits 3.500 von den 767.000 Bostonern an Grippe oder Pneumonie gestorben, bis zum Jahresende werden weitere 1.300 ins Grab folgen. Boston gehört damit neben Pittsburgh und Philadelphia zu den Städten mit der höchsten Exzeß-Mortalität im Lande.

OBEN: Auf der Suche nach dem Grippeerreger – Untersucher vor Lichtmikroskopen, 1918.

Als die Vergnügungsstätten nach drei Wochen Schließung wieder geöffnet werden, bilden sich lange Schlangen und riesige Menschenaufläufe – die Vorstellungen sind bald ausverkauft, neben den Sitzen drängeln sich Vergnügungshungrige auf Stehplätzen. Sogar die Straßen füllen sich mit Menschen, die sich endlich amüsieren und die Verbotszeit von Boston wieder vergessen wollen. Die dicht gedrängten Massen sind ein idealer Nährboden für den tödlichen Keim. Als in Boston Waffenstillstandsfeiern mit massenhaftem Menschenzulauf stattfinden, schnellt die Zahl der Influenzafälle weiter hinauf.

UNTEN: Reklame *Stoppen Sie die „Grippe“* der Grand Piano Company: „Verbringen Sie Ihre Abende zu Hause mit Ihrem Victrola-Gerät und neuen Platten“, 1918.

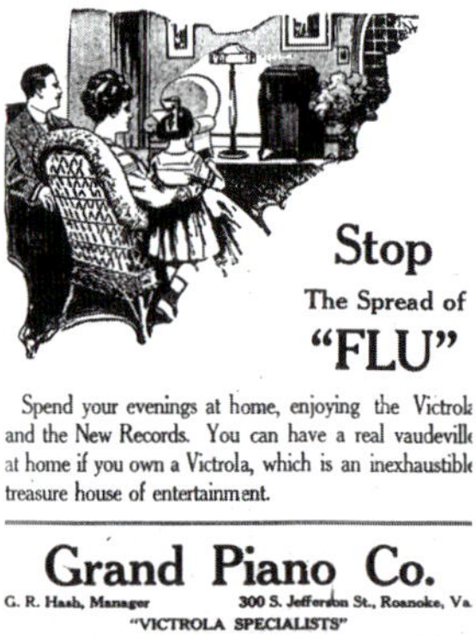

Zwischen 15. September und 16. November sterben allein in New York über 20.000 Menschen. Die Spitze der Mortalität wird am 20. Oktober mit 809 Opfern allein an diesem Tag erreicht. Wegen zahlreicher Krankenstände melden einige Werften in Staten Island Produktionsausfälle von bis zu 40 %.

Das New York State Department of Health verteilt Flugblätter mit Verhaltensregeln und unverzüglich

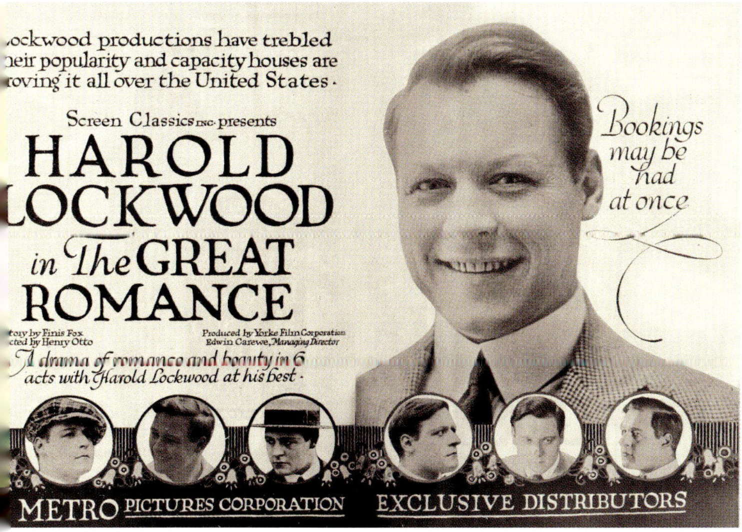
ockwood productions have trebled
heir popularity and capacity houses are
roving it all over the United States.
Screen Classics INC. presents
HAROLD
LOCKWOOD
in The GREAT
ROMANCE
A drama of romance and beauty in 6
acts with Harold Lockwood at his best.
Bookings may be had at once
METRO PICTURES CORPORATION
EXCLUSIVE DISTRIBUTORS

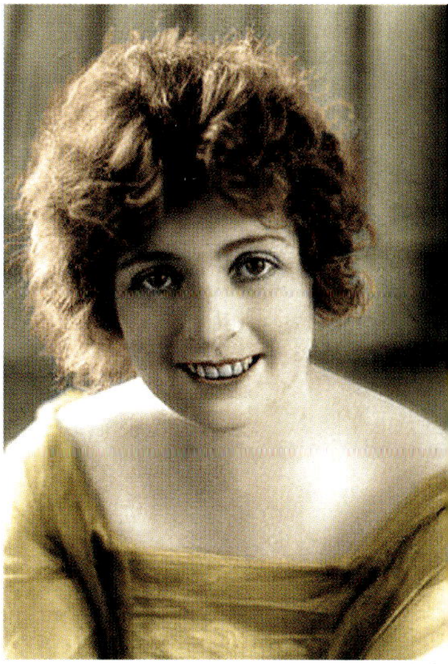

werden jetzt provisorische Spitäler eingerichtet. Mehr als 150 Krankenschwestern und Mediziner werden entsendet, um den hunderttausenden Kranken in dem Häusermeer beizustehen. Das Rote Kreuz übernimmt die Betreuung von Kindern erkrankter oder toter Eltern. Auf Schulschließungen verzichten die Behörden jedoch, da 70 % der Schüler aus armseligen Mietskasernen stammen. Es sei besser den Kindern den Schulbesuch zu ermöglichen, als sie in den Straßen und Höfen herumlungern zu lassen.

Der Gesundheitsbeauftragte des städtischen Health Department Dr. Royal S. Copeland braucht Hilfstotengräber für die Bestattung der 2.000 in Queens angehäuften Grippeleichen, 50 Straßenkehrer sollen mit der Aufgabe betraut werden.

Am 19. Oktober verliert die junge Kinematographie den 31jährigen Stummfilmstar Harold Lockwood. Am Drei Tage später erfährt man aus Los Angeles vom Grippetod der erst 27jährigen Hollywooddarstellerin Myrtle Gonzales, die innerhalb weniger Jahre mit Filmen wie *The Kiss*, *The Girl of Lost Lake* oder *Captain Alvarez* bekannt geworden ist.

OBEN LINKS: Leinwandstar Harold Lockwood (hier auf einer Filmreklame zu *The Great Romance*) stirbt am 19. Oktober in New York an den Folgen der Spanischen Grippe.

OBEN RECHTS: Grippeopfer Myrtle Gonzales.

UNTEN: Fahrradfahren gegen die Spanische Grippe. Reklameeinschaltung, um 1918.

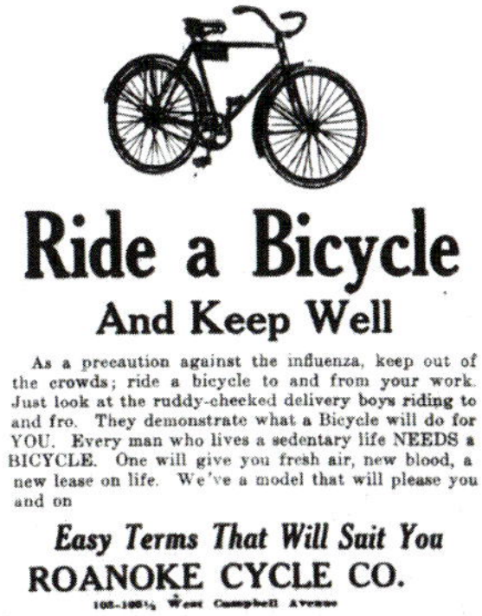
Ride a Bicycle
And Keep Well
As a precaution against the influenza, keep out of the crowds; ride a bicycle to and from your work. Just look at the ruddy-cheeked delivery boys riding to and fro. They demonstrate what a Bicycle will do for YOU. Every man who lives a sedentary life NEEDS a BICYCLE. One will give you fresh air, new blood, a new lease on life. We've a model that will please you and on
Easy Terms That Will Suit You
ROANOKE CYCLE CO.

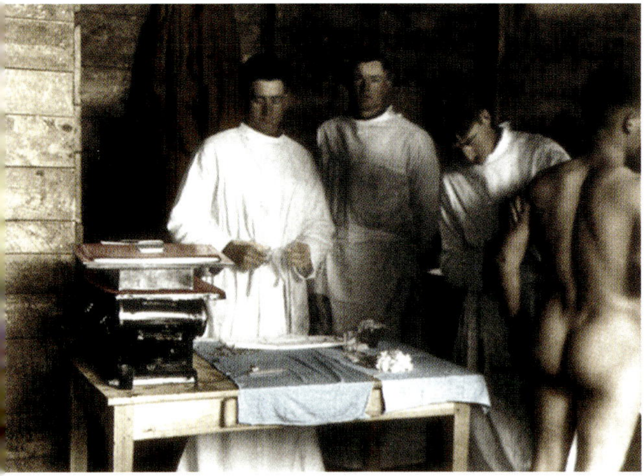

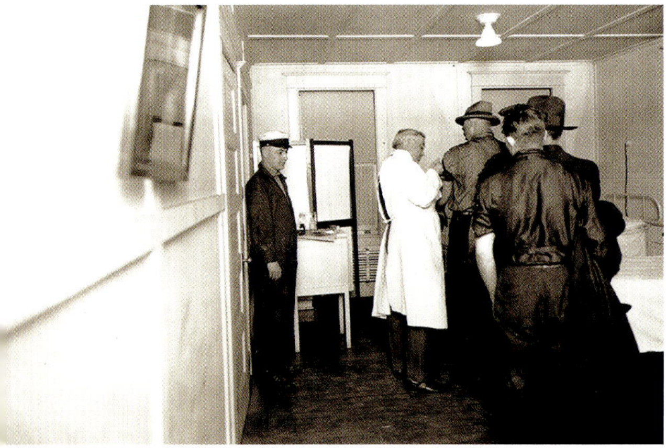

In Chicago, einer Stadt von damals 2,7 Millionen Einwohnern, hält die Grippe am 8. September Einzug, als aus der nahegelegenen Great Lake Naval Training Station Influenzafälle gemeldet werden. Die militärischen Behörden versuchten die 50.000 Matrosen mit täglichen Nasen- und Rachensprühungen zu schützen und ergreifen strenge Isolationsmaßnahmen. Zwei Wochen später steigt auch die Zahl der Zivilkranken steil an. Der Gesundheitsbeauftragte Dr. John Dill Robertson hält die Polizei an, „offene Huster" und „Nieser" in den Straßen und auf öffentlichen Plätzen erbarmungslos festzunehmen. Zur besseren Durchlüftung müssen die vorderen Türen der Straßenbahngarnituren konstant geöffnet bleiben. Das Rote Kreuz spielt auch in Chicago eine wichtige Rolle bei der Bewältigung der Seuche. Am 11. Oktober erläßt die Hilfsorganisation einen dringenden Aufruf nach Freiwilligen. Die städtischen Gesundheitsbehörden untersagen öffentliche Beerdigungen mit mehr als 10 Teilnehmern und auch alle öffentlichen Unterhaltungen etwa in Tanzhallen, Schauspielhäusern oder Kinopalästen. Der Unterhaltungsbezirk von Chicago ist jetzt wie ausgestorben. Nur Saloons, Billardzimmer und Kegelbahnen dürfen offenhalten, solange für hinreichend Belüftung gesorgt ist. Mit der Wiedereröffnung der Vergnügungsstätten im November ergeht die Anordnung, jeder Vorstellung zweiminütige „health talks" voranzustellen.

OBEN: Schutzimpfungen im Einschiffungscamp, Genicart (Frankreich), 1918.

UNTEN: Immunisierungsversuche in Seattle, Washington, 1918.

Auch in Chicago nimmt man von Schulschließungen Abstand. Eine Visiting Nurses' Association kümmert sich um die Kranken in ihren Wohnungen. Die Zeitungen sind voll mit erschütternden Geschichten, etwa jener von Peter Marazzo, der im hohen Influenzafieber seiner Frau und seinen vier Kindern die Kehlen durchschneidet – er wird wegen krankheitsbedingter Unzurechnungsfähigkeit freigesprochen. Oder die Tragödie um die grippekranke Phyllis Padula und ihre vier ebenfalls kranken Kinder, deren Vater Angelo sich auf den Weg gemacht hat, einen Arzt zu suchen und sich dabei in depressiver Verstimmung in den eisigen Chicago River stürzt.

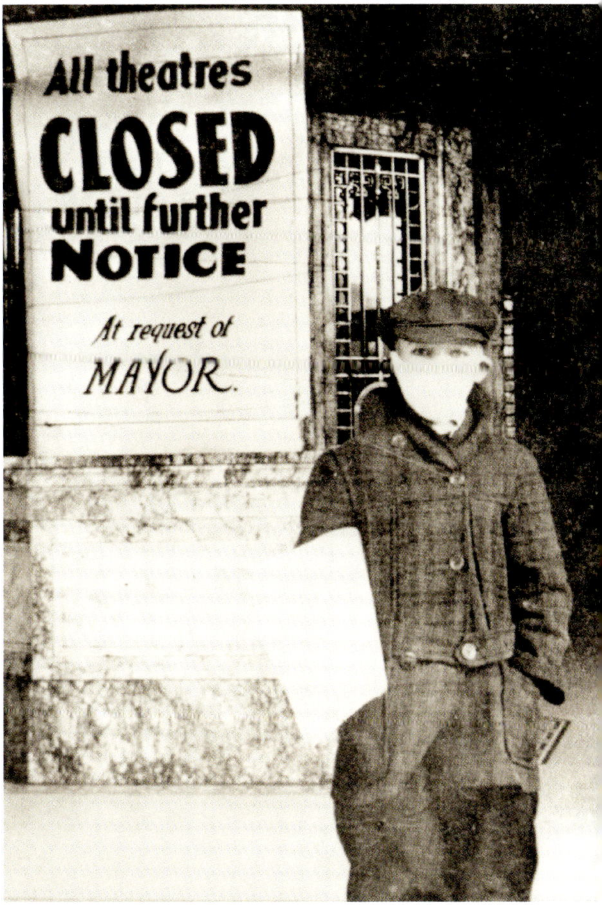
All theatres
CLOSED
until further
NOTICE
At request of
MAYOR
Auf Anweisung des Bürgermeisters werden bis auf Weiteres alle Theater geschlossen, 1918.

Reisende bringen die Grippe von Chicago nach San Francisco. Dort beschließt die Stadtverwaltung am 24. Oktober 1918 einen präventiven „Maskenerlaß“ und bereits am 25. Oktober tragen neun von zehn Bürgern der Stadt einen Grippeschutz. Bedauerlicherweise halten die teils aus zweifelhaftem Stoff erzeugten Masken nicht, was sie versprechen. Da nicht genügend Gazematerial zur Verfügung steht, werden von freiwilligen Helferinnen unter Anleitung des Roten Kreuzes Masken aus Leinen gefertigt. Die Polizei ist angehalten dafür zu sorgen, daß die Masken auch tatsächlich getragen werden. Mit einer Strafe von 5 oder 10 Dollar zugunsten des Roten Kreuzes ist die Sache meist abgetan, nicht wenige Maskenmuffel werden aber auch für einige Tage arrestiert, so daß sich die Gefängnisse der Stadt füllen.

Allein am 27. Oktober werden 110 Personen eingesperrt, die sich dem Maskendiktat nicht unterwerfen wollen. Eine Anwältin aus der Innenstadt wehrt sich gegen die Maßnahme und wirft Bürgermeister James Rolph vor, eine verfassungswidrige Maßnahme gesetzt zu haben. Jeder Polizist, der wegen der Maskenpflicht Passanten ins Gefängnis steckt, sei persönlich für diesen Fehler verantwortlich zu machen. Bei über 20.000 Grippefällen und 1.000 Toten bis Ende Oktober kann sich die Klägerin in ihrem Kampf gegen die unpopulären Masken jedoch nicht durchsetzen. Als im Civic Auditorium ein prominenter Boxkampf stattfindet, gelingt es einem eifrigen Polizeiphotographen, die anwesende Stadtprominenz abzulichten – weder der Health Officer von San Francisco, Dr. William C. Hassler, noch Bürgermeister Rolph tragen eine Maske. Das Stadtoberhaupt wird von seinem eigenen Polizeichef mit einer Strafe von 50 Dollar belegt.

Das Maskengebot bleibt bis zum 21. November in Kraft, an diesem Tag werden um Schlag 12.00 Uhr mittags in den Straßen der Stadt tausende der verhaßten Grippemasken weggeworfen, „die Gehsteige und Rinnsale waren übersät mit den Relikten eines qualvollen Monats."[221] Als später die Krankenzahlen neuerlich ansteigen, bemüht sich Dr. Hassler erneut um eine Maskenpflicht, die nun aber auf geharnischten Widerstand stößt. Apelle des Bürgermeisters, die Masken doch freiwillig zu tragen, werden nicht befolgt. Eine eilends formierte Anti-Masken-Liga kann über 2.000 Demonstranten mobilisieren. Schließlich werden die Folgen der Grippeepidemie bekannt: trotz der Masken sind etwa 45.000 Einwohner von San Francisco an der Grippe erkrankt, ungefähr 3.000 verlieren im Herbst 1918 und Frühling 1919 ihr Leben.

Zahlreiche weitere amerikanische Städte und deren Schicksale sind in der digitalen *Influenza Encyclopedia* der University of Michigan aufgelistet – von Albany bis Worcester. In einer Sammlung von über 16.000

Aus der Kasuistik zur Grippe

... ein 28jähriges Mädchen, Köchin, welche am 10. Oktober 1918 mit häufigen Schüttelfrösten erkrankte, noch bis 13. Oktober ihrer Arbeit nachging, sich aber dann zu Bett legen mußte. Temperatur 39 – 40°, starke Gliederschmerzen und Kopfschmerzen, anfangs auch etwas Halsweh, Appetitlosigkeit. Seit 14. Oktober galliges Erbrechen und Schmerzen im Bauch. Stuhl 5 Tage angehalten, erst auf Einlauf erfolgte ein geformter Stuhl. [...] Bei ihrer Aufnahme ins Spital am 16. Oktober 1918 ist die Kranke nicht imstande, sich selbst aufzurichten. Die Wangen sind gerötet, die Haut ist trocken. Die Stimme etwas heiser, Larynx und Trachea auf Druck schmerzhaft. Es bestand kein Auswurf. Die Zunge ist trocken, rissig, die Zähne belegt, das Zahnfleisch leicht blutend, der Rachen gerötet mit fetzigen, kleinen Belegen. Die Lungenuntersuchung ergibt eine resistente Dämpfung über dem linken Unterlappen mit Knisterrasseln und Bronchialatmen. Im weiteren Verlauf tritt flüssiger, leicht bräunlicher Auswurf auf. Temperatur bleibt zwischen 39 und 40°, Atmung beschleunigt, starke Atemnot. Am 18. auch rechts unten Dämpfung, Knistern und Bronchialatmen, die Kurzatmigkeit nimmt zu. Es tritt Herzklopfen auf, der Puls steigt bis 130 in der Minute. Starker Husten. Trotz Digitalisanwendung und Wickel steigert sich die Kurzatmigkeit und die Infiltration geht nicht zurück. Am 22. Oktober 1918, dem 12. Tag der Erkrankung, erfolgt der Exitus. Klinische Diagnose: Influenza-Pneumonie, Gastroenteritis.

W. Levinthal, M. Kuczynski, E. Wolff
Die Grippe-Pandemie von 1918

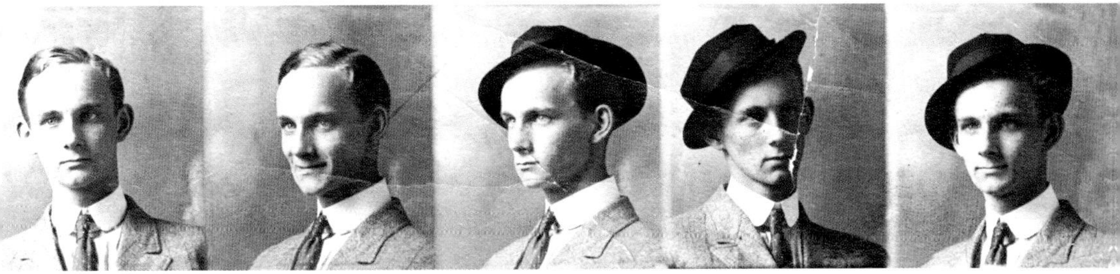

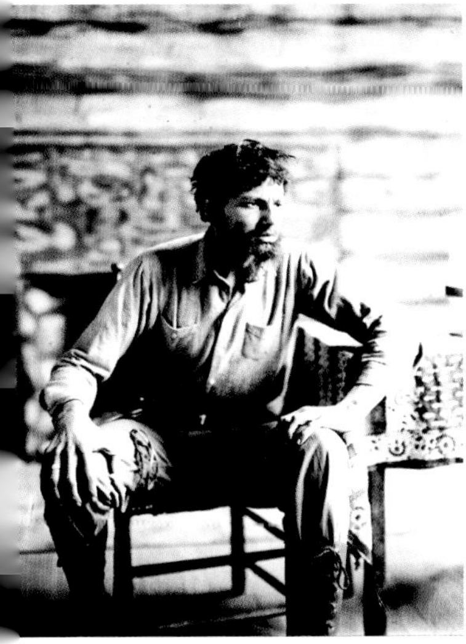

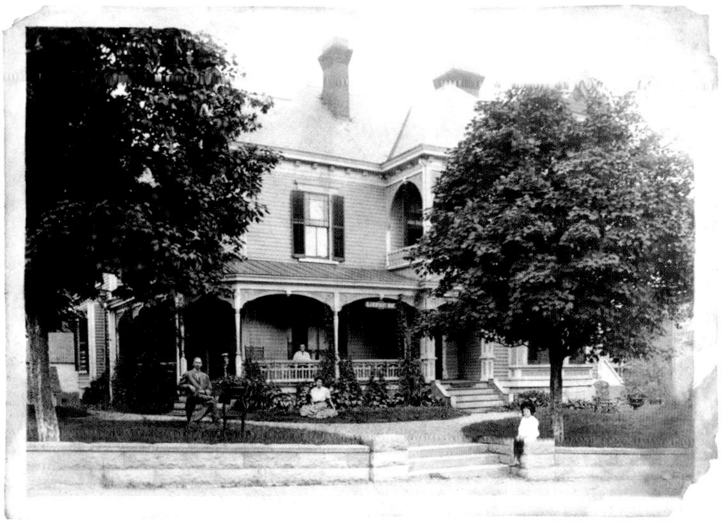

Zeitungsartikeln ist da die Grippepandemie in Amerika aus den Tiefen des Vergessens zurückgeholt. Die abertausenden kleineren Städte, Dörfer und Ranches zwischen Texas und Alaska sind freilich nicht berücksichtigt. Vom Lande stammt auch eines der berühmtesten amerikanischen Influenzaopfer: Am 19. Oktober stirbt in der Kleinstadt Asheville in North Carolina ein junger Mann namens Ben Wolfe. Der Schriftsteller Thomas Wolfe wird den Todeskampf seines Bruders 1929 in dem autobiographischen Roman *Look Homeward, Angel – A Story of the Buried Life*[222] nacherzählen, und damit nicht nur einen der bedeutendsten amerikanischen Romane des 20. Jahrhundertsein hinterlassen, sondern auch ein

OBEN: Benjamin Harrison Wolfe, ca. 1917.

UNTEN LINKS: Thomas Wolfe, um 1919.

UNTEN RECHTS: Das Familienhaus von Benjamin und Thomas Wolfe, Schauplatz einer weltweit berühmt gewordenen Grippetragödie, ca. 1913.

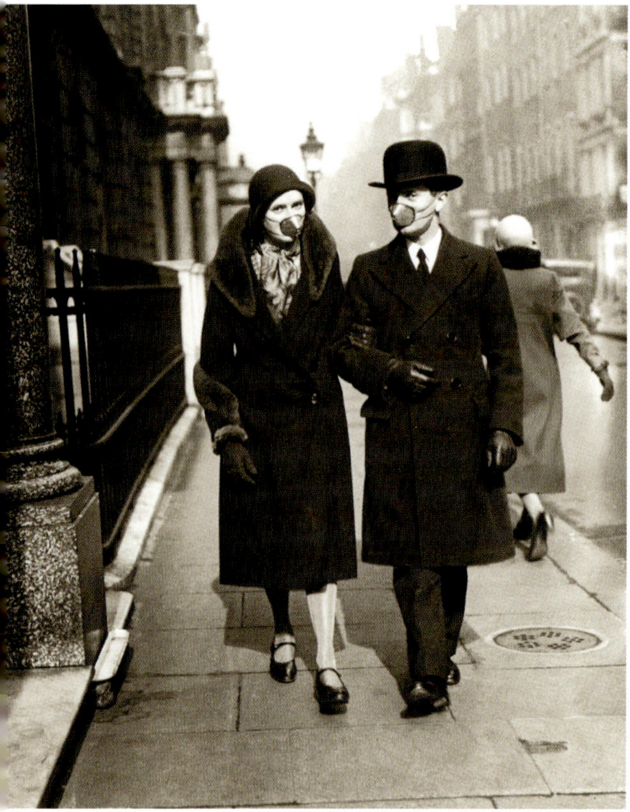

Ein modisch gekleidetes Pärchen propagiert schicke Influenza-Schutzmasken. Aufnahme aus den 1920er Jahren.

wichtiges literarisches Zeugnis zur Pandemie der Spanischen Grippe in den USA: „Bens langer dünner Leib lag zu drei Vierteln unter dem Bettzeug; seine hagere Kontur zeichnete sich verdreht unter der Decke ab, von Anstrengung und Qual verrenkt. Der Körper schien nicht mehr zu ihm zu gehören, war verkrümmt und losgelöst wie der Rumpf eines enthaupteten Verbrechers. Und die gelbe Blässe seines Gesichtes hatte sich in Grau verfärbt: aus diesem von zwei roten Fieberflaggen erhellten, granitfarbenen Todeston wuchsen die steifen Stacheln eines schwarzen Dreitagebartes. Der Bart war entsetzlich, er erinnerte an die verruchte Lebenskraft des Haares, das noch auf einem verwesenden Körper weiterwächst. Und Ben bleckte die Lippen über seine unheimlichen, wie abgestorben aussehenden Zähne. Durch den qualvoll verzerrten Mund schnappte der Erstickende stoßweise und keuchend nach einem Quäntchen Luft. Und dieses Röcheln und Luftschnappen – laut, heiser, schnell, unwirklich, orchestrierte den Raum und füllte ihn vollständig aus. Es gab der Szene den vollkommenen Anstrich des Grauenhaften.

Ben lag in grelles Licht getaucht auf dem Bett, und sie sahen auf ihn hinunter wie auf irgendein riesiges Insekt, das auf dem Tisch eines Naturforschers darum kämpft, seinem aufgezehrten Körper das Leben zu erhalten, das niemand sonst ihm retten kann. Es war von einer ungeheuren Rohheit."[223]

Geradezu apokalyptische Szenen spielen sich jetzt auf den Friedhöfen rund um den Globus ab. Tag für Tag werden Leichen aus Krankenhäusern und Privatwohnungen herangekarrt, die sich bald in den Totenkammern und hinter den Friedhofsmauern in langen Reihen stauen. Es mangelt an Särgen, die Verstorbenen werden in einfachen Totenkisten aus alten Türen oder in Behelfssärgen aus Karton bestattet. Vielerorts werden von den Militärkommandos Hilfstischler beigestellt, die den Sargschreinern bei ihrer Arbeit zur Hand gehen sollen.

Beerdigung deutscher Kriegsgefangener in England, verstorben an Spanischer Grippe, 1918/19.

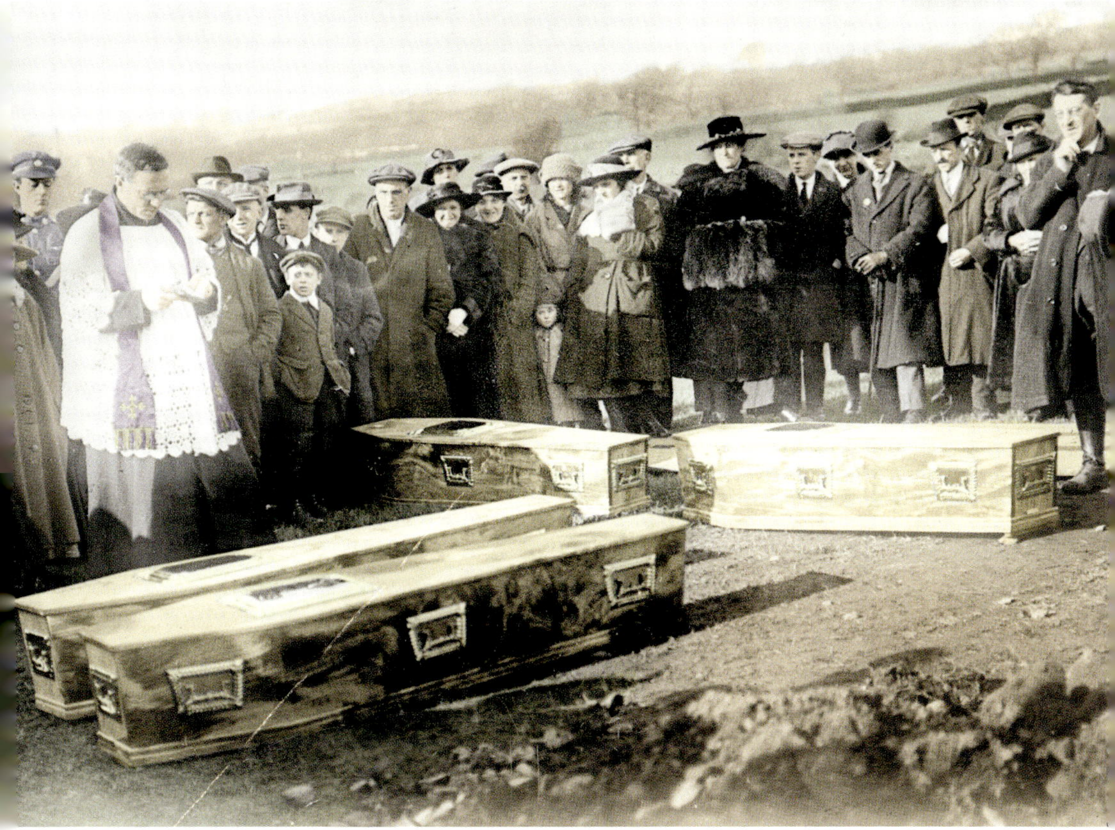

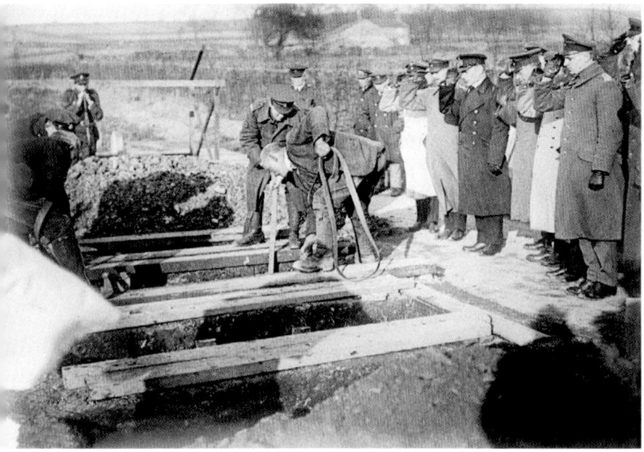

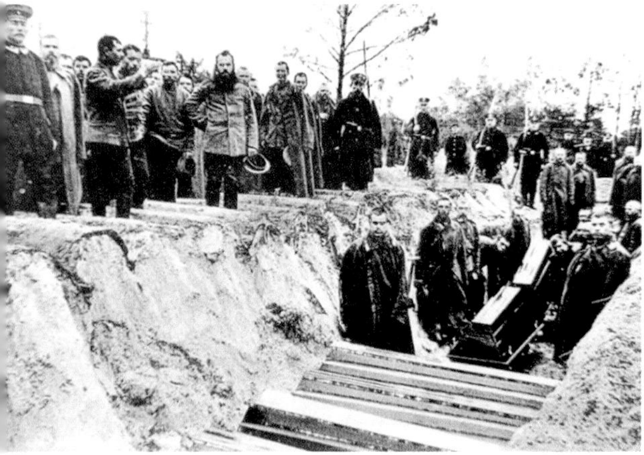

OBEN: Beerdigungsszene in England, 1919.

UNTEN: Massenbeerdigungen auf dem Russen-Friedhof des Kriegsgefangenenlagers Czersk in Westpreußen, undatiert.

Zahlreiche Körper werden eilends kremiert oder in anonymen Massengräbern beigesetzt. In vielen Städten müssen zugeteilte Sappeure den überlasteten Totengräbern helfen. Da die Arbeit als gefährlich gilt, erhalten die Soldaten Sanitätszulagen. Selbst im kühlen Herbst wird es zum Hygieneproblem, wenn die Toten zu lange nicht bestattet werden können, und schon nach wenigen Tagen Lagerung in den Leichenkammern macht sich ein penetranter Geruch breit.

In Alaska, auf den Aleuten, in Norwegen und dem kanadischen Labrador können die Grippetoten nur unter größten Mühen in den gefrorenen Permafrostböden bestattet, oder überhaupt erst im nachfolgenden Frühjahr begraben werden. In der Türkei, dem Irak oder Persien wieder sind ganze Dorfgemeinschaften ausgelöscht, so daß niemand mehr da ist, die Toten zu bestatten. Um die feldmäßige Beerdigung in Massengräbern zu verhindern, schaufeln die Angehörigen oft selbst die Gruben für die Särge ihrer Lieben.

In einer Szene seines Erzählbandes *Nachtmahr* hat der deutsche Schriftsteller Hanns Heinz Ewers 1922 eine Impression jener Tage hinterlassen, als in ganz Europa Soldaten zu Totengräbern mutierten: „In diesem Spätsommer des letzten Kriegsjahres zog eine Seuche über den Kontinent, die die Leute die spanische Influenza nannten. Es sei nur eine Grippe, sagten die Zeitungen, freilich eine recht gefährliche. Viele Leichen

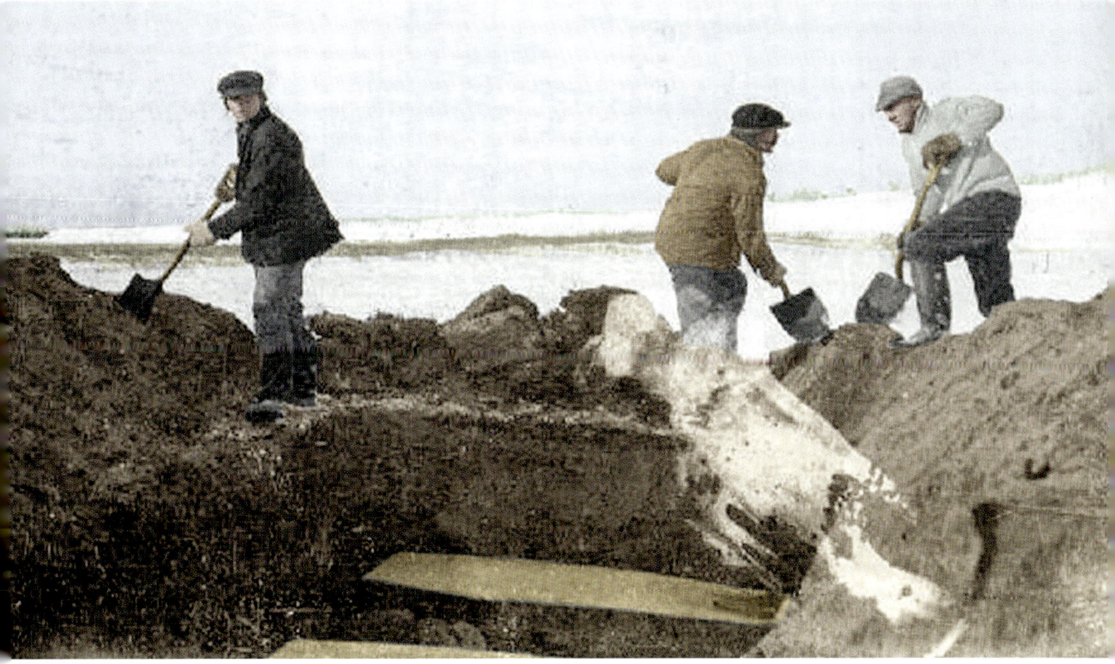

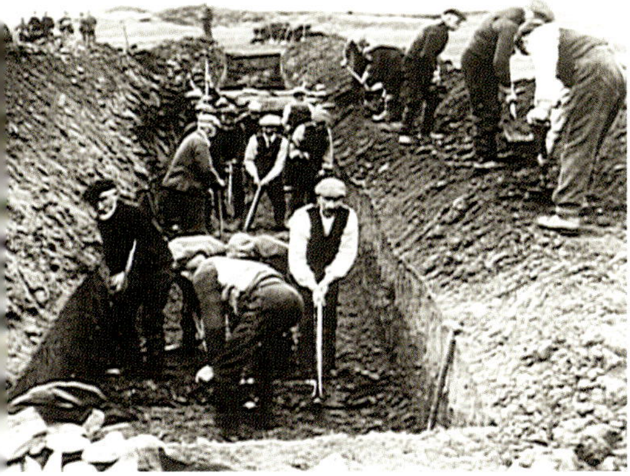

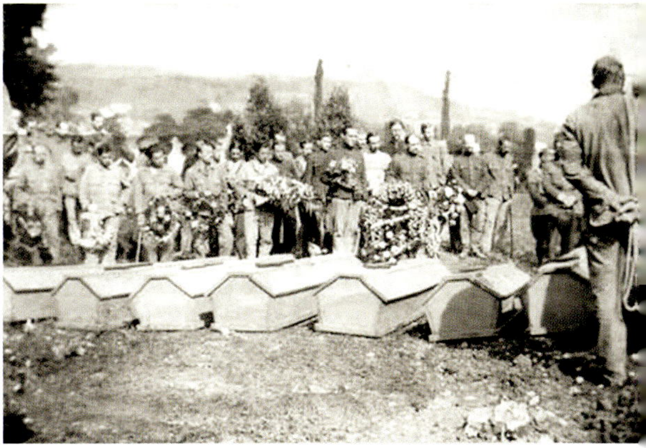

OBEN: Ausheben eines Massengrabes in North River auf Labrador, Kanada, 1918.

UNTEN LINKS: Beerdigung von amerikanischen Grippeopfern auf dem Otranto-Friedhof in Kilchoman auf Islay, einer dünnbesiedelten Insel vor Schottland, November 1918.

UNTEN RECHTS: Sieben Tote einer Grippenacht warten im französischen Chambéry auf ihre Beisetzung, 1918.

FOLGENDE DOPPELSEITE: Verladung von Särgen auf einen LKW der Firma Cascet & Co in San Francisco, 1918.

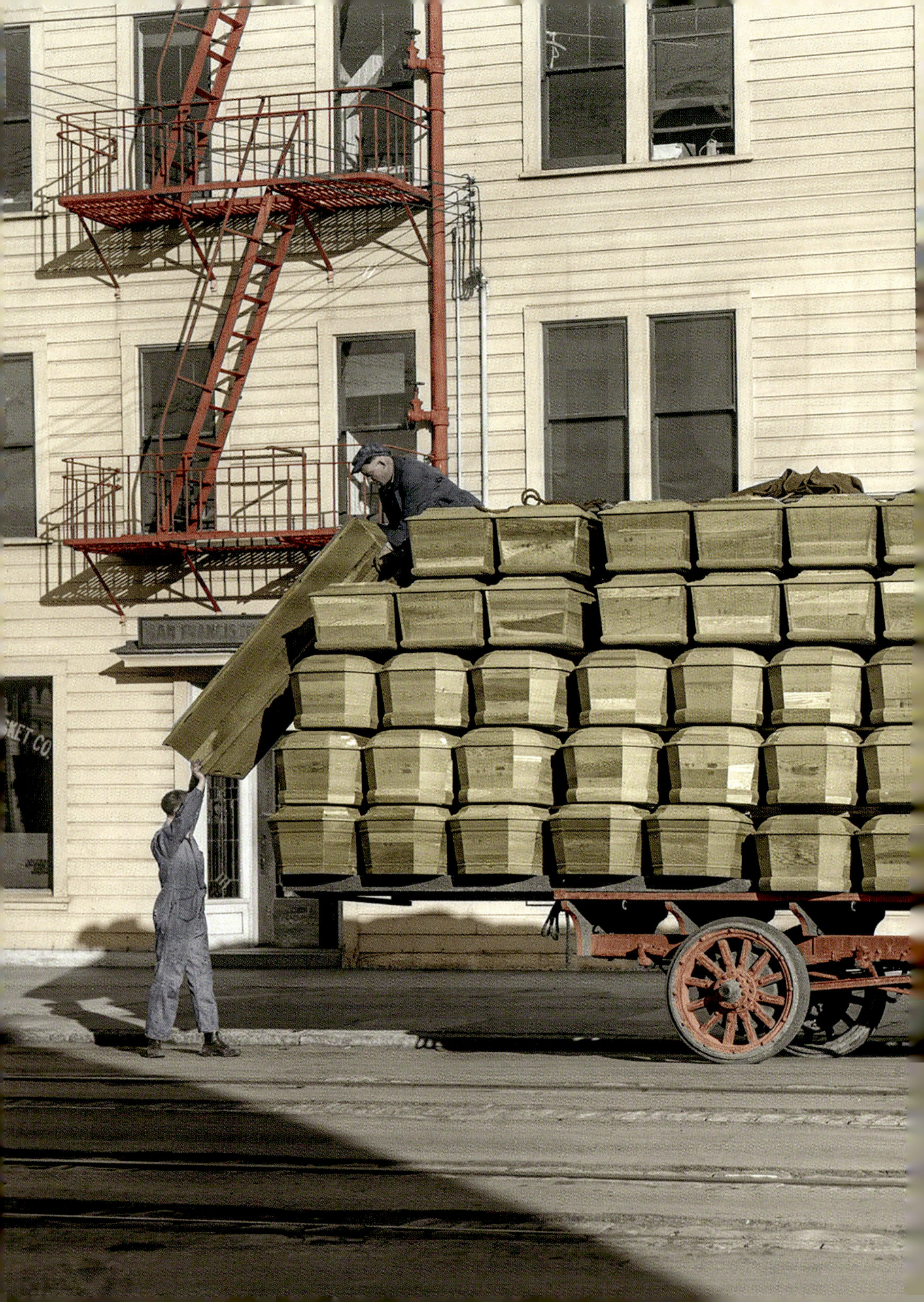
KET CO.

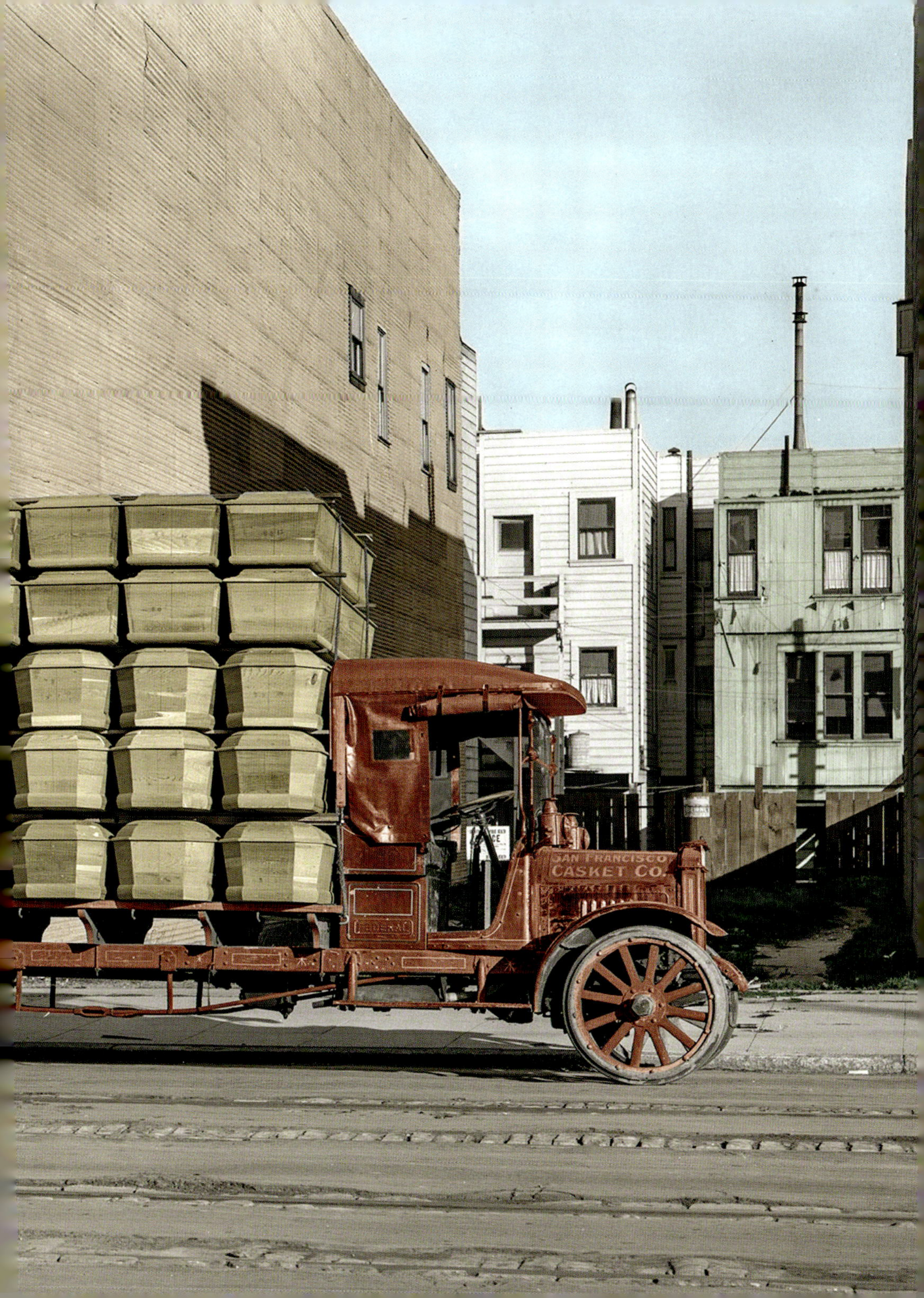
SAN FRANCISCO
CASKET CO.
FEDERAL

wurden blauschwarz – davon schrieben die Zeitungen nichts. Aber jeder wußte es. Und die Menschen starben. Und die Totengräber hatten zu tun. Auch ins Ägypterland kam die spanische Grippe. Auch nach Andernach. Hundert Soldaten gab man dem alten Pawlaczek zur Hilfe; die schnitten Bretter, schlugen Särge zusammen. Fuhren sie mit Karren durch die Stadt, sammelten die Leichen; gruben Gräber und scharrten sie zu. Tagsüber, nachtsüber – ununterbrochen."[224]

Wie soll man die vielen Leichen überhaupt zu den Friedhöfen karren, wo doch Mangel an jeglichem Gefährt besteht! In manchen Städten, so in Toronto oder in Wien, wird der Leichentransport mittels eigener Straßenbahngarnituren bewerkstelligt. In Prag nützt man für diese Aufgabe einen umgebauten Personentriebwagen, in dem nach dem Hochklappen der Seitenwände bis zu vier Särge eingeschoben werden können. Als die Zukunft 1919 wieder rosiger aussieht, wird der schwarz lackierte und mit einem großen Kreuz versehene Leichentriebwagen wieder für die Beförderung lebender Passagiere rückgebaut.[225]

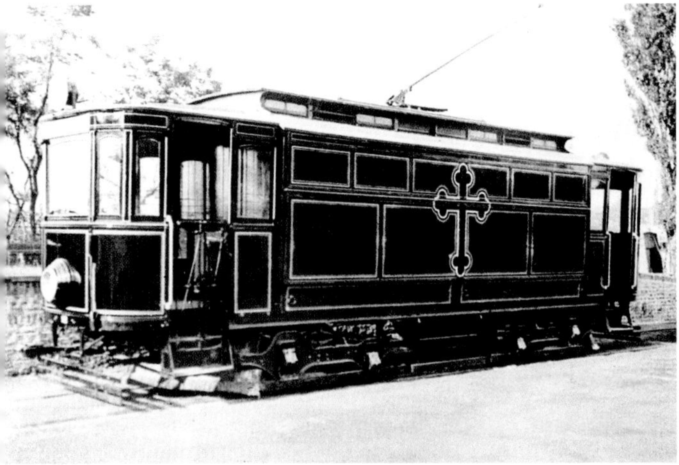

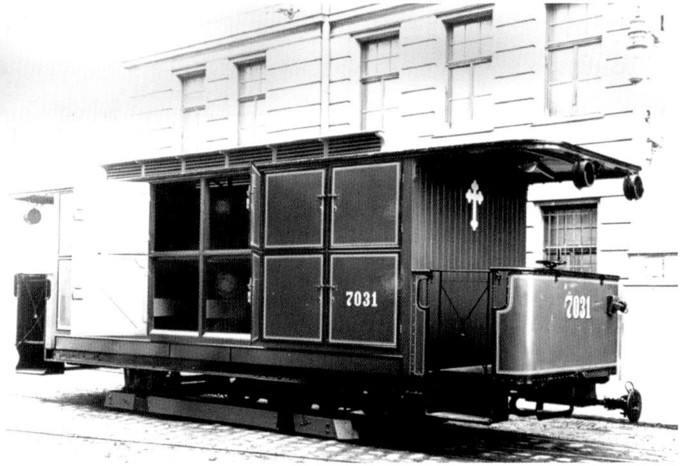

OBEN: Leichentriebwagen der Prager Verkehrsbetriebe zur Zeit der Grippepandemie 1918/19.

UNTEN: Leichentram in Wien, undatiert.

Um 1918 ist die Pest noch fest verankert im kollektiven Gedächtnis der Zeitgenossen. Sie ist die Seuche schlechthin, an der alle anderen Epidemien gemessen werden. Schon im Sommer 1918 macht das Gerücht die Runde, daß es sich bei der Spanischen Grippe nicht um Influenza, sondern um eine gefährliche Lungenpest handle.[226]

Vor allem die dunkle Verfärbung der Leichen wird mit dem Schwarzen Tod in Verbindung gebracht, wiewohl Ärzte und Behörden nicht müde werden, den richtigen Sachverhalt aufzuzeigen. Tatsächlich besteht eine gewisse Ähnlichkeit zwischen den pulmonalen Komplikationen im Gefolge der Grippe und einer Pestpneumonie. Selbst der Pathologe Max Kuczynski sieht sich am Anfang der Pandemie mit Fällen konfrontiert, die ihm „peinliche Stunden bereitet haben, bis die bakteriologische Diagnose feststand."[227]

Anfang August verbreiten Missionare die sofort dankbar von der Presse aufgegriffene Meldung, in China sei die Pest ausgebrochen, dabei hätten bereits 20.000 Menschen den Tod gefunden.[228]

In Österreich kursieren Mitte August Gerüchte, daß in der benachbarten Schweiz die Lungenpest umgehe, und daß diese in dem Städtchen Buchs nahe der österreichischen Grenze zwei Menschenleben gefordert habe. Das Ministerium für Volksgesundheit beauftragt daraufhin den Prager Obersanitätsrat Prof. Dr. Anton Ghon, diesem Klatsch im Rahmen einer Expedition nachzugehen und die bestehenden Befürchtungen womöglich zu zerstreuen. Als Mitglied der österreichischen Pestkommission, die 1897 eine Forschungsreise

„…the last great plague of man…"

Edwin Kilbourne, 1963

Der Prager Pathologe und Pestexperte Anton Ghon (1866–1936). *Galerie hervorragender Ärzte und Naturforscher*, Beilage zur *Münchener medizinischen Wochenschrift*, 1936.

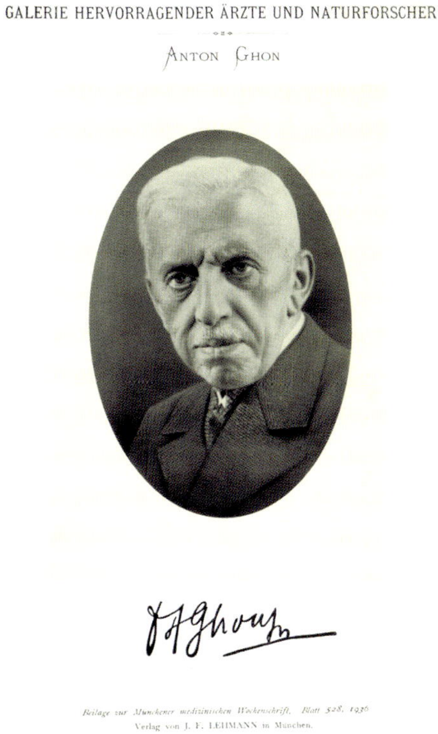

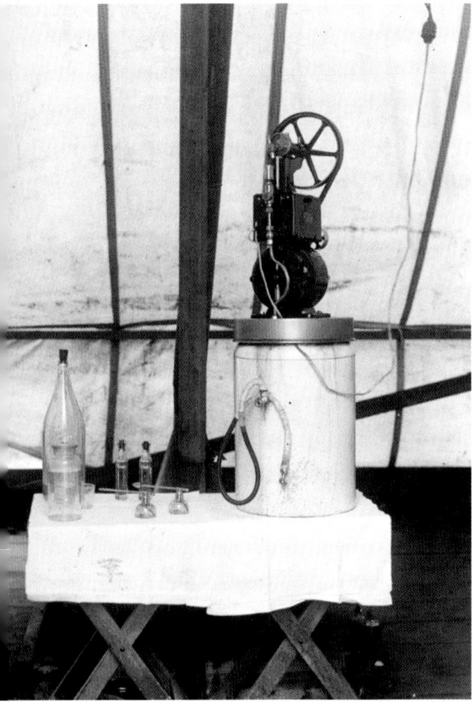

nach Indien unternommen hat, ist Ghon einer der führenden Kenner der Pest und für diesen Auftrag bestens geeignet. Ghon kann die Gerüchte rasch entkräften, die bakteriologische Untersuchung ergibt eindeutig, daß die Fälle von eitrigen Lungenentzündungen durch Streptokokken- und Staphylokokkeninfekten verursacht worden sind und daß diese Mischinfektionen als schwere Komplikationen einer Grippe aufzufassen seien.[229]

Trotzdem wollten die Pestgerüchte nicht verstummen. Kurz nach Ghons Mission wird im *Prager Tagblatt* Professor Siegmund Feilbogen zitiert, der in der allgemeinen Verbreitung der Krankheit in ganz Europa einen Beweis dafür sieht, daß durch den Krieg der europäische Schutzwall gegen das Eindringen von Epidemien geschwächt und eingerissen sei. Feilbogen warnt vor der orientalischen Pest und fordert: „Endet den Krieg, bevor ein Pestbazillus ihn endet!"[230]

Ein Sprühgerät zur präventiven Grippevorsorge bzw. -behandlung in einem Camp in Love Field, Texas, November 1918.

Anfang Oktober wird Minister Horbaczewski erneut befragt, ob die Krankheit nicht doch eine Art Lungenpest sei. Geduldig und unter Verweis auf die Expedition Ghons bekräftigt der Minister, daß es sich keinesfalls um die Pest, sondern um schwere, pestähnlich verlaufende Grippefälle handle.[231] Das Vertrauen in die behördlichen Verlautbarungen ist jedoch erschüttert, wie ein namentlich nicht genannter Beobachter im *Neuen Wiener Journal* spöttelnd bemerkt: „Unsere Behörden gefallen sich vorläufig im Beschwichtigen und Beruhigen. Die Wirkung tritt prompt ein. Seit Tagen ist nämlich das Gerücht im Umlauf, daß es sich um eine Lungenpest handelt, ein Gerücht das vor allem durch die Tatsache genährt wird, daß Leute, die heute erkranken, morgen Temperaturen über 40 °C aufweisen und am Abend unter Symptomen, die den der Lungenentzündung ähnlich sind, sterben."[232]

Pestarztmaske aus Stoff, Leder und Glas, um 1700.

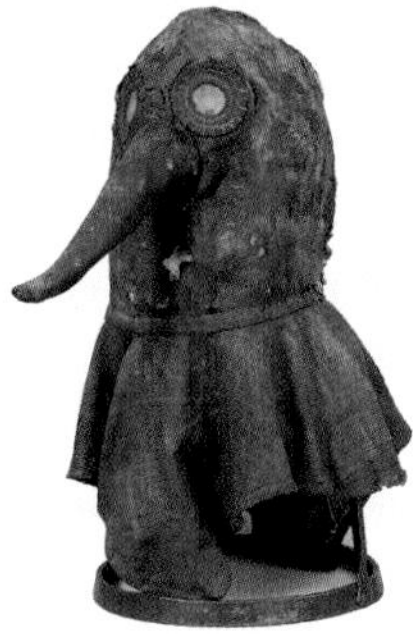

Es ist die Zeit, wie Walter Levinthal formuliert, „in der die Leichenwagen im Trabe die Straßen durchfuhren und in der Bevölkerung die Legende von der ‚Lungenpest' entstand, ein packender Ausdruck für das Entsetzen über jene foudroyanten, in wenigen Tagen, ja in Stunden unter Lungenödem und Zyanose zu Tode führenden Fälle von Pneumonie"[233]

Den behördlichen Richtigstellungen zum Trotz hält sich die Legende von der Pest über das Abflauen der Grippe hinaus. Noch Jahrzehnte später werden Vergleiche mit der Pest gezogen, etwa von dem mährischen Arztdichter Ernst Weiss in seinem 1931 erschienen Roman *Georg Letham – Arzt und Mörder*: „Es war nicht allein eine Zeit des sinnlos vergeudeten Bluts von Millionen, sondern auch eine Zeit der schauerlichen Seuchen, alle Bakterien waren losgelassen, welche den geschwächten und halbverbluteten, ausgehungerten, bekümmerten Menschen gefährlicher werden mußten als in Friedenszeiten. So hat die spanische Grippe in den Endjahren des Krieges bei dem damaligen elenden hygienischen Zustand der europäischen Menschheit Formen angenommen, die an die Pestseuchen des Mittelalters erinnerten. Die Menschen fielen wie die Fliegen."[234]

Aus der Kasuistik zur Grippe

14jähriger Bahnarbeiter, der sterbend in die medizinische Klinik eingeliefert wurde. Er war stark zyanotisch. Über beiden Lungen bestanden klingende Rasselgeräusche, keine Dämpfung; der Puls sehr klein frequent, kaum zu fühlen. Exitus eine Stunde nach der Einlieferung. Klinische Diagnose: Grippe?

W. Levinthal, M. Kuczynski, E. Wolff
Die Grippe-Pandemie von 1918

Öffentliche Ausspeisung von Kindern während der Grippepandemie.

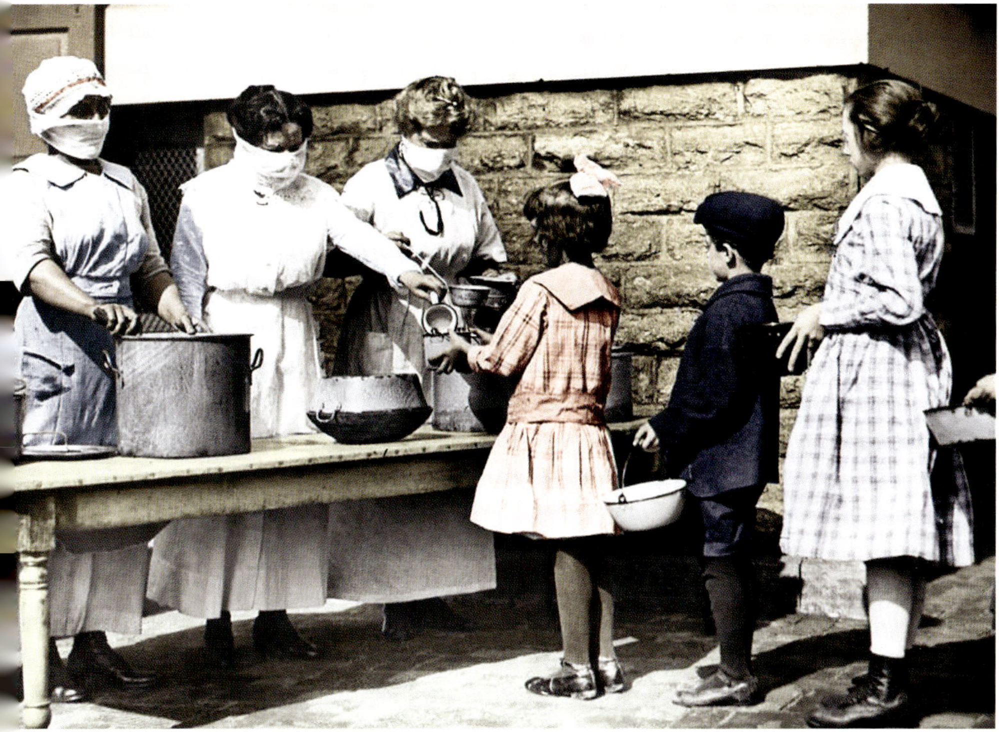

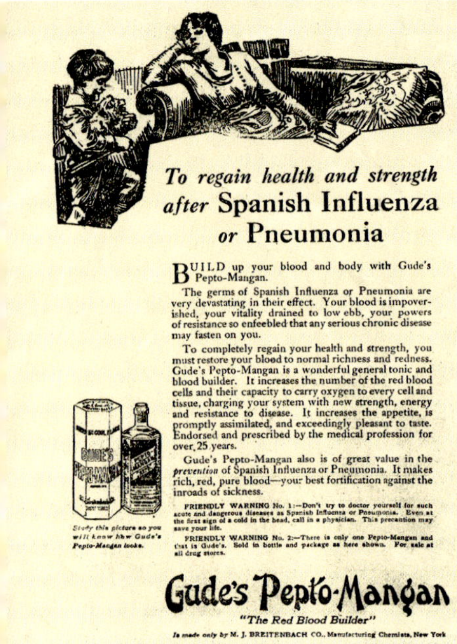

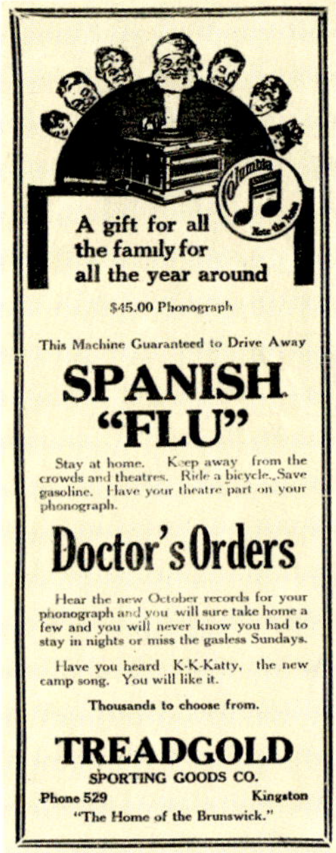
A gift for all the family for all the year around
$45.00 Phonograph
This Machine Guaranteed to Drive Away
SPANISH "FLU"
Stay at home. Keep away from the crowds and theatres. Ride a bicycle. Save gasoline. Have your theatre part on your phonograph.
Doctor's Orders
Hear the new October records for your phonograph and you will sure take home a few and you will never know you had to stay in nights or miss the gasless Sundays.
Have you heard K-K-Katty, the new camp song. You will like it.
Thousands to choose from.
TREADGOLD
SPORTING GOODS CO.
Phone 529
Kingston
"The Home of the Brunswick."

Oder 1934 von Jakob Wassermann in *Kerkhovens dritte Existenz* „Während die österreichische Monarchie zusammenbrach und in Fetzen gerissen wurde; während Deutschland unter Revolten stöhnte und sich in Krämpfen wand; während der von den Schlachtfeldern fortgewehte Leichendunst die Städte verseuchte und die Grippepest schien weg mähen zu wollen, was noch an jungen Leben übrig war [...]"[235] Und zuletzt Ödön von Horvath 1936 in *Don Juan kommt aus dem Krieg:* „Hast Du Fieber? Gib acht, es grassiert eine geheimnisvolle Krankheit und die Leut sterben, wie die Fliegen. Es ist alles verseucht und die Bazillen liegen in der Luft, man nennts die Grippe, aber es ist die Pest. Fühlst du dich matt?"[236]

LINKS: Anzeige für Gude's Pepto-Mangan, zur Grippeprävention und auch Wiedererlangung von Gesundheit und Kraft nach Spanischer Influenza und Pneumonie. *Lynchburg News*, 5. November 1918.

RECHTS: Reklame für einen Phonographen, dessen Gebrauch in häuslicher Zurückgezogenheit die Spanische Grippe fernhalten helfen soll. *British Daily Whig*, 11. Oktober 1918.

AUS DER KASUISTIK ZUR GRIPPE

14jähriges Mädchen, am 12. Oktober 1918 mit Schüttelfrost plötzlich erkrankt. Hatte Schmerzen im Kopf, Augen, Hals und an der Brust und starken, trockenen Husten. Jeden Tag Nasenbluten, kein Erbrechen, Stuhl regelmäßig, normal. Bis 15. Oktober Schmerzen im rechten Ohr und Schwerhörigkeit. Beim Eintritt in die Klinik am 17. Oktober 1918 zeigt die Kranke beschleunigte Atmung, stöhnt viel, verläßt das Bett, nennt aber auf Befragen ihren Namen. Die Haut ist stark zyanotisch, Zunge und Lippen trocken, in den Nasenöffnungen blutiges Sekret. Im linken Unter- und Oberlappen Dämpfung und Knisterrasseln. Puls 140, präkordiale Pulsation. Temperatur 40. ... Am 19. Oktober ist die Patientin moribund. Exitus 20. Oktober nachmittags 3 Uhr, also am 9. Krankheitstage.

W. Levinthal, M. Kuczynski, E. Wolff
Die Grippe-Pandemie von 1918

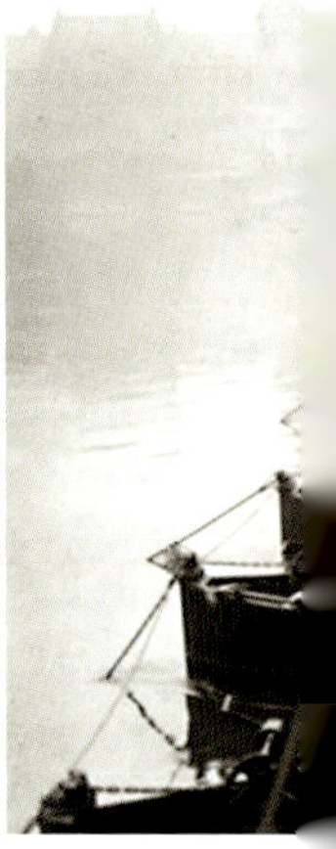

Mit dem Ende des Weltkriegs und den damit verbundenen politischen Umbrüchen tritt zum Jahresschluß hin die Grippeberichterstattung in den Hintergrund, wiewohl die Influenza mit dem Waffenstillstand keineswegs ausgestanden ist. Nach Einstellung der Kämpfe kehren die geschlagenen Soldaten der Mittelmächte in überfüllten Zügen und endlosen Kolonnen in ihre Wohnorte zurück, während die jubelnden Massen in England und Amerika zu großen Siegesfeiern und Massenparaden zusammenströmen. Überall schnellt die Sterblichkeitsrate hinauf, allein im Vereinigten Königreich verzeichnet man in der Woche nach dem Waffenstillstand von Compiègne 19.000 Grippeopfer. Gleiches ist auch in den USA zu beobachten. Zudem werden nun auch andere, bisher verschonte Länder von der Grippe heimgesucht.

Im November tragen heimkehrende Truppen die Influenza nach Neuseeland, der Monat geht als Black

LINKS: Rückkehr der deutschen Fronttruppen. Infanteriekolonne beim Überschreiten einer Pontonbrücke über den Rhein. Koblenz, November 1918.

RECHTS: Am 17. Februar 1919 paradieren schwarze Soldaten des 369. US-Infanterieregiments (Harlem Hellfighters) anläßlich ihrer Heimkehr über die 5th Avenue in New York City.

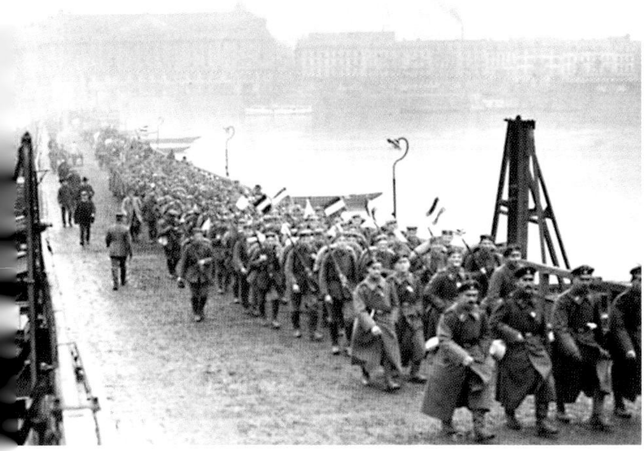

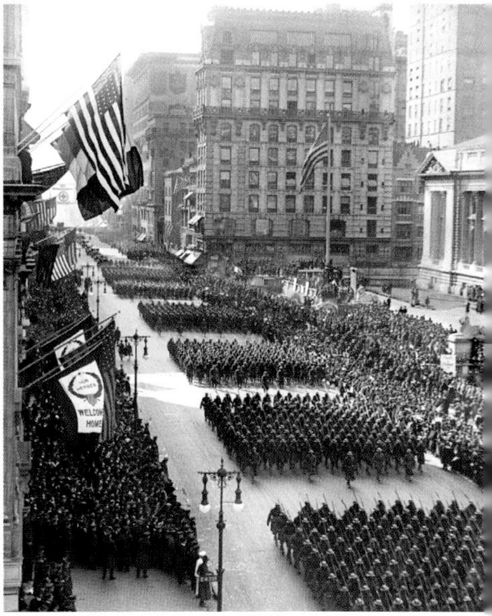

November in die Geschichte des Landes ein, mehr als 8.000 Bewohner sterben in dem dünnbesiedelten Inselstaat an der Spanischen Grippe. Unter den Influenzatoten ist auch Dr. Margaret Cruikshank, eine der ersten Ärztinnen Neuseelands. Anfang November erreicht der Handelsdampfer Talune mit grippekranken

Das neuseeländische Dampfschiff Talune, vermutlich im Hafen von Wellington.

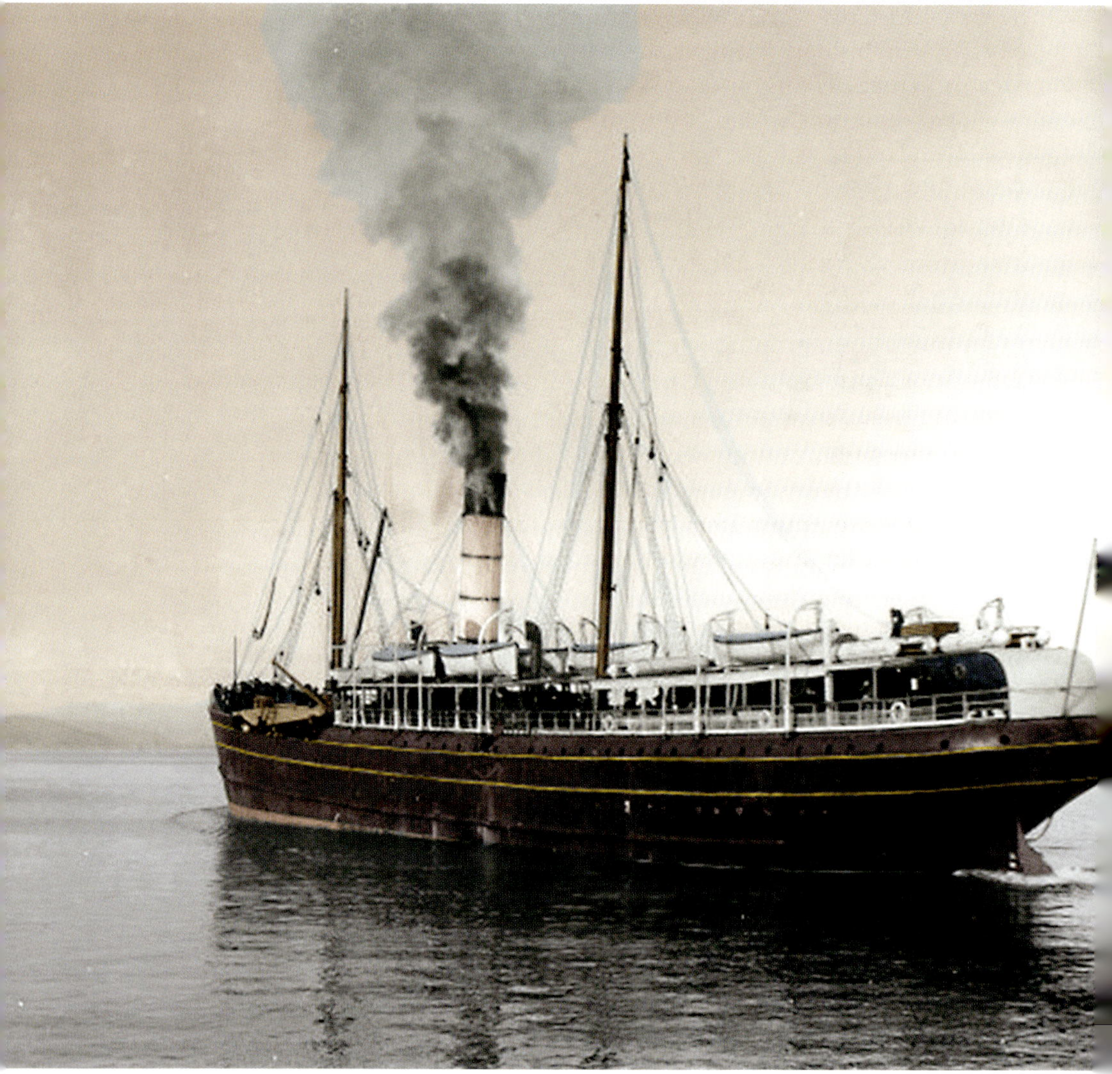

Passagieren das unter neuseeländischer Verwaltung stehende, bisher grippefreie Westsamoa im Pazifik, wo in den nächsten Wochen ungefähr 7.000 meist eingeborene Inselbewohner der Spanischen Grippe zum Opfer fallen. Das östliche Samoa, von amerikanischen Behörden einer strikten Quarantäne unterzogen, bleibt frei von dem Virus. Auch Australien kann sich der Grippe erwehren, bis im Dezember aller Quarantäne zum Trotz ein Truppenschiff mit Kranken an Bord anlandet.

Schwer und von der europäischen Öffentlichkeit weitgehend unbeachtet werden in diesen Wochen auch die afrikanischen Staaten und Kolonien von der Influenza heimgesucht – Kenia, Rhodesia, Tansania, die Goldküste. Der britische Generalgouverneur Lord Sydney Buxton verlautbart am 5. Dezember, daß die Grippe in Afrika über 50.000 Todesfälle bei Weißen und Schwarzen gefordert habe, nähere Angaben dazu macht er nicht.[237] Die Zahl dürfte um ein Vielfaches zu niedrig gegriffen sein.

Mit einer Mortalitätsrate von bis zu 25 % über die Maßen hart getroffen werden die Ureinwohner von Alaska. Ende November 1918 nimmt die Tragödie in der Mission Teller (heute Brevig) auf der Seward Halbinsel ihren Lauf, als die Einheimischen in einer kleinen Kapelle zu einer evangelischen Meßfeier zusammenkommen und dabei untereinander den Virus verbreiten. Von den 80 Eskimos der Mission überleben 72 nicht. Jahrzehnte später wird der Grippeforscher Johan Hultin auf der Suche nach dem Erreger der Pandemie an diesem Ort Grippeleichen aus den Eisböden freilegen. Nach einem erfolglosen ersten Anlauf anno 1951 gelingt es ihm dann 1997 spektakulär, konserviertes virenhaltiges Material aus den Permafrostböden sicherstellen.

Zum Jahresende hin sterben immer noch in ganz Europa Menschen an der Grippe. Zwischen dem 3. und 23. November beklagt man in Stockholm 439 Tote, in Wien 611, in Amsterdam 658, in Kopenhagen 850, in Budapest 1.270.[238] Englische Zeitungen

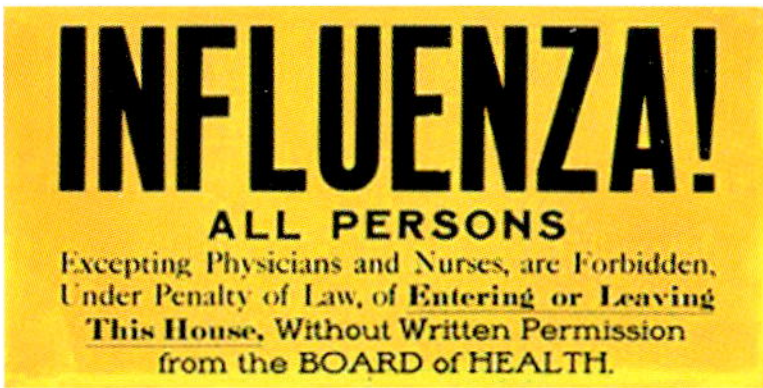

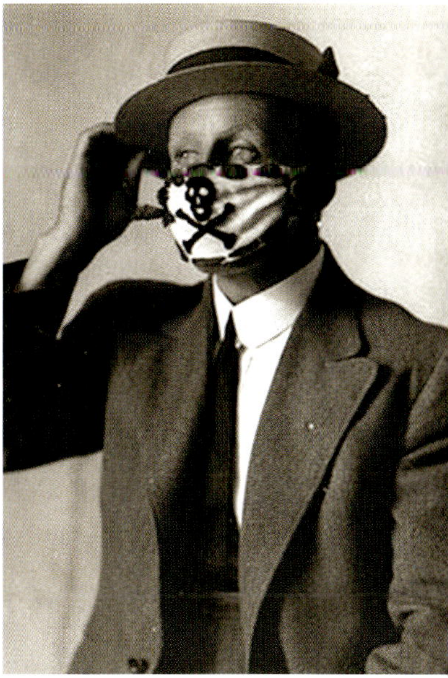

OBEN: Warnung vor der Influenza, vermutlich 1918/19: „Allen Personen mit Ausnahme von Ärzten und Krankenschwestern ist es unter Gesetzesstrafe untersagt, dieses Haus ohne schriftliche Erlaubnis des Board of Health zu betreten oder zu verlassen."

UNTEN: Australier mit ausgefallener Atemschutzmaske, Foto von Sam Hood, New South Wales, 1919.

OBEN: Amerikanische Truppen marschieren während einer Siegesparade durch die Sloane Street in London, 1918.

UNTEN LINKS: Der Dichter Guillaume Apollinaire, 1917.

UNTEN RECHTS: Der Dramatiker Edmond Rostand, ca. 1918.

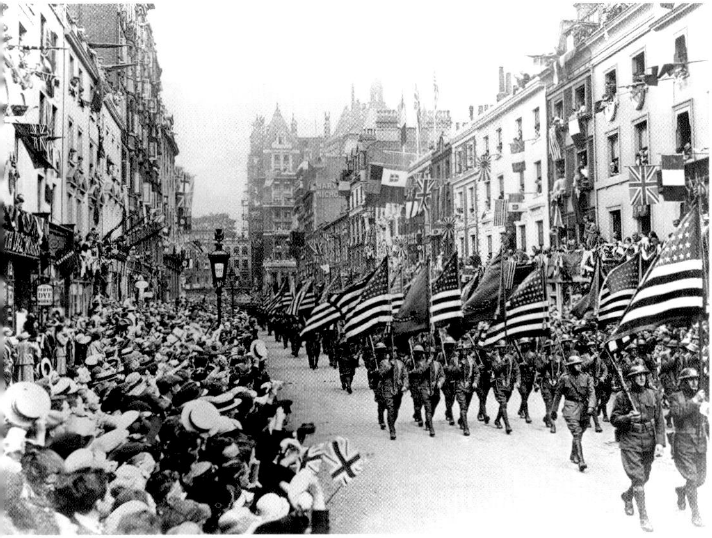

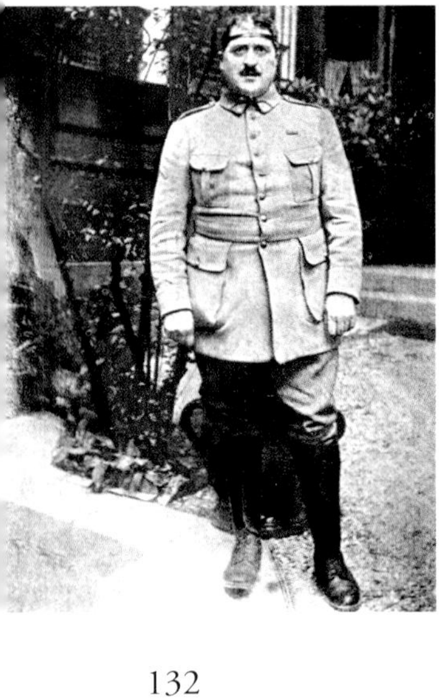

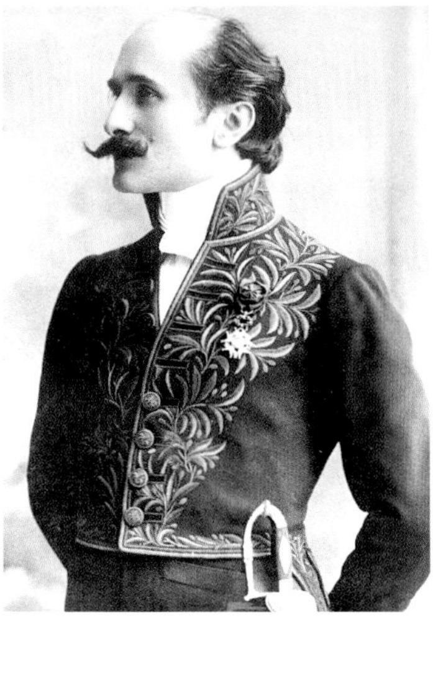

berichten vom Grippetod Arthur Alleyne Kingsleys am 1. November 1918. An der Bahre steht sein Vater, der mit seinen Sherlock Holmes-Geschichten weltberühmt gewordene Sir Arthur Conan Doyle. Im November steigt die Sterblichkeit in den 96 großen Städten Englands deutlich an, allen voran London und Liverpool.[239] Auch in Frankreich ist die Grippe keineswegs ausgestanden: Am 9. November verstummt in Paris der 38jährige Dichter Guillaume Apollinaire für immer. Am 2. Dezember folgt ihm der Dramatiker Edmond Rostand in den Tod, bekannt durch sein Werk *Cyrano de Bergerac*.[240]

Den kriegsgefangenen österreichischen Soldaten bleibt nicht verborgen, wie bösartig die Grippe in Italien wütet: „Nun kamen die ersten Novembertage, wo der Krieg ein Ende nahm. Auch unsere Hoffnung schien der Erfüllung näher gekommen zu sein. Die sogenannte Grippe herrschte auch stark in ganz Sizilien und wir konnten durch das Fenster sehen, wenn wir auf das Gitter desselben hinaufstanden, wie in der Stadt die Särge zusammengetragen wurden und mit dem Auto sie zum Friedhof [gebracht wurden]. Fast ein Wunder

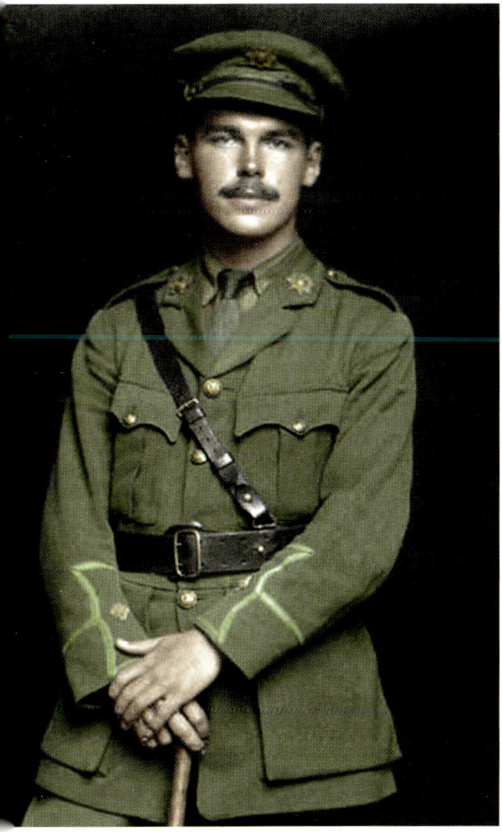

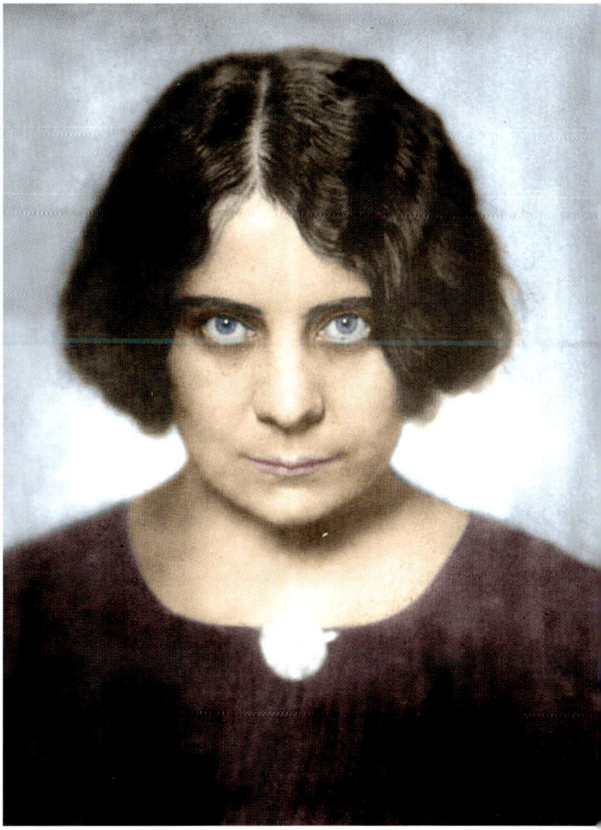

war es, daß die Krankheit den Weg zu uns nicht gefunden hat."[241]

In Budapest werden neuerlich die Unterhaltungsstätten gesperrt, in den Epidemiespitälern schwillt zum Jahreswechsel hin die Zahl der Grippekranken wieder stark an. Den Kinobetreibern wird eine zweistündige Pause zwischen den Vorstellungen auferlegt.[242] Am 7. November entschläft der 32jährige Husarenleutnant István Tisza, der einzige Sohn des in der Woche zuvor ermordeten Ex-Ministerpräsidenten.[243] Allein am 21. November werden in der ungarischen Metropole 30 Grippetodesfälle verzeichnet.[244] Den anonymen Schreckenszahlen der ungarischen

LINKS: Captain Arthur Alleyne Kingsley Doyle als Soldat im Weltkrieg, vor 1918.

RECHTS: Die ungarische Schriftstellerin Margit Kaffka, vor 1918.

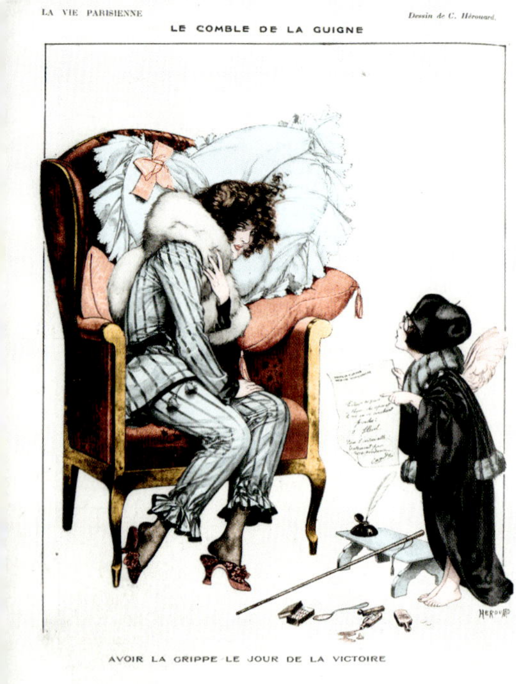
LA VIE PARISIENNE
Dessin de C. Hérouard.
LE COMBLE DE LA GUIGNE
AVOIR LA GRIPPE LE JOUR DE LA VICTOIRE

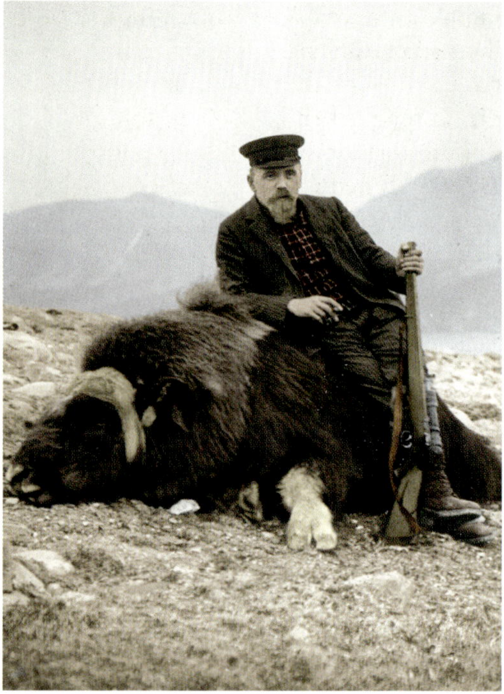

Links: *Der Gipfel des Pechs.* Grippe haben am Tage des Sieges, Karikatur von Chéri Hérouard in *La Vie parisienne.*

Rechts: Ein Photo aus besseren Tagen – Grippeopfer Rudolf Kmunke mit einem erlegten Moschusochsen.

Grippekatastrophe gibt die Schriftstellerin Margit Kaffka ein Antlitz, die am 1. Dezember 1918 in Budapest verlöscht.

Auch in Wien nimmt die Zahl der Grippekranken wieder zu, das städtische Physikat sieht die Ursache im Rückfluten der Frontsoldaten von der Piave und im Eintreffen zurückkehrender Armeeangehöriger aus Ungarn.[245] Am 6. Dezember heißt es, daß in der Vorwoche die Zahl der Grippetodesopfer von nur 151 Personen auf 227 gestiegen sei. Wieder werden Schulklassen mit mindestens zwanzig Erkrankten geschlossen, Schüler aus Häusern mit Grippekranken werden für acht Tage vom Unterricht freigestellt.[246]

Am 7. Dezember erfahren die Wiener, daß der Reiseschriftsteller, Architekt und technische Konsulent der Depositenbank Rudolf Kmunke an der Grippe verstorben ist. Kmunke ist dem deutschen Lesepublikum durch seine Forschungsreisen bekannt, die ihn nach Grönland, Ost-Afrika und Marokko geführt haben.[247] Auch in Kärnten und der Steiermark läuten die Totenglocken in einem fort. Auf dem Grazer Zentralfriedhof werden den Totengräbern Soldaten zur Hilfe beigestellt, die Gemeinschaftsgräber für drei bis vier Personen ausheben sollen.[248] In dem kleinen weststeirischen Kohlestädtchen Köflach sterben bis zum Februar 1919 nicht weniger als 56 Personen, darunter am 26. November der Reserveoberleutnant Otto Bloch, dessen verzweifelte Frau sich nach dem Grippetod ihres Gatten mit einem Revolver entleibt.[249] Ein beträchtlicher Teil der nun zahlreichen Selbstmordfälle geht auf das Konto der Grippe.

Am 10. Dezember stirbt auf Schloß Wallsee in Niederösterreich der noch unverheiratete und kinderlose Erzherzog Franz Karl Salvator Marie Joseph Ignaz von Österreich-Toskana an der Grippe, der 26jährige Sohn der Erzherzogin Marie Valerie und ihres Mannes Erzherzog Franz Salvator aus dem toskanischen Zweig der Habsburger. Franz Karl von Österreich-Toskana ist zuletzt als Hauptmann und Kommandant der 5. Sappeurkompagnie an der Gefechtsfront des Weltkrieges aktiv gewesen. Die Einsegnung des Kaiserenkels erfolgt in der Pfarrkirche zu Sindelburg-Wallsee.

Still geworden ist es um den letzten österreichischen Kaiser Karl, der sich in das Schloß

OBEN: der österreichische Ex-Kaiser und seine Frau Zita im Schweizer Exil in der Nähe des Genfer Sees, 1919.

UNTEN: Manifestation auf dem Wenzelsplatz in Prag während der Umsturztage im Oktober 1918.

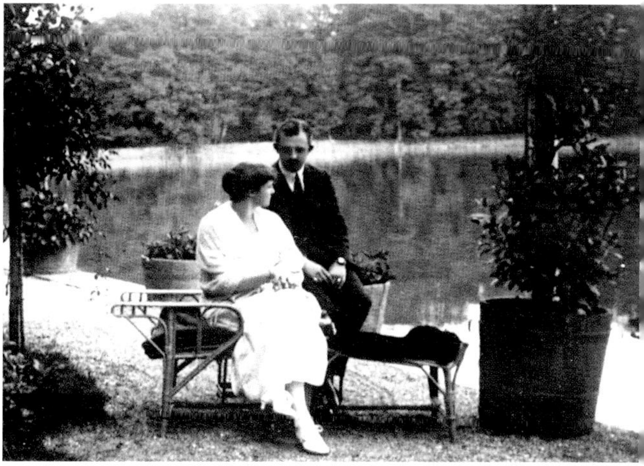

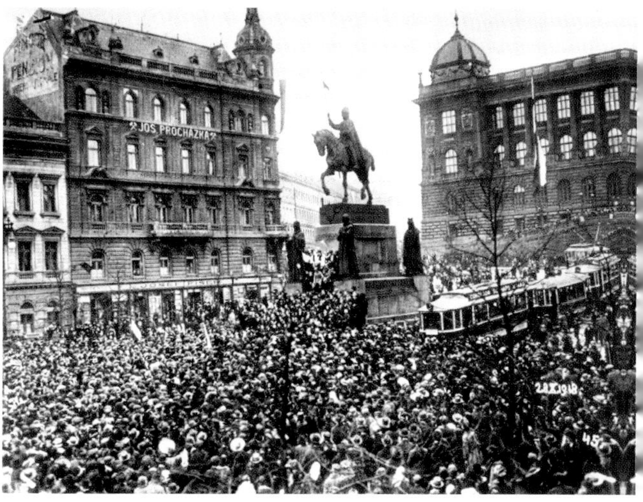

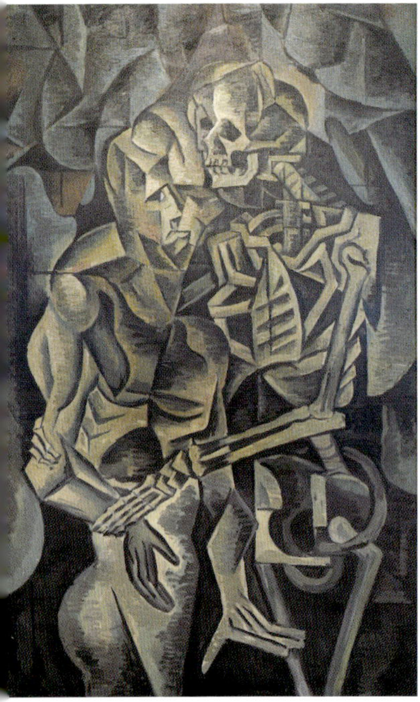

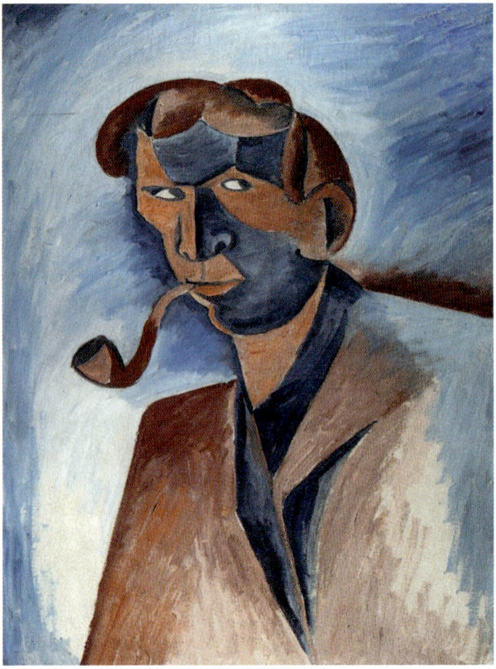

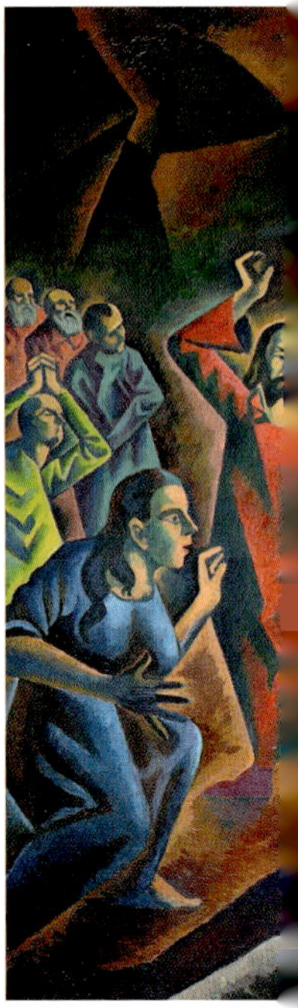

LINKS: Bohumil Kubišta, *Der Kuss des Todes*, 1912.

MITTE: Bohumil Kubišta, *Der Raucher (Selbstportrait)*, 1910.

RECHTS: Bohumil Kubišta, *Auferstehung des Lazarus*, 1911.

Eckartsau im Marchfeld zurückgezogen hat. Wegen einer Herzschwäche empfängt er keine Besuche.[250] Vor Weihnachten erfährt die Öffentlichkeit, daß der von der Außenwelt abgeschottete Ex-Kaiser mit hohem Fieber zu Bett liege und auch seine vier älteren Kinder grippekrank sind.[251] Erst Mitte Februar 1919 wird die Genesung Karls I. von Österreich bekanntgegeben.

In den Böhmischen Ländern lockt die Proklamation einer unabhängigen Republik die Massen auf die Gassen und Plätze. Vor dem Hintergrund der politischen Ereignisse ist die Grippe mit einem Male aus der Tagespresse verschwunden, das öffentliche Interesse gilt jetzt ganz den weltgeschichtlichen Umwälzungen, die sich vor den Augen der Nation vollziehen. Zwar teilen die Behörden mit, daß die Mortalität in Prag wieder auf die vor der Grippeepidemie übliche Größenordnung gesunken sei,[252] doch diese Angaben sind mit Vorsicht zu genießen. Laut *Večerní České slovo* sterben

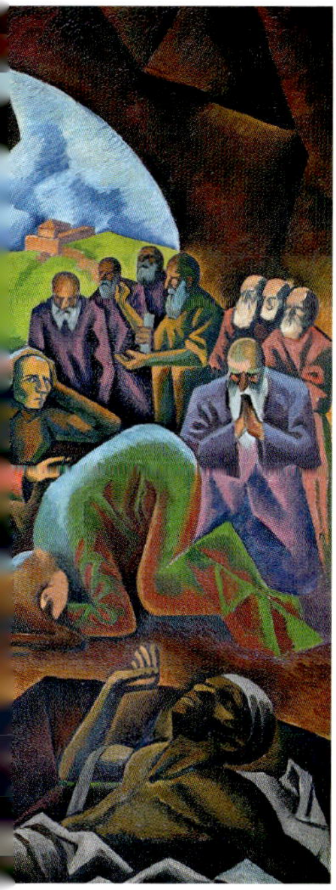

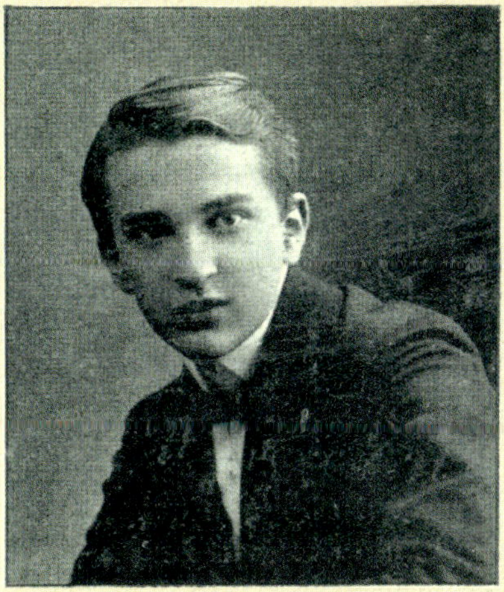

Jediný syn zvěčnělého Jarosl. Vrchlického,
Jaroslav Frída,
bratr naší dram. umělkyně Evy Vrchlické,
podlehl epidemii chřipky 13. t. m. v 27 létech.

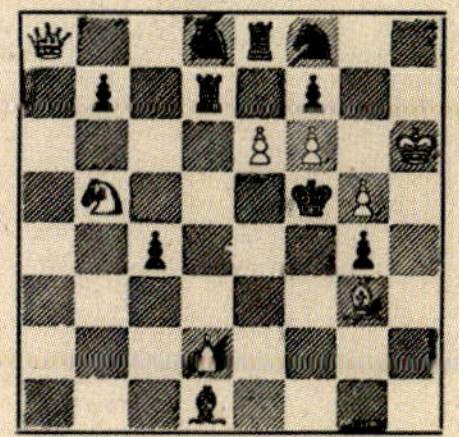

Pořádá J. Dobiáš. **ŠACHY** 20. prosince 1918. Číslo 16.
Adresa: »Český Svět«, Šachy, Karlín Královská třída 48.
Na otisku uvésti jest původ.

116. † Boh. Semerád, Praha.
(II. cena v turnaji Samostatnosti 1912.)
Černý (9).

Bílý (9).
Mat 3. tahem.

BOH. SEMERÁD

Minulý týden zemřel v Praze nadaný český úlohář Boh. Semerád, skosen v mladém ještě věku potutelnou chorobou. Český svět šachový zachová jej zajisté v čestné vzpomínce. — Ukázkou jeho zdařilé tvorby budiž předchozí úloha, jež mu přinesla kdysi zasloužený úspěch.

immer noch Menschen an der Grippe, allein in Prag zwischen dem 3. und 9. November 39 Personen.[253] Die Angaben sind widersprüchlich: In der *Deutschen Medizinischen Wochenschrift* wird für den genannten Zeitraum eine Opferzahl von 188 Personen für Prag und seine Vororte genannt, erst in der Woche vom 10. bis 16. November sinkt der Blutzoll auf 88 Personen, vom 17. bis 23. November auf 39.[254]

Unter den Toten dieser Tage ist der tschechische kubistische Maler Bohumil Kubišta, der am 27. November im Garnisonsspital am Karlov seinen letzten Atemzug tut.[255]

Seine letzte Partie hat der junge tschechische Schachmeister Boh. Semerád gespielt, der Mitte Dezember in Prag der Grippe erliegt. Die Zeitung *Český svět* würdigt das junge Schachtalent mit dem Abdruck einer seiner Meisterpartien, die ihm einst verdienten Erfolg gebracht hatte.[256]

LINKS: Jaroslav Frída, der (vermeintliche) Sohn des tschechischen Dichters Jaroslav Vrchlický, erliegt am 13. Oktober 1918 mit 27 Jahren der Spanischen Grippe. Später wird bekannt, daß Frída nicht Vrchlickýs leiblicher Sohn ist. *Český svět*, 25. Oktober 1918.

RECHTS: Einzig der Abdruck einer seiner Schachstellungen bleibt von dem jungen, an der Spanischen Grippe gestorbenen tschechischen Schachmeister Boh. Semerád. *Český svět*, 20. Dezember 1918.

Die dritte Welle 1919

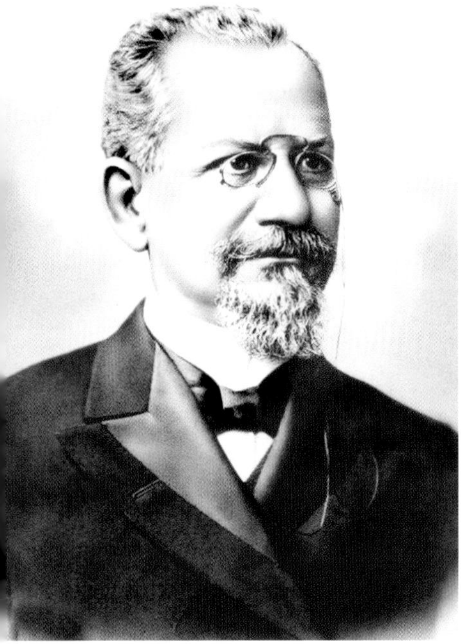

Oben: Der designierte brasilianische Präsident Francisco de Paula Rodrigues Alves, vor 1918.

Nach der ersten, verhältnismäßig milden Grippewelle im Frühjahr und Sommer und der dramatischen, von hoher Mortalität gekennzeichneten zweiten Welle im Herbst 1918, zieht in der ersten Jahreshälfte 1919[257] eine weitere, von der Öffentlichkeit gleichwohl nur wenig beachtete Erkrankungswelle herauf, die sich erst zum Sommer hin gegen eine weitgehend grippefreie Periode verliert. Die Spezifika der Spanischen Grippe schleifen sich jetzt zunehmend ab,[258] die Morbidität ist schwer abzuschätzen, da infolge der untypischen Charakteristik gleichermaßen banale Erkältungskrankheiten wie auch Lungenentzündungen anderer Ursache der Grippe zugeschlagen werden.

Die Grippeaktivität ist jetzt weltweit sehr unterschiedlich. Von verhältnismäßig starken Epidemien sind erneut die USA betroffen. Einen Sonderfall bildet die ernste Influenzawelle, die im Mai 1919 Alaska überrollt, als mit einem Male fast die gesamte Bevölkerung erkrankt, so daß die Regierung am 4. Juni sogar ein Lazarettschiff mit Ärzten, Schwestern und medizinischer Ausrüstung nach Norden schicken muß. Zu tragischen Ereignissen kommt es auch hoch im kanadischen Norden, als ein Seemann auf der Harmony, einem Missionsdampfer der Herrnhuter Brüdergemeine, die Spanische Grippe ins Land bringt. In der Sandwich-Bay stirbt daraufhin ein Fünftel der Bevölkerung. Im nördlichsten Dorf von Labrador kommen nur 70 der 220 Bewohner mit dem Leben davon. Die Überlebenden sind zu schwach, um die Toten in der gefrorenen Erde beizusetzen.

Am 18. Jänner 1919 berichtet der Arzt Paul Harrison über das arabische Riyād: „Die gesamte Stadt war krank, so sehr, daß die Leichen auf Eseln und Kamelen aus der Stadt getragen wurden".

Ganze Eskimofamilien sterben verlassen, ohne jedwede Hilfe. Wilde Hunde machen sich über die Leichen her, so daß schon im nächsten Frühjahr nur mehr herumliegende Knochen und Totenschädel von der Grippetragödie zeugen. An die Toten in den Hütten kommen die streunenden Hunde nicht heran, so umstreichen die hungrigen Tiere die Behausungen, in denen die Verendeten liegen.

Auch in Südamerika herrscht die Grippe weiter: der designierte brasilianische Präsident Francisco de Paula Rodrigues Alves beschließt sein Leben am 16. Jänner 1919, noch ehe er sein Amt antreten kann.[259]

Wieder werden bisher verschonte Inseln zu späten Influenzagebieten. Zu diesen Eilanden gehört etwa Madagaskar. Im April 1919 bringen scheinbar seuchenfreie Schiffe den Keim nach Diego Suarez im Norden und kurz darauf nach Tamatawe im Süden. Von diesen Infektionsherden aus wird die Grippe in die zentrale Provinz der Insel getragen. Mit besonderer Heftigkeit wütet die Krankheit an den Stellen, wo sich die Infektionsbereiche überlappen.

Erschütternde Tragödien werden aus Island gemeldet, zu Neujahr 1919 sind allein in Reykjavik 600 Personen an der Grippe gestorben. Das gesamte Apothekenpersonal ist krank, in den Sargwerkstätten wird rund um die Uhr gehämmert, um einfache Behelfskisten zur Verfügung stellen zu können.[260]

Wieder ist Italien stark von der Grippe getroffen, allein in den ersten beiden Jännerwochen lassen 16.460 Menschen auf der Apenninenhalbinsel ihr Leben.[261]

Im Februar 1919 sterben in Paris noch 2.676 Personen an der Krankheit, das ist mehr als die Hälfte der Sterbefälle vom Oktober 1918, als an der Seine 4.575 Grippeopfer gezählt wurden. Im März 1919 erhöht sich die Zahl um weitere 1.517 Pariser. Nun sind auch Woodrow

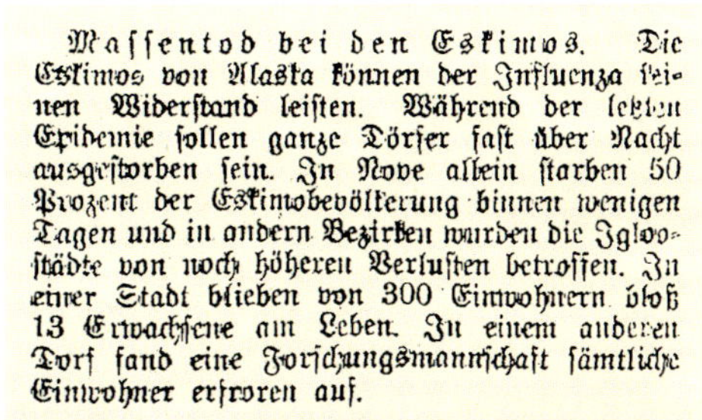

Massentod bei den Eskimos. Die Eskimos von Alaska können der Influenza keinen Widerstand leisten. Während der letzten Epidemie sollen ganze Dörfer fast über Nacht ausgestorben sein. In Nove allein starben 50 Prozent der Eskimobevölkerung binnen wenigen Tagen und in andern Bezirken wurden die Igloostädte von noch höheren Verlusten betroffen. In einer Stadt blieben von 300 Einwohnern bloß 13 Erwachsene am Leben. In einem anderen Dorf fand eine Forschungsmannschaft sämtliche Einwohner erfroren auf.

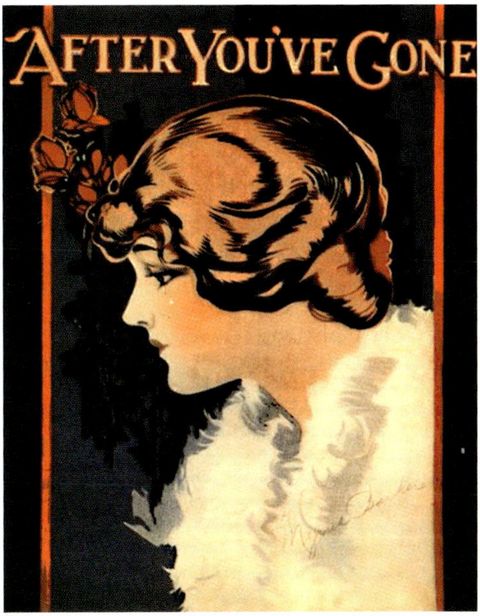

OBEN: Bericht in der *Vorarlberger Wacht* vom 15. November 1919 über ein Massensterben von Eskimos in Alaska.

UNTEN: Reklamesujet für Marion Harris' Erfolgsschellack *After You've Gone*, der Hitparadenstürmer während der Grippekatastrophe 1918/19.

RECHTE SEITE
OBEN LINKS: Grippeopfer Harold Gilman.

OBEN RECHTS: Harold Gilman, *Canal Bridge, Flekkefjord,* 1913.

UNTEN LINKS: Der österreichisch-böhmische Bildhauer Franz Metzner, undatiert.

UNTEN RECHTS: Detail eines Fassadenreliefs in der Berliner Bellevuestraße, geschaffen von Franz Metzner.

Wilsons Frau erkrankt, ihr Sekretär und Wilsons Vertrauter während der Pariser Friedensgespräche Irwin Hoover, sowie der „White House Physician" und Admiralsstabsarzt Cary Travers Grayson. Ein weiterer hochrangiger Diplomat aus dem Stab Wilsons in Paris wird im Jänner 1919 ein drittes Mal von der Grippe aufs Lager geworfen: Es ist Edward Mandell House, der die Grippe bereits im März 1918 und schließlich auch während der gefährlichen Herbstwelle im November 1918 überstanden hat.[262]

Am 3. April 1919, inmitten der Pariser Friedensverhandlungen, erleidet auch der amerikanische Präsident Woodrow Wilson einen heftigen Grippeanfall. Die schmerzhaften Hustenattacken kommen so unvermittelt, daß Wilsons Leibarzt Cary Travers Grayson zunächst einen Giftanschlag vermutet. Präsident Wilson ist mehrere Tage ans Bett gefesselt und kann sich kaum bewegen. Am 8. April besteht er jedoch darauf, wieder an den Verhandlungen teilnehmen zu können. Immer noch krank und unfähig aufzustehen, empfängt er in seinem Krankenzimmer den französischen Ministerpräsidenten Georges Clemenceau und den britischen Premier David Lloyd George zu einer Unterredung. So ist Wilson in einer entscheidenden Phase der Friedensverhandlungen nicht nur physisch, sondern auch mental stark beeinträchtigt und seine auf Ausgleich bedachte Stimme just in jenem Augenblick zum Schweigen gebracht, als der Friedensvertrag von Versailles unter maßgeblich französischen Vorzeichen formuliert wird.[263]

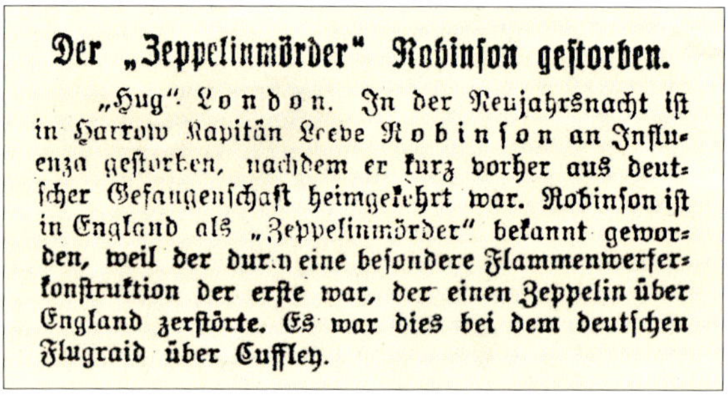

Der „Zeppelinmörder" Robinson gestorben.

„Hug". London. In der Neujahrsnacht ist in Harrow Kapitän Leeve Robinson an Influenza gestorben, nachdem er kurz vorher aus deutscher Gefangenschaft heimgekehrt war. Robinson ist in England als „Zeppelinmörder" bekannt geworden, weil der durch eine besondere Flammenwerferkonstruktion der erste war, der einen Zeppelin über England zerstörte. Es war dies bei dem deutschen Flugraid über Cuffley.

OBEN: In der Neujahrsnacht 1919 stirbt der legendäre englische Kapitän William Leefe Robinson, bekannt als „Zeppelinmörder", an der Grippe. *Grazer Mittags-Zeitung,* 9. Januar 1919.

In England beginnt die dritte Grippewelle in der zweiten Januarhälfte 1919 so unmittelbar nach dem Abflauen der tödlichen Herbstwelle des Vorjahres, daß kaum ein grippefreies Intervall auszumachen ist.

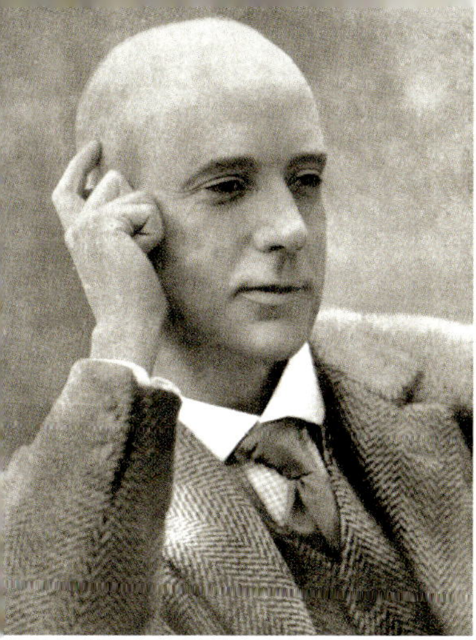

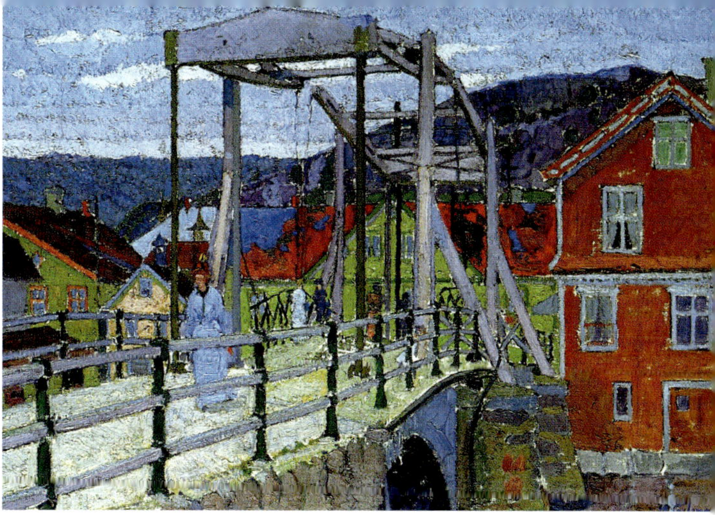

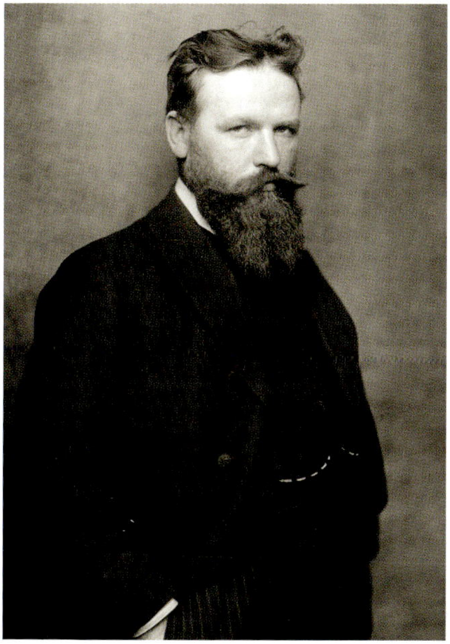

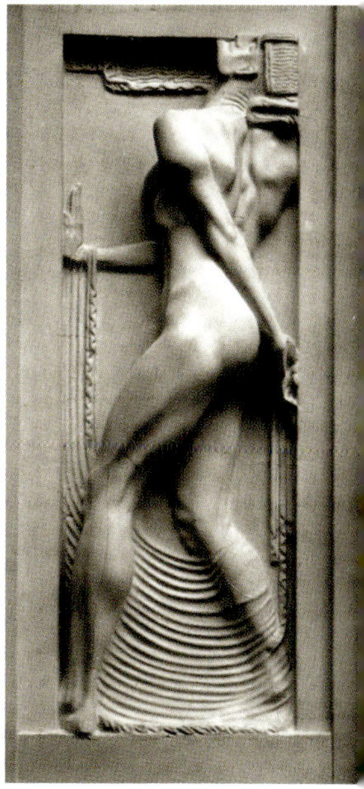

Mitte Februar strebt die Epidemie ihrem neuerlichen Höhepunkt zu, ehe sie endlich Anfang April an Fahrt verliert.[264] Dieser späten Welle fällt am 12. Februar 1919 der englische Maler Harold Gilman zum Opfer. Wieder ist London stark betroffen.[265] Zahlreiche Grippefälle werden unter den aus Indien heimkehrenden britischen Truppen ausgemacht.[266] Furchtsame Engländer besorgen sich im Frühling 1919 die Grippeschutzmaske *Arellano Influenza mask* eines britischen Herstellers von Gasmasken, der damit die lukrative Kriegsproduktion unter Friedensverhältnissen fortzuführen sucht.

In Berlin endet am 24. März das Leben des aus dem westböhmischen Wscherau (tsch. Všeruby) stammenden Bildhauers Franz Metzner, von dessen Könnerschaft zahlreiche Skulpturen in Berlin, Reichenberg,

Nächste Doppelseite: Serbische Soldaten als Grippepatienten in Dänemark, 1919.

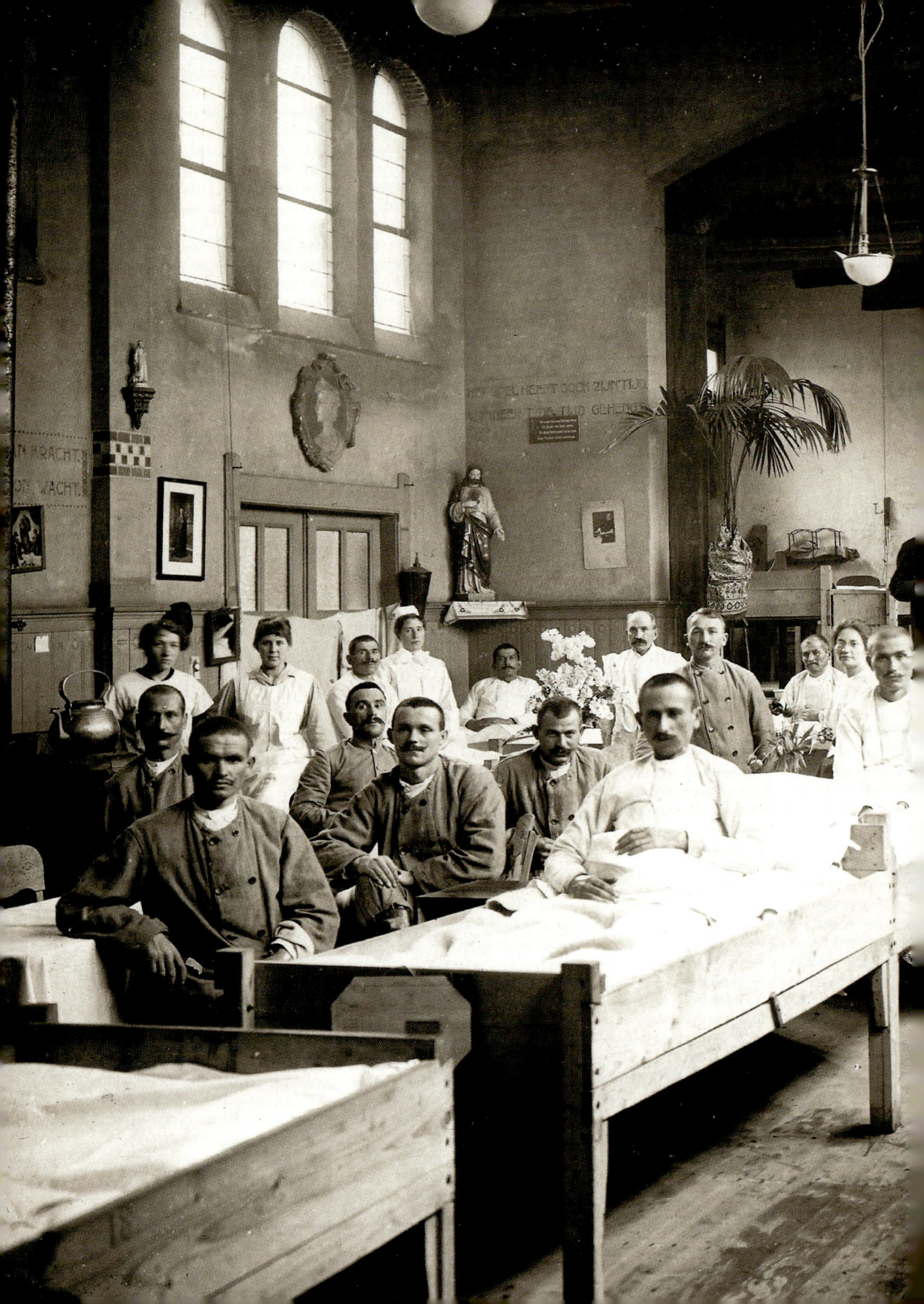
HEEFT OOK ZIJN TIJD
DE TIJD
KRACHT.
WACHT.

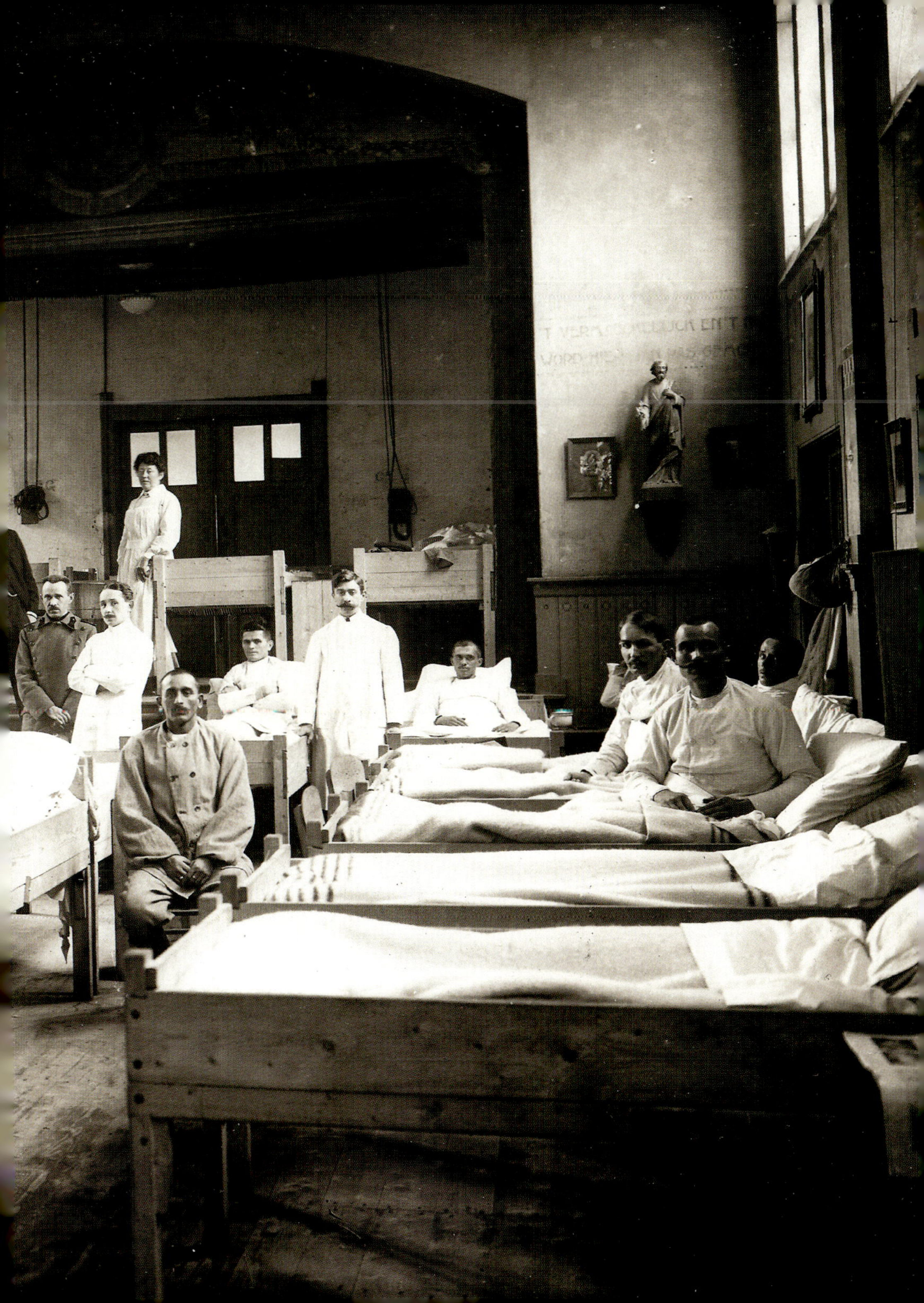

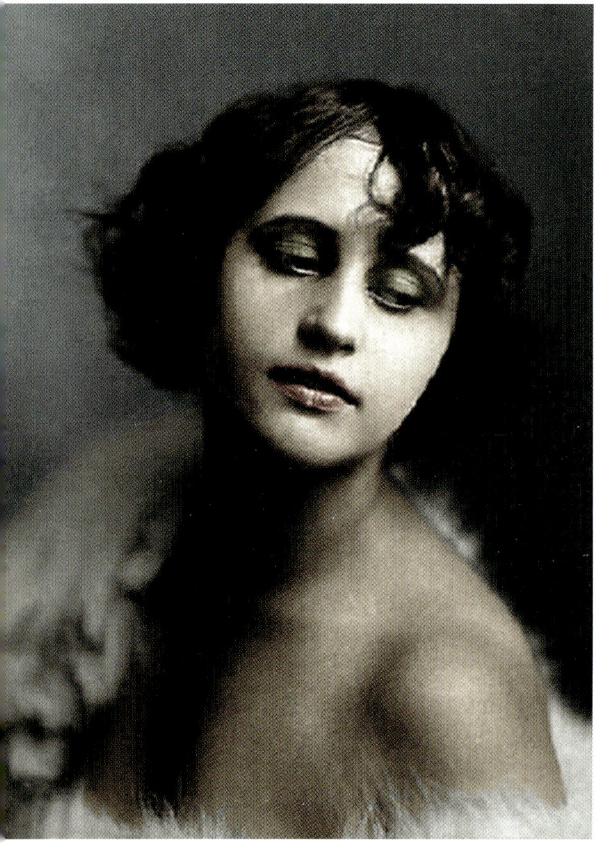
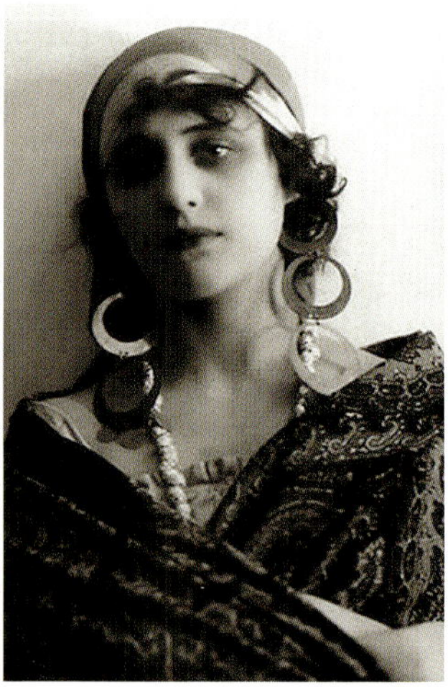
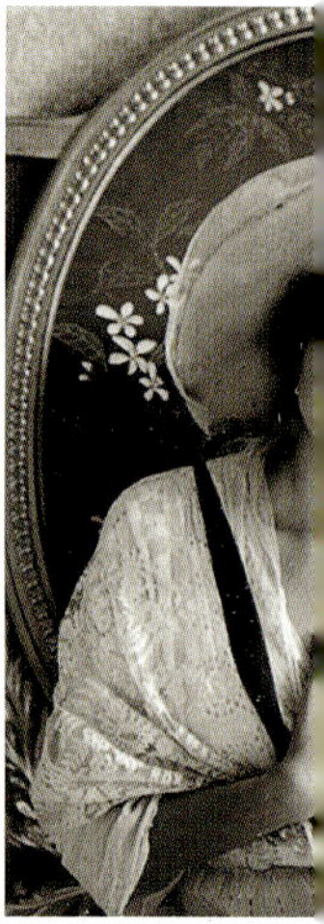
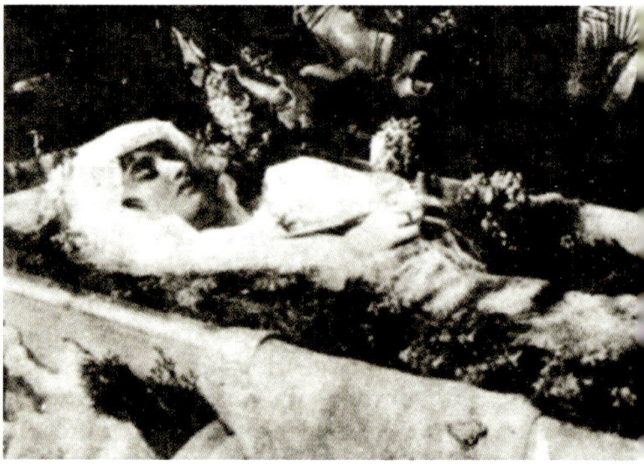

Bilder der an Grippe verstorbenen russischen Schauspielerin Wera Cholodnaja.

Gablonz, Teplitz, Prag und besonders am Völkerschlachtdenkmal in Leipzig zeugen.

In Odessa verlöscht am 16. Februar die 25jährige Stummfilmschönheit Wera Cholodnaja, mehr Notiz nimmt die Welt jedoch vom Grippetod des mächtigen Proponenten der bolschewistischen Revolution, des 34jährigen Jakow Swerdlow, der am 16. März 1919 in Moskau sein irdisches Dasein durch Grippe beschließt.

Um die Jahresmitte 1919 scheint die Pandemie endlich ihr Ende genommen zu haben, nun rückt wieder die Tuberkulose in den Vordergrund der Aufmerksamkeit, sowie die sprunghaft ansteigende Encephalitis

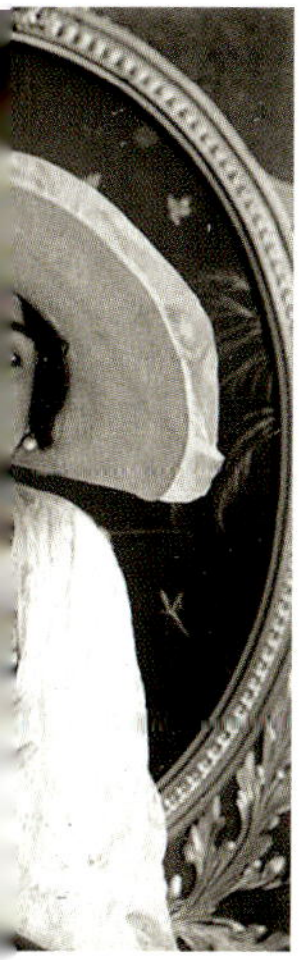
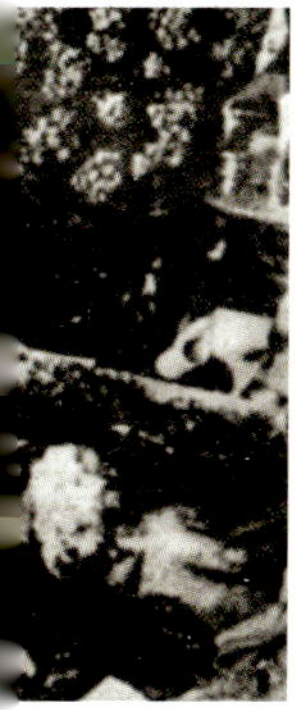
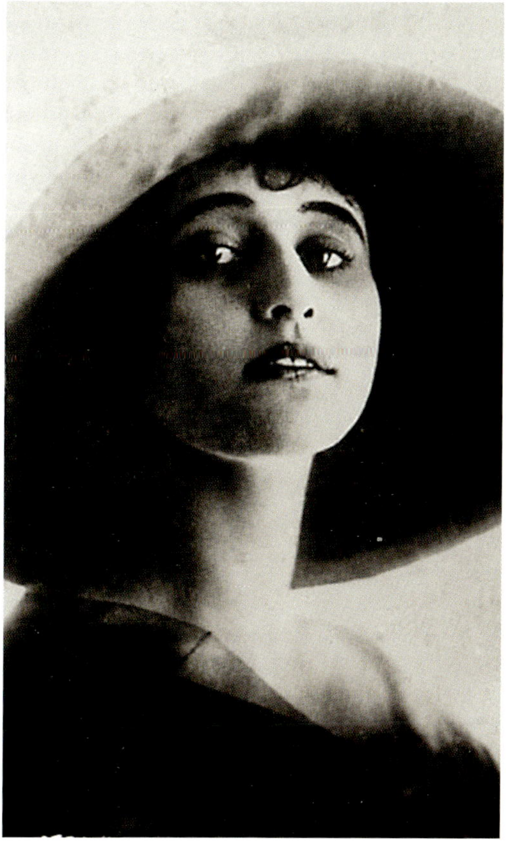
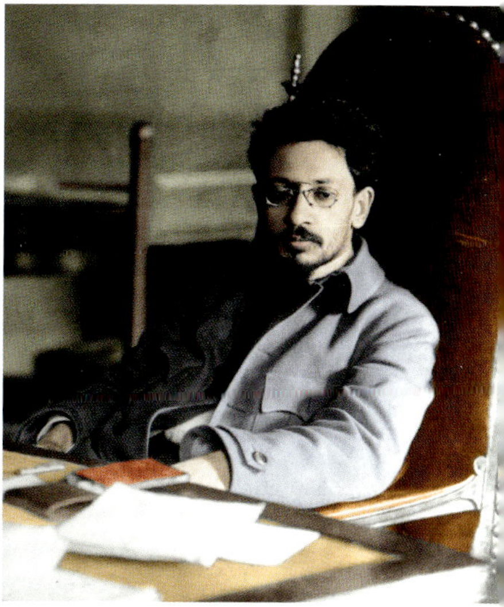
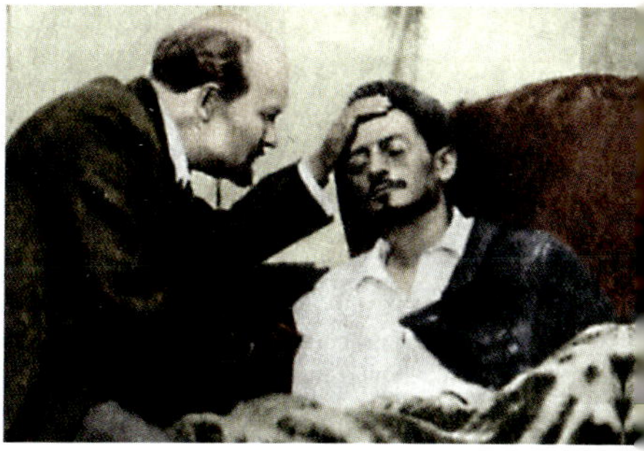

lethargica, auch bekannt als Europäische Schlafkrankheit oder Economo-Krankheit. Der Wiener Neurologe und Neurophysiologe Constantin Freiherr von Economo hat das Leiden untersucht und erstmals 1917 in einer schmalen Monographie erörtert. Vieles ist rätselhaft, als sich die Nervenkrankheit noch während der Pandemie in der ganzen Welt verbreitet. In den medizinischen Zeitschriften wird emsig diskutiert, ob die Encephalitis lethargica eine Folge der Influenza oder eine Krankheit sui generis sei.[267] Noch heute ist die Ursache der Encephalitis lethargica nicht mit Bestimmtheit geklärt.

RECHTS OBEN: Jakow Swerdlow, der mächtige Proponent der bolschewistischen Revolution, 1919.

RECHTS UNTEN: Lenin besucht den an Grippe erkrankten Swerdlow. Szenenbild aus dem Film *Jakow Swerdlow*, UdSSR 1940.

Endlich sind die Toten beerdigt und die Monate der Grippe vorbei. Andere Ereignisse nehmen die Zeitungsspalten ein. In der zweiten Hälfte des Jahres 1919 werden nur noch kleinere Epidemien und vereinzelte Grippefälle beobachtet. Die Influenza hat sich gewandelt und unterscheidet sich zunehmend von jener im Oktober 1918. Die Ärzte sind sich uneinig, ob die vereinzelten Grippefälle noch der Spanischen Grippe zuzuordnen sind.

Da kommt es im Jänner 1920 unerwartet zu einem neuerlichen Anstieg der Influenzamorbidität, sowohl in Europa als auch in weiten Teilen der USA. Es ist die vierte Welle der Grippepandemie, die im Februar 1920 ihrem Höhepunkt zustrebt. In einigen amerikanischen

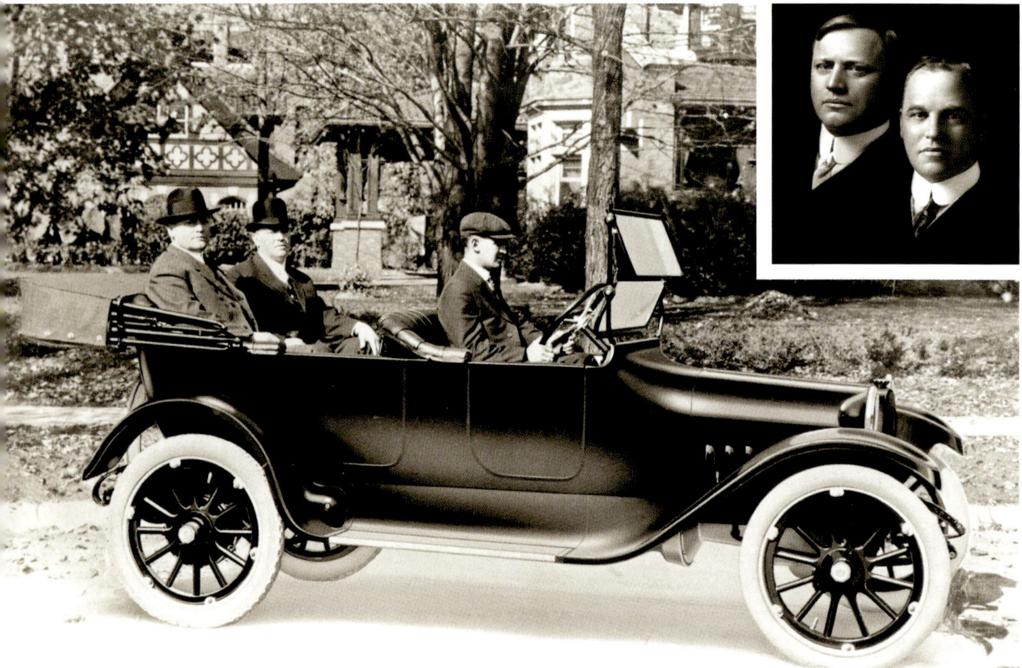

John und sein jüngerer Bruder Horace Dodge während einer Ausfahrt in ihrem ersten Automodell, circa 1914.

Städten ist die Sterblichkeit noch höher als im Herbst 1918. Besonders betroffen sind Detroit, Milwaukee, Kansas City, St. Louis, Minneapolis und einmal mehr San Francisco.[268]

Zwar ist die Grippe jetzt verhältnismäßig gutartig und die Letalität deutlich geringer, infolge der hohen Erkrankungsraten sind jedoch wieder zahlreiche Opfer zu beklagen. So viele verlieren jetzt ihr Leben, daß sich das Jahr 1920 in den USA zum drittschlimmsten Influenzajahr des 20. Jahrhunderts auswächst. Allein in New York und Chicago sterben in nur acht Wochen 11.000 Personen, unter ihnen am 14. Januar 1920 John Francis Dodge, der Mitbegründer der Dodge Brothers Motor Vehicle Company. Gegen Jahresende, am 10. Dezember 1920, reißt die Grippe auch noch seinen Bruder Horace Elgin Dodge aus dem Leben.

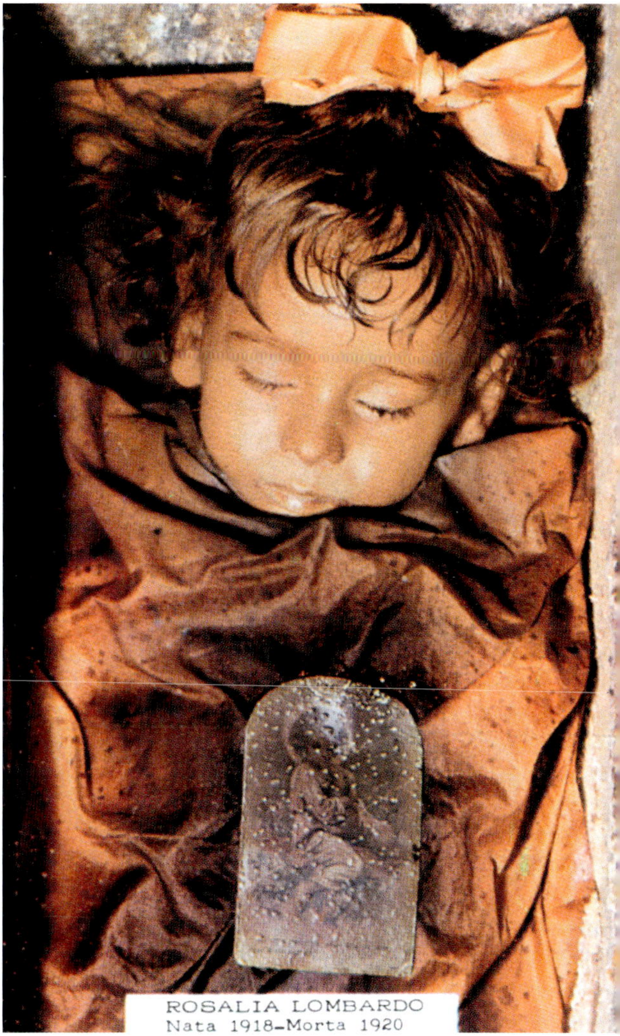

Der einbalsamierte Leichnam der kleinen Italienerin Rosalia Lombardo (1918–1920), eine erschütternde Ikone der Spanische Grippe-Pandemie.

Auch nach Europa ist die Influenza 1920 zurückgekehrt, etwa nach Kopenhagen, wo die Opferzahlen Woche für Woche ansteigen. Sind es im Jänner 46 Personen, so sterben in der ersten Februarhälfte schon insgesamt 534 Personen. Wieder wütet die Grippe in Gebieten, die bisher frei von der Seuche waren – etwa auf der kleinen nordjütländischen Insel Agerø im Limfjord.[269]

Unter den italienischen Grippetoten des Jahres 1920 ist ein Mädchen, das am 13. Dezember 1918,

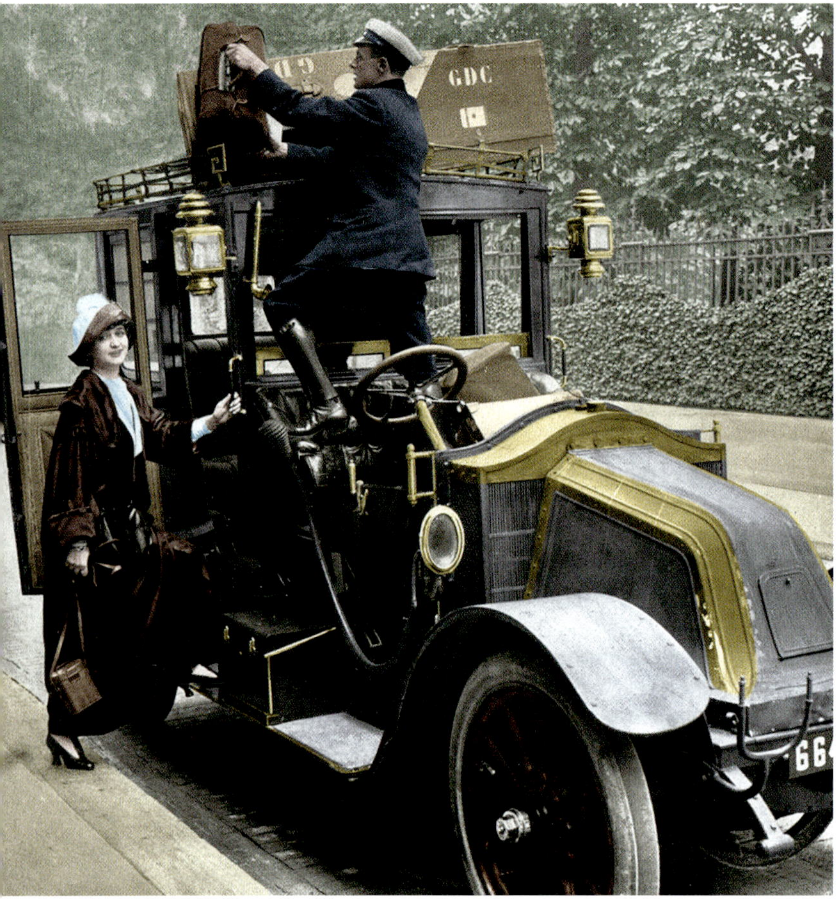
GDC

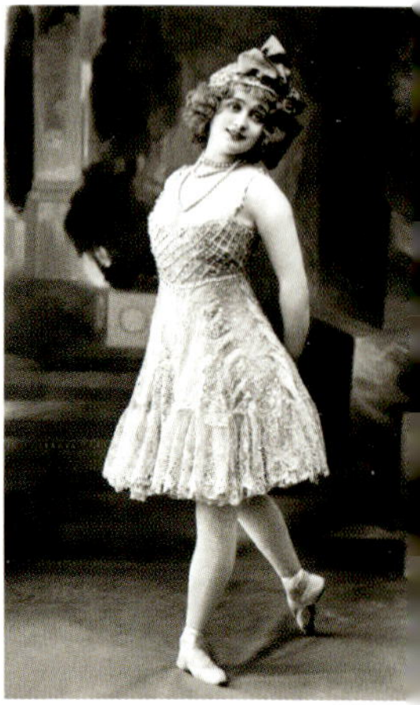

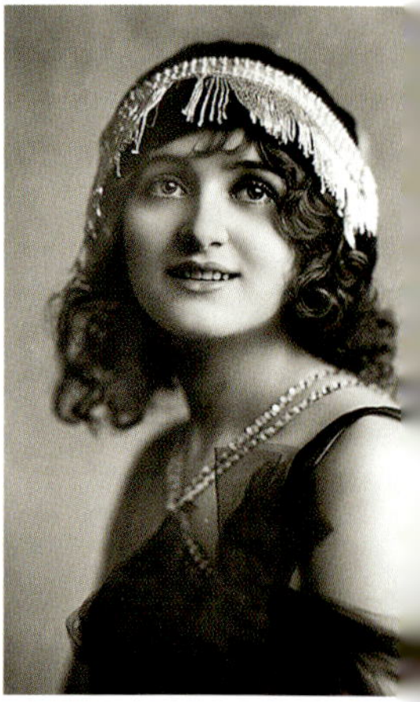

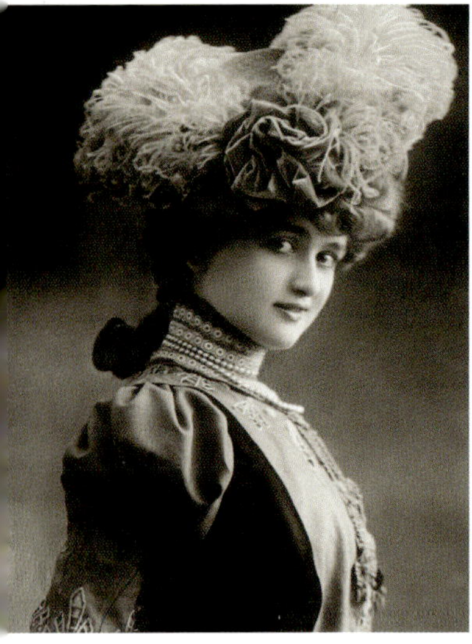

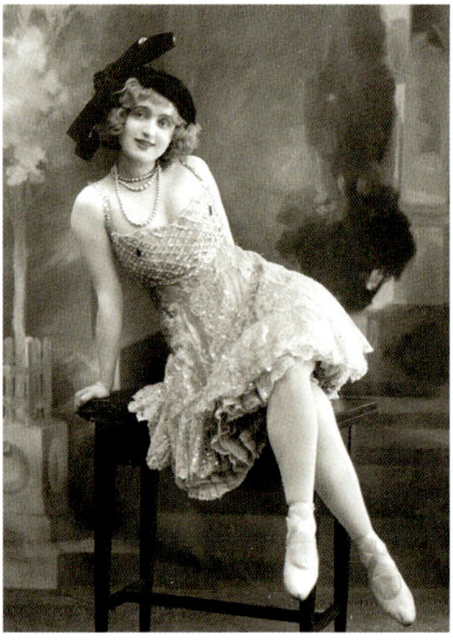

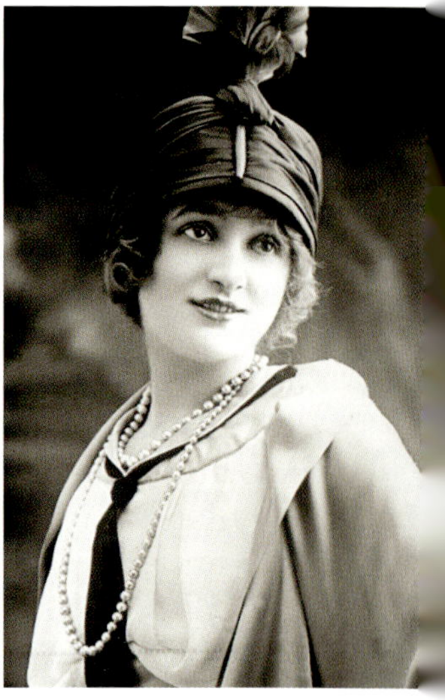

also erst nach dem Gipfel der zweiten Pandemiewelle geboren worden ist: Rosalia Lombardo entschlummert am Nikolaustag des Jahres 1920, sie wird einbalsamiert und in der Kapelle der heiligen Rosalia in der Kapuzinergruft von Palermo bestattet.

Mit 39 Jahren wird in Montrouge in Paris die gefeierte Tänzerin und Sängerin Gaby Deslys ihrem Publikum entrissen. Der Revue-Star hat sich im Dezember 1919 mit der Grippe angesteckt. Der hinzutretenden eitrigen Rippenfellentzündung trachten die Ärzte mit mehreren Operationen beizukommen – vergeblich. Nach Überführung ihrer sterblichen Hülle in ihre Geburtsstadt Marseille ruht Deslys auf dem Friedhof Saint-Pierre, in unmittelbarer Nähe des ebenfalls an der Grippe verstorbenen Literaten Edmond Rostand.

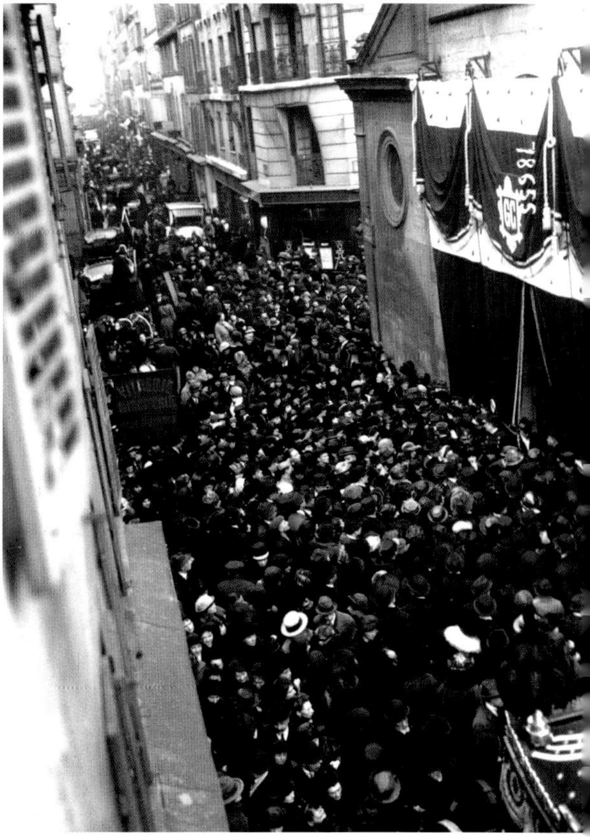

LINKE SEITE: Bilder von der berühmten französischen Tänzerin und Varietésängerin Gaby Deslys.

RECHTS: Menschenmenge bei der Beerdigung Gaby Deslys vor der Kirche Notre-Dame-de-Grâce in Paris, 8. Februar 1920.

Nach einem außerordentlich milden Vorfrühling legt die Influenza Anfang 1920 auch in Deutschland und der Schweiz wieder zu. Unter den Münchner Opfern einer grippebedingten Pneumonie ist am 14. Juni der Soziologe Max Weber.

Laut *Wiener Medizinischer Wochenschrift* gewinnt die Influenza Anfang 1920 auch in Österreich wieder an Fahrt. Die Zivilkrankenanstalten sind überfüllt und können weitere Grippepatienten kaum noch aufnehmen. Professor Dr. Julius Tandler, Unterstaatssekretär für Volksgesundheit der jungen Republik, verfügt die Bereitstellung von 600 Betten aus Kriegsbeschädigtenspitälern für die vielen zivilen Influenzakranken.[270]

Auch in Prag und in den Böhmischen Ländern bäumt sich die Grippe ein letztes Mal auf und fordert

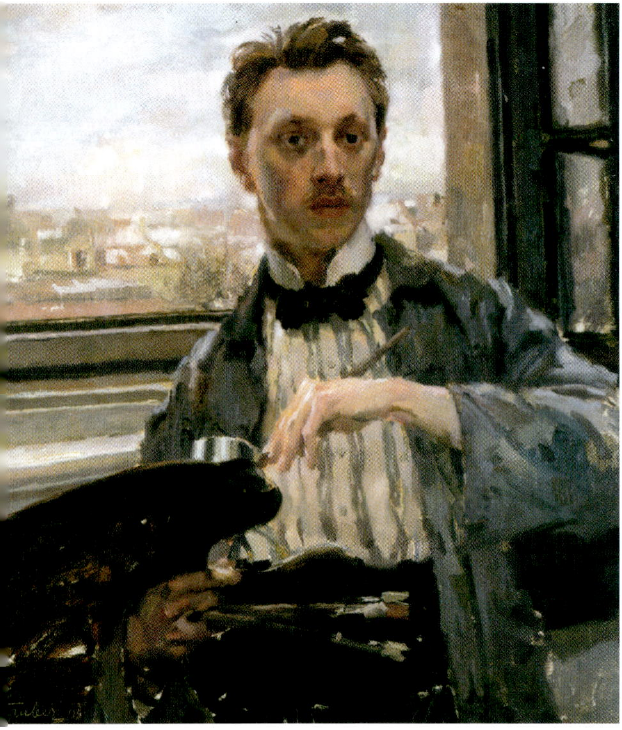

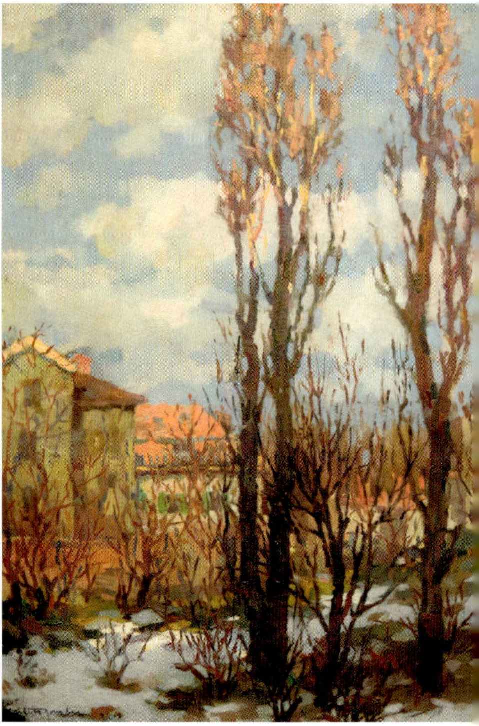

jetzt sogar deutlich mehr Opfer als im Vorjahr 1919. Die Kunstfreunde müssen vom Tod des 33jährigen Malers Jan Autengruber hören, der am 15. Juli 1920 im Krankenhaus Prag-Weinberge als eines der letzten Opfer der Spanischen Grippe an den Folgen einer Lungenentzündung stirbt. In das Röcheln des Malers mischt sich das Weinen seines Töchterleins, das ihm seine Frau wenige Monate zuvor geschenkt hat. Autengrubers Asche wird im Familiengrab in Patzau (Pacov) beigesetzt.

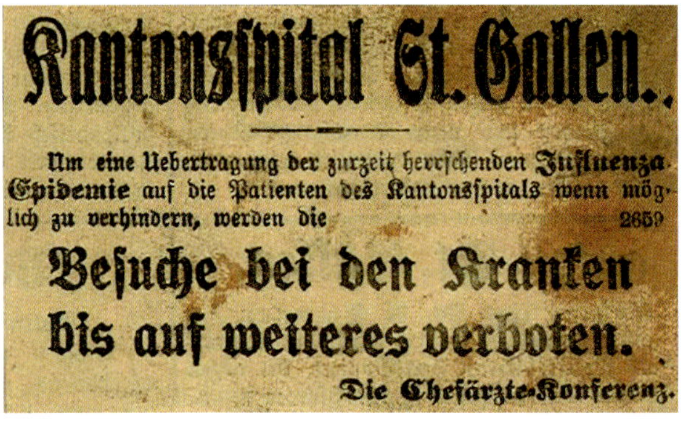

Kantonsspital St. Gallen.

Um eine Uebertragung der zurzeit herrschenden Influenza-Epidemie auf die Patienten des Kantonsspitals wenn möglich zu verhindern, werden die 2659

Besuche bei den Kranken bis auf weiteres verboten.

Die Chefärzte-Konferenz.

Mysteriös wie der Ursprung ist nun auch der

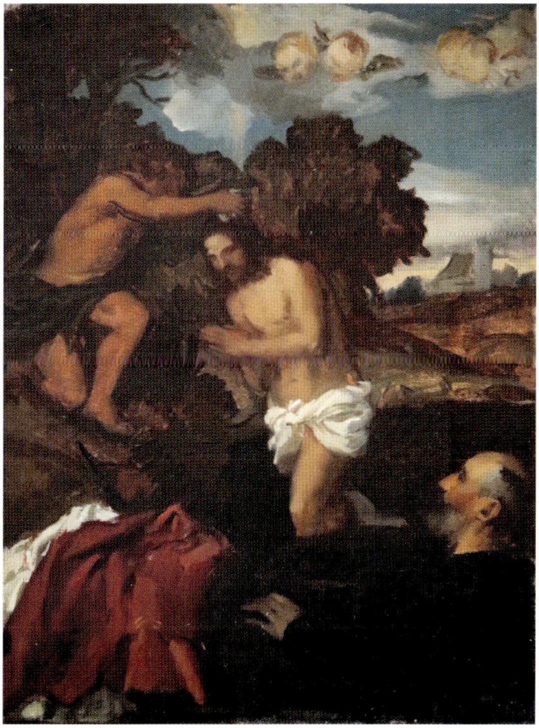

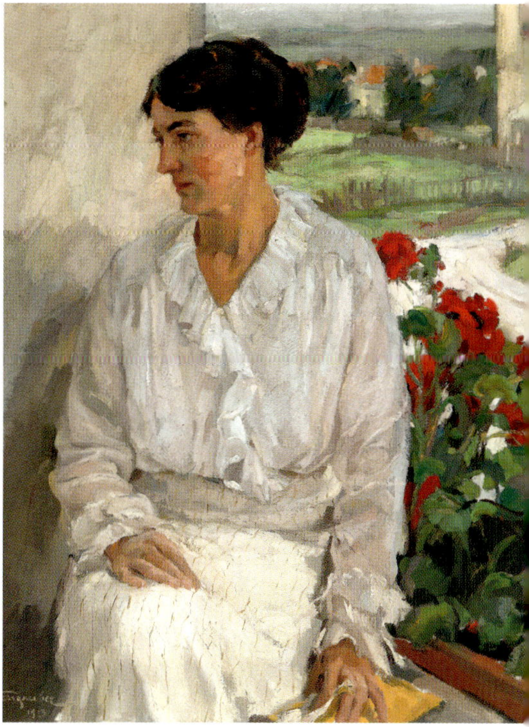

Kehraus der Pandemie. Nach dem letzten Aufbäumen anno 1920 verliert sich die Grippe endgültig in den üblichen saisonalen Epidemien, sorgt aber noch bis weit in die 1920er Jahre hinein für eine gesteigerte Mortalität. Dann verschwindet sie aus den Statistiken und gerät in Vergessenheit.

Im Winter 1932/33 empfiehlt sich die Grippe, die nun niemand mehr spanisch nennt, wieder einmal im fiebergeschüttelten Deutschland. Das fällt bald in Trümmer, die Grippe aber bleibt. Erst ab 1957 wird das genetische Erbe des „spanischen“ Pandemietypus H1N1 von einem Ebenbürtigen verdrängt, dem neuen Subtypen der Asiatischen Grippe mit dem Kürzel H2N2, ohne freilich völlig zu verschwinden. Doch das ist bereits ein anderes Kapitel in der unendlichen Chronik der tödlichen Grippepandemien.

OBEN: Werke des Grippeopfers Jan Autengruber, von links: *Autoportrait II*, 1913 • *Winterende zwischen den Häusern*, 1910 • *Taufe Jesu Christi*, undatiert • *Auf der Veranda*, 1913.

LINKS UNTEN: Aufruf im *St. Galler Stadtanzeiger*, Februar 1920.

Nachdem die Pandemie ihr Ende gefunden hat, bemühen sich Gesundheitsbehörden um die Ermittlung der epidemiologischen Gegebenheiten und besonders der Opferzahlen.

Walter Levinthal schätzt die Morbidität der Pandemie 1918/19 auf etwa 50 %.[271] Andere Epidemiologen nehmen an, daß etwa 500 bis 600 Millionen der damals ungefähr 1,8 Milliarden Menschen,[272] also ein knappes Drittel, während einer der Pandemiewellen mit dem Influenzavirus infiziert worden ist,[273] wobei starke regionale Unterschiede bestehen. Alfred W. Crosby meint dagegen, daß nur ein Fünftel der Weltbevölkerung manifest erkrankt sei, jedoch zahlreiche Menschen eine subklinische Infektion durchgemacht hätten.[274] Mit dem Auslaufen der Pandemie verringert sich zunächst die Morbidität, ehe mit einer gewissen Verzögerung auch die Sterblichkeitskurven abflachen. Ab 1920 nähern sich die Mortalitätszahlen wieder den gewöhnlichen, in saisonalen Epidemien üblichen Werten an.[275]

Die Gesamtzahlen zur globalen Mortalität der Influenzapandemie 1918/19 beruhen auf groben Schätzungen und Extrapolationen aus rudimentärem, meist unvollständigem Datenmaterial. Aus den wenigsten Ländern gibt es so präzise Zahlen wie aus Japan, wo zwischen dem 1. Oktober 1918 und dem 30. April 1919 genau 250.333 Todesfälle verbucht werden. In vielen

Oben: Darstellung der allgemeinen Sterblichkeit zur Zeit der Grippepandemie 1918/19 in vier Großstädten (New York, London, Paris, Berlin).

Unten: Kurve der Todesfälle im Regierungsbezirk Arnsberg in Nordrhein-Westfalen von Mai 1918 bis Januar 1919.

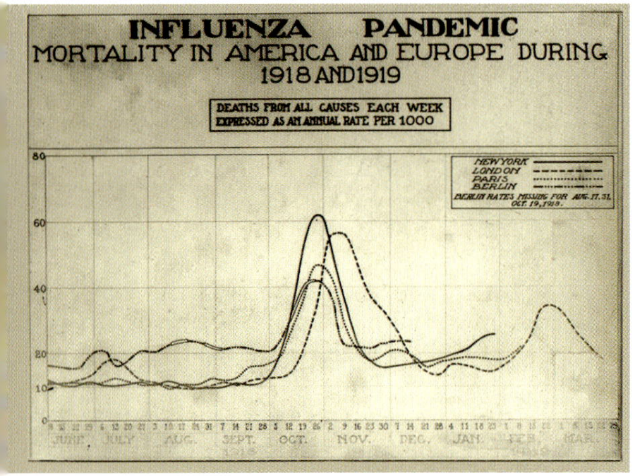

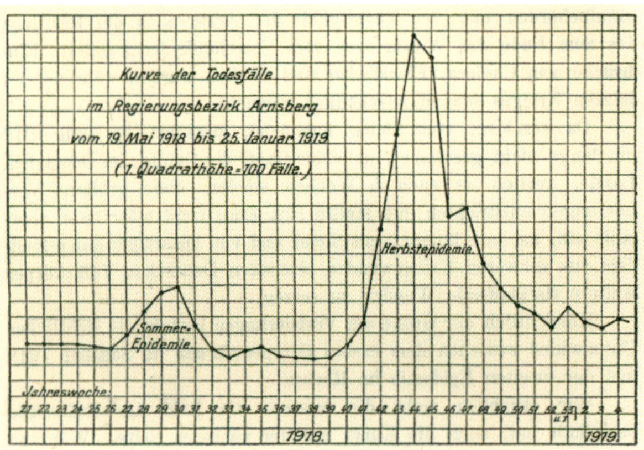

afrikanischen und asiatischen Ländern sowie dem nachrevolutionären Rußland wird kein verläßliches Datenmaterial erhoben. Dabei sind es gerade die Entwicklungsländer mit nur sehr dürftiger statistischer und epidemiologischer Datengrundlage, wo die Grippe besonders verderblich wütet. Selbst in Mitteleuropa beruhen die Mortalitätswerte häufig auf vagen Annahmen und Extrapolationen, denen jedenfalls mit Vorbehalt zu begegnen ist.

Die in der Fachliteratur kursierenden weltweiten Mortalitätszahlen zur Grippe schwanken zwischen 6 Millionen[276] und 100 Millionen Toten, wobei die auf statistisch-kumulativen Verfahren beruhenden Annahmen seit den 1990er Jahren durch Auswertung weiterer Quellen stetig nach oben revidiert werden. Der Bakteriologe an der Universität von Chicago Edwin O. Jordan beziffert die Opferzahl 1927 auf 21,5 Millionen weltweit. Diese Zahl wird bis in die 1980er Jahre in zahlreiche Veröffentlichungen zur Spanischen Grippe widergegeben. Doch dann kommt mit einem Mal Bewegung in die Diskussion. Während Alfred W. Crosby 1989 von ungefähr 50 Millionen Toten[277] ausgeht, stellen Johnson und Mueller 2002 in einer vielzitierten Arbeit 50 bis 100 Millionen Todesopfer in den Raum, was einem Verlust

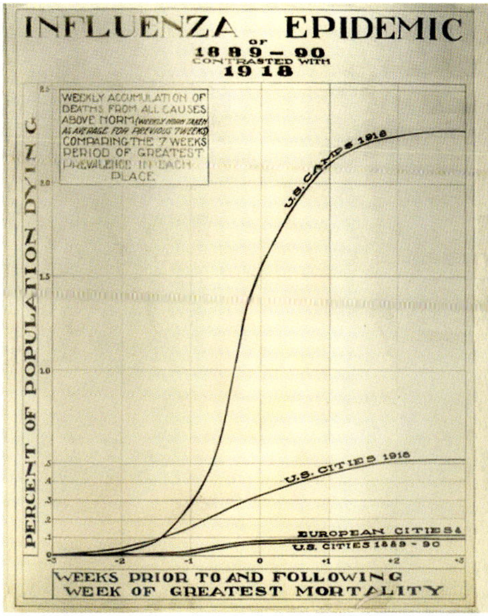

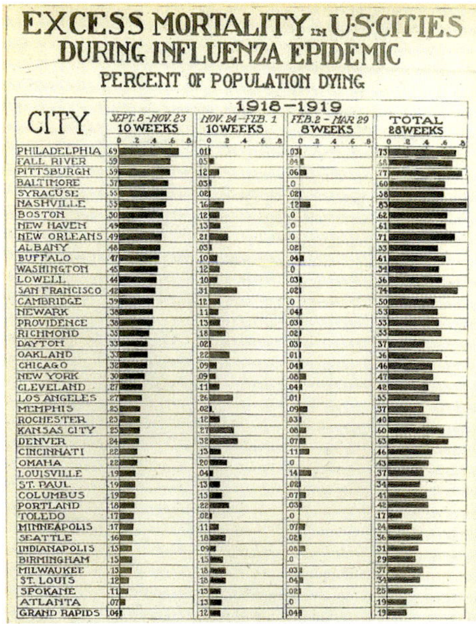

EXCESS MORTALITY IN U·S·CITIES
DURING INFLUENZA EPIDEMIC
PERCENT OF POPULATION DYING

CITY	1918–1919 SEPT. 8 - NOV. 23 10 WEEKS	NOV. 24 - FEB. 1 10 WEEKS	FEB. 2 - MAR 29 8 WEEKS	TOTAL 28 WEEKS
PHILADELPHIA	.69	.01	.03	.73
FALL RIVER	.59	.05	.04	.68
PITTSBURGH	.59	.12	.06	.77
BALTIMORE	.57	.03	.0	.60
SYRACUSE	.55	.02	.02	.58
NASHVILLE	.55	.16	.12	.83
BOSTON	.50	.12	.0	.62
NEW HAVEN	.49	.13	.0	.61
NEW ORLEANS	.49	.21	.0	.71
ALBANY	.48	.03	.02	.53
BUFFALO	.47	.10	.04	.61
WASHINGTON	.45	.12	.0	.54
LOWELL	.44	.10	.03	.56
SAN FRANCISCO	.42	.31	.02	.74
CAMBRIDGE	.39	.12	.0	.50
NEWARK	.38	.11	.04	.53
PROVIDENCE	.38	.13	.03	.53
RICHMOND	.35	.18	.02	.55
DAYTON	.33	.02	.03	.37
OAKLAND	.33	.22	.01	.56
CHICAGO	.32	.09	.04	.46
NEW YORK	.30	.09	.08	.47
CLEVELAND	.27	.11	.04	.42
LOS ANGELES	.27	.26	.01	.55
MEMPHIS	.25	.02	.09	.37
ROCHESTER	.25	.12	.03	.40
KANSAS CITY	.25	.27	.08	.60
DENVER	.24	.32	.07	.63
CINCINNATI	.22	.13	.11	.46
OMAHA	.22	.20	.0	.43
LOUISVILLE	.19	.04	.14	.37
ST. PAUL	.19	.13	.02	.34
COLUMBUS	.19	.15	.07	.41
PORTLAND	.18	.22	.03	.42
TOLEDO	.17	.02	.0	.17
MINNEAPOLIS	.17	.11	.07	.24
SEATTLE	.16	.18	.02	.36
INDIANAPOLIS	.15	.09	.08	.31
BIRMINGHAM	.15	.15	.0	.29
MILWAUKEE	.15	.18	.03	.37
ST. LOUIS	.12	.18	.04	.34
SPOKANE	.11	.13	.02	.25
ATLANTA	.07	.13	.0	.19
GRAND RAPIDS	.04	.12	.04	.19

RECHTS OBEN: Vergleich der Gesamttodesfälle während der Pandemien von 1889/90 und 1918 in den Wochen um die jeweils größte Mortalität (Europäische und US Städte sowie US Camps.)

RECHTS UNTEN: Auflistung der Exzeß-Mortalität in einigen US Städten während der Pandemie 1918/19.

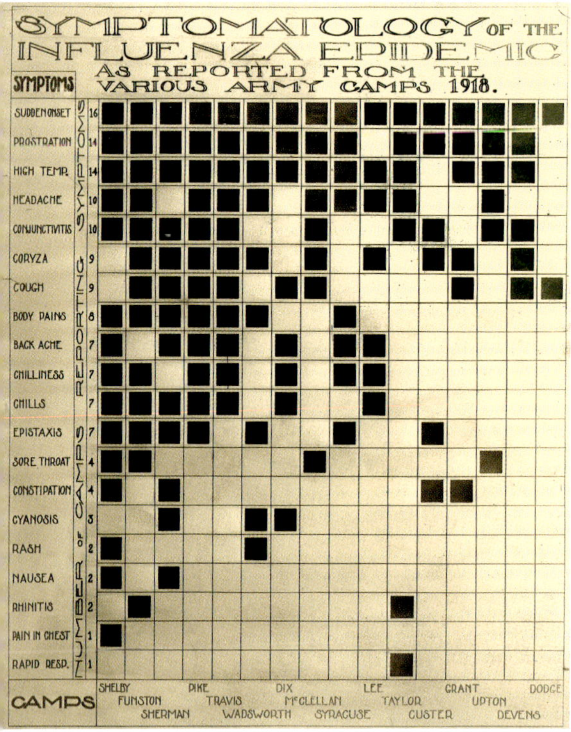

Symptomatologie der Influenza 1918, nach Berichten aus einzelnen amerikanischen Armee-Camps. Von oben nach unten:

- Plötzlicher Beginn
- Erschöpfung
- Fieber
- Kopfschmerzen
- Bindehautentzündung
- Schnupfen
- Husten
- Körperschmerzen
- Rückenschmerzen
- Kältegefühl
- Schüttelfrost
- Nasenbluten
- Halsschmerzen
- Verstopfung
- Zyanose
- Ausschlag
- Übelkeit/Brechreiz
- Rhinitis
- Schmerzen im Brustkorb
- Atembeschleunigung

von 2,8 % bis 5,6 % der Weltbevölkerung entspricht.[278] Eine ungeheure Opferbilanz, der sich die WHO nicht anschließen will, die weiterhin von 20–50 Millionen Gestorbenen ausgeht.[279]

Das Rennen um den Mortalitätssuperlativ ist mittlerweile an seine Grenzen gestoßen, jedenfalls werden überzogene Opferzahlen neuerdings auch wieder nach unten revidiert. So werden in Indien 2012 nach eingehenden Überprüfungen die seit den 1950er Jahren auf über 17 Millionen geschätzten Grippeverluste um drei Millionen vermindert.[280]

Für die USA gibt es verhältnismäßig verläßliche Zahlen. Dort erkranken 1918/19 etwa 28 % der Bevölkerung an der Spanischen Grippe, 2,3 bis 2,5 % der Infizierten sterben,[281] in einigen Gebieten sogar deutlich mehr. Hans Zinssers Schätzung beläuft sich 1922 auf 550.000 US-Opfer, was etwa dem Fünffachen der offiziellen amerikanischen Kriegsverluste von 111.179 Personen entspricht.[282] In neueren Schätzungen werden die amerikanischen Opferzahlen auf 675.000 angehoben, eingeschlossen 43.000 an Grippe verstorbener Soldaten. Unter den US-Staaten mit den höchsten Mortalitätsraten sind Arizona und Pennsylvania. Stark betroffen sind auch die 304.000 amerikanischen Ureinwohner, bei denen zwischen Oktober 1918 und Juni 1919 6.632 Grippetodesfälle verzeichnet werden. Die meisten indianischen Opfer in absoluten Zahlen werden in den Staaten Arizona und New Mexico vermerkt. Im dünnbesiedelten Kanada erliegen der Seuche immerhin etwa 50.000 Menschen.

Etwa um das Vier- bis Fünffache höher als in den USA sind die absoluten Opferzahlen im kriegsverheerten Europa, in dem das Gesundheitswesen nach dem Waffengang neu geordnet werden muß. In der Alten Welt fordert die Spanische Grippe mindestens 2,3 Millionen Menschenleben,[283] wobei die länderspezifischen Mortalitätsangaben große Abweichungen aufweisen, etwa 0,39 % in Frankreich, 0,92 % in Italien oder 0,97 % in Portugal. Der europäische Durchschnittswert beläuft sich nach Lion Murard und Patrick Zylberman auf 0,48 %.[284] In absoluten Opferzahlen führt Deutschland die Statistiken an, gefolgt von Frankreich, Italien, Spanien und England.

Im Deutschen Reich sterben verschiedenen Schätzungen zufolge 225.330 bis 469.400 Menschen an der Spanischen Grippe. Bei einer Bevölkerungszahl von 62.7 Millionen Menschen laut der Volkszählung vom 5. Dezember 1917 ergibt sich damit eine Mortalitätsrate zwischen 0,36 % und 0,75 %. In der Schweiz werden 1918 exakt 21.846 ärztlich bescheinigte Influenzatodesfälle verzeichnet, was bei einer Morbidität von 56 % einer Mortalität von 0,62 % entspricht.[285]

Für Österreich-Ungarn mit einem Bevölkerungsstand von 51,4 Millionen Menschen laut letzter Volkszählung 1910 wurde bisher keine verläßliche Opferschätzung unternommen. Unter Ansatz der geschätzten Mortalitätsraten im Deutschen Reich dürften in der Donaumonarchie und deren Nachfolgestaaten in den Pandemiejahren 185.000 bis 385.500 Menschen gestorben sein. Allein für die Böhmischen Länder ist zwischen 1918 und 1920 eine Exzeßmortalität von bis zu 75.000 Zivilisten anzunehmen, dazu kommt eine gänzlich unbekannte Anzahl von Soldaten, die sich

Eine Fülle vor allem epidemiologisch bzw. pathologisch-anatomisch orientierter Fachliteratur erscheint in den Jahren nach der Pandemie.

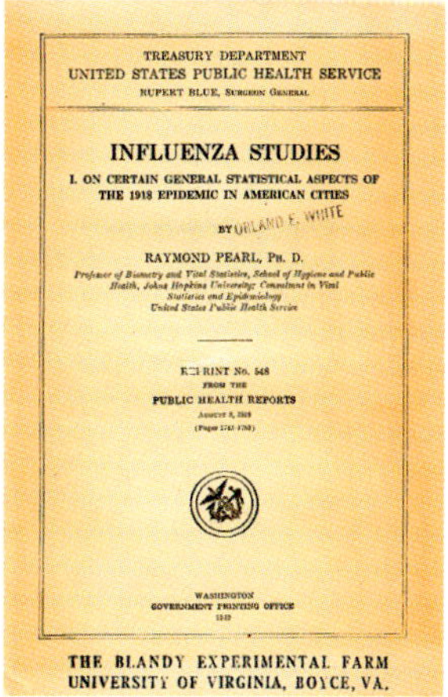
TREASURY DEPARTMENT
UNITED STATES PUBLIC HEALTH SERVICE
RUPERT BLUE, SURGEON GENERAL

INFLUENZA STUDIES

I. ON CERTAIN GENERAL STATISTICAL ASPECTS OF THE 1918 EPIDEMIC IN AMERICAN CITIES

BY

RAYMOND PEARL, PH. D.

Professor of Biometry and Vital Statistics, School of Hygiene and Public Health, Johns Hopkins University; Consultant in Vital Statistics and Epidemiology United States Public Health Service

REPRINT No. 548
FROM THE
PUBLIC HEALTH REPORTS

WASHINGTON
GOVERNMENT PRINTING OFFICE

THE BLANDY EXPERIMENTAL FARM
UNIVERSITY OF VIRGINIA, BOYCE, VA.

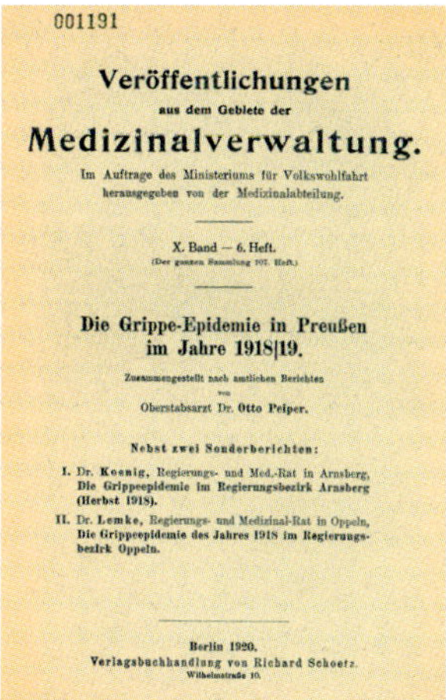
001191

Veröffentlichungen
aus dem Gebiete der
Medizinalverwaltung.

Im Auftrage des Ministeriums für Volkswohlfahrt herausgegeben von der Medizinalabteilung.

X. Band — 6. Heft.

Die Grippe-Epidemie in Preußen im Jahre 1918|19.

Zusammengestellt nach amtlichen Berichten
von
Oberstabsarzt Dr. Otto Peiper.

Nebst zwei Sonderberichten:

I. Dr. Koenig, Regierungs- und Med.-Rat in Arnsberg, Die Grippeepidemie im Regierungsbezirk Arnsberg (Herbst 1918).

II. Dr. Lemke, Regierungs- und Medizinal-Rat in Oppeln, Die Grippeepidemie des Jahres 1918 im Regierungsbezirk Oppeln.

Berlin 1920.
Verlagsbuchhandlung von Richard Schoetz.
Wilhelmstraße 10.

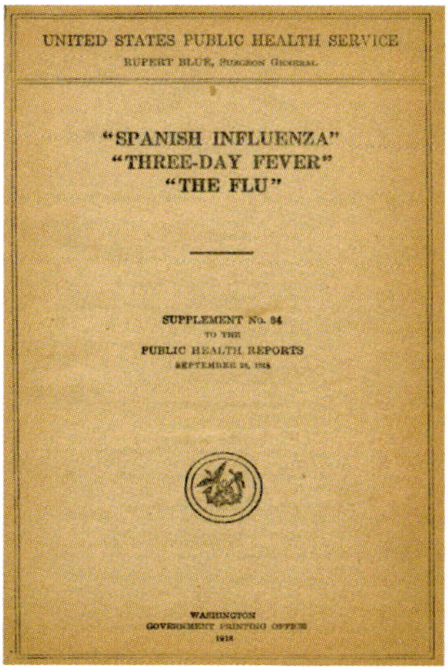
UNITED STATES PUBLIC HEALTH SERVICE
RUPERT BLUE, SURGEON GENERAL

"SPANISH INFLUENZA"
"THREE-DAY FEVER"
"THE FLU"

SUPPLEMENT No. 34
TO THE
PUBLIC HEALTH REPORTS

WASHINGTON
GOVERNMENT PRINTING OFFICE
1918

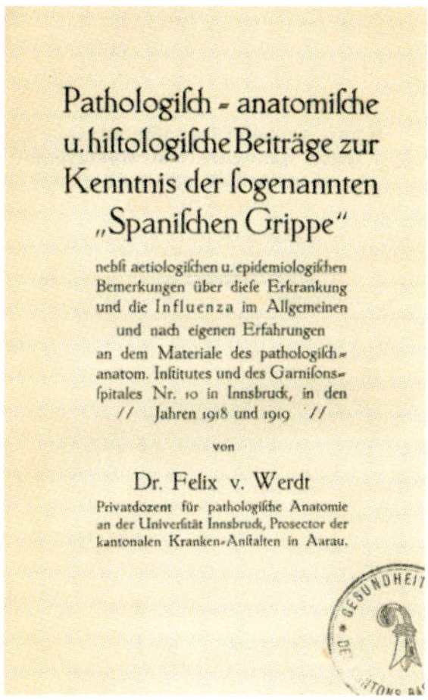
Pathologiſch - anatomiſche u. hiſtologiſche Beiträge zur Kenntnis der ſogenannten „Spaniſchen Grippe"

nebſt aetiologiſchen u. epidemiologiſchen Bemerkungen über dieſe Erkrankung und die Influenza im Allgemeinen und nach eigenen Erfahrungen an dem Materiale des pathologiſch-anatom. Inſtitutes und des Garniſonsſpitales Nr. 10 in Innsbruck, in den // Jahren 1918 und 1919 //

von

Dr. Felix v. Werdt

Privatdozent für pathologiſche Anatomie an der Univerſität Innsbruck, Prosector der kantonalen Kranken-Anſtalten in Aarau.

während der Pandemie auf böhmisch-mährischem Territorium aufhalten und in den Statistiken mit grob-geschätzt 2.000 bis 5.000 Militärpersonen zu berücksichtigen sind.

Nur eine grobe Vorstellung hat man von den Ausfällen an Geburtlichkeit, die sich aus der hohen Sterb-

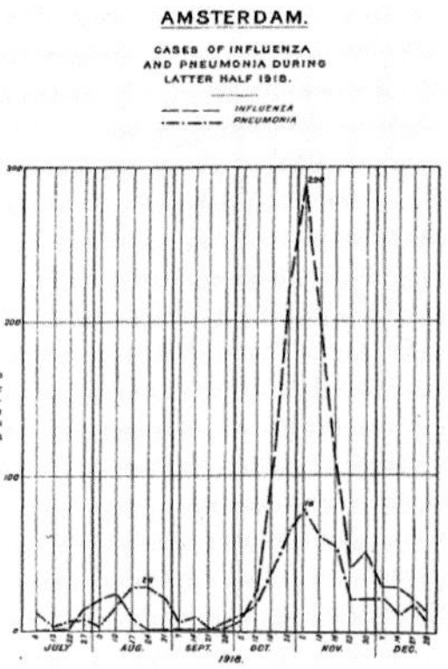

OBEN: Gegenüberstellung der Grippe- und Pneumoniefälle in Amsterdam in der zweiten Hälfte 1918.

UNTEN: Grippeerkrankungen und Grippetodesfälle in Stockholm, Juli 1918 bis März 1919.

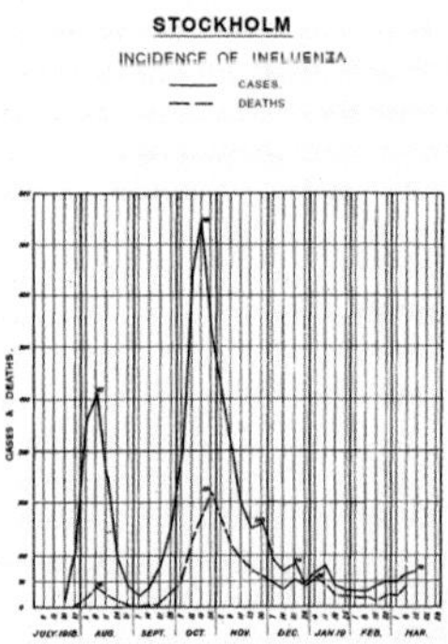

66 INFLUENZA

TABLE II.
***The spread of influenza in* 1918.**

Month.	Date.	Country.	City.	Authority quoted.
March		*China*		McNalty, Carnwath.
		Japanese Navy		McNalty, Carnwath.
		Japan		Jour. Am. Med. Assn.
		France	Civilian Population at Chaumont	MacNeal.
	5	*United States*		
		Kansas	Camp Funston	Opie.
		Missouri	Kansas City	V. C. Vaughan.
		Illinois	Chicago	Frost.
		Ohio	Columbus	V. C. Vaughan.
		Michigan	Detroit	V. C. Vaughan.
	18	Georgia	Camp Greenleaf	V. C. Vaughan.
			Atlanta	V. C. Vaughan.
	28	S. Carolina	Camp Sevier	W. T. Vaughan.
	30	Kansas	Haskell	Public Health Reports.
April		*United States*	Various points from Norfolk to Louisiana	Public Health Reports.
		Mississippi	Camp Shelby	V. C. Vaughan.
		Georgia	Camp Hancock	Forbes and Snyder.
	30	California	San Quentin Prison	Stanley.
		France		Netter.
				Chauffard.
				Messary.
				Longcope.
	1		Brest (American Expeditionary Forces)	V. C. Vaughan.
			British Expeditionary Forces	Carnwath.
			Allied Western Front	Public Health Reports.
	1		German Western Front	Gins.
May		*France*	Chaumont	Zinsser.
		Scotland	Glasgow	Dunlop, Carnwath.
		Spain	Madrid	Office International d'Hygiène Publique.
		Greece	Athens	Filtzos.
		Macedonia	French Army	Teissoniere, Beguet and Jolly.
		Egypt	Egyptian Expeditionary Forces	Benjafield.
		Italian Navy		MacNeal.
June		*England*	Portsmouth	Carnwath.
	15		Birmingham	Public Health Reports.
	1	*Switzerland*	Zürich	Office International d'Hygiène Publique.
	1	*Germany*	Frankfurt, A. M.	Deutsche. med. Wchnschr.
	3		Strasbourg (Alsace)	Rose.
	25		Bonn	Koepchen.
	At the end of the month		{ Berlin North & South Germany	Deutsche. med. Wchnschr.
	Late	*Austria*	Vienna	Bohm.
	15	*Norway*	Christiania	Public Health Reports.
	15	*China(?)*	Chefoo	Public Health Reports.
	16	*Brazil*	Santos	Public Health Reports.
	22	*India*	Bombay	Public Health Reports.
		Porto Rico		Atiles.
		Philippine Islands		Hernando

lichkeit schwangerer Mütter und Personen im reproduktionsfähigen Alter ergibt – es sind weltweit Millionen Kinder, die wegen der Spanischen Grippe gar nicht erst zur Welt kommen und eine für Jahrzehnte klaffende demographische Lücke hinterlassen.

AN EPIDEMIOLOGIC STUDY 67

TABLE II (*Continued*).
The spread of influenza in 1918.

Month.	Date.	Country.	City.	Authority quoted.
July	1	*Germany*	Dresden	Schmorl.
		Italy		Office International d'Hygiène Publique.
	13	*Sweden*	Malmo Gothenburg	Frost and Sydenstricker.
	Late	*Netherlands*	Flushing	Public Health Reports.
	27	*China*	Chungking	Public Health Reports.
		India	Calcutta	Malone.
August		*India*	Punjab	Jour. Am. Med. Assn.
	3	*West Indies*	Guadeloupe	Public Health Reports.
		United States	Boston	Second Spread.
September		*Denmark*		Frost and Sydenstricker.
	11	*Republic of Salvador*		Public Health Reports.
	16	*Honduras*		Frost and Sydenstricker
	25	*Bermuda*		Frost and Sydenstricker.
	30	*Jamaica*		Frost and Sydenstricker.
		Mexico	Santa Cruz	Frost and Sydenstricker.
	21	*Canada*	Victoriaville Quebec Hamilton	Frost and Sydenstricker.
	30	*Portugal*	Lisbon	Public Health Reports.
	28	*Morocco*	Tangier	Frost and Sydenstricker.
	14	*South Africa Union*		Frost and Sydenstricker.
	16	*Senegal*	Dakar	Public Health Reports.
	16	*Sierra Leone*	Freetown	Public Health Reports.
		Korea		Schofield.
		United States	West and South from Boston	
October	Early	*Alaska*		Governor's Annual Report.
	1	*Russia*	Archangel	Frost and Sydenstricker.
		Peru	Lima	Soldan.
		Uruguay	Montevideo	Frost and Sydenstricker.
	25	*Venezuela*		Frost and Sydenstricker.
	11	*Guatemala*		Frost and Sydenstricker.
	12	*Costa Rica*	Limon	Frost and Sydenstricker.
	26	*Colombia*	Begota, Barranguilla. Cartagena, Peru.	Frost and Sydenstricker. Frost and Sydenstricker.
	9	*Cuba*	Camagney, Nuevitas	Frost and Sydenstricker.
	22	*Azores*		Public Health Reports.
	18	*Canary Islands*		
	19	*Madagascar*		Frost and Sydenstricker.
	17	*Australia*		Frost and Sydenstricker.
	19	*New Zealand*		Frost and Sydenstricker.
		Hawaii	Honolulu	Frost and Sydenstricker.
November		*British Guiana*		Rose.
		Dutch Guiana	Paramaribo	Frost and Sydenstricker.
	22	*Samoa*	Apia	Frost and Sydenstricker.
		Arabia	Aden	Frost and Sydenstricker.
		Iceland		Erlendsson.
December		*Paraguay*	Paraguay, Asuncion	Frost and Sydenstricker.
	19	*Dominican Republic*	La Plata, Puerto Plata, Santo Domingo	Frost and Sydenstricker.
		Lapland		Macklin.
	8	*Society Islands*		Frost and Sydenstricker.
	3	*Tonga Islands*		Frost and Sydenstricker.
		Fiji Islands		Frost and Sydenstricker.

LINKS: Auflistung der Ausbreitung der Influenza über den Globus in den Monaten März bis Dezember 1918, von dem amerikanischen Epidemiologen Warren T. Vaughan zusammengestellt nach verschiedenen Autoritäten bzw. Quellen.

UNTEN: Influenzafälle im Herbst 1918 und zu Beginn 1919 in Kopenhagen.

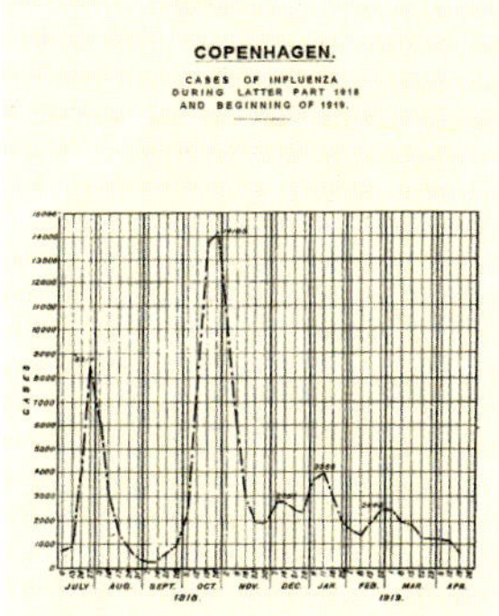

Lange Zeit beschränkt sich die Erforschung der Grippepandemie von 1918/19 auf pathologische und epidemiologische Fragestellungen, wie etwa in der 1921 vorgelegten Monographie *Influenza – An Epidemiologic Study* des Amerikaners Warren T. Vaughan. In Europa erscheint zeitgleich die Untersuchung *Die Grippe-Pandemie von 1918* von Walter Levinthal, Max Kuczynski und Erich Wolff. Zahlreiche medizinische Arbeiten zur Grippe werden unmittelbar nach der Pandemie publiziert, die Historiographie nimmt sich der Spanischen Grippe jedoch erst mit Verzögerung an. Unter den regionalhistorischen Publikationen zur Grippe sei vor allem Alfred W. Crosbys 1976 unter dem Titel *Epidemic and Peace* vorgelegte Monographie hervorgehoben, die ab 1989 unter dem Titel *America's Forgotten Pandemic* zum Standardwerk der Grippeliteratur aufsteigt. In eigenen Schwerpunktkapiteln schildert Crosby die Verläufe in Philadelphia, San Francisco und Alaska und geht auch dem Einfluß der Grippe auf die Friedenskonferenz in Paris nach.

Wesentliche Impulse empfängt die Geschichtsschreibung zur Spanischen Grippe-Pandemie aus der biomedizinischen Grippeforschung, wie etwa die Isolierung des Grippevirus durch Wilson Smith, Christopher Andrewes und Patrick Laidlaw in den 1930er Jahren, oder durch die Entwicklung der Transmissionselektronenmikroskopie, die den Grippeerreger schließlich 1959 vor aller Augen sichtbar macht.

Durch immer feinere mikrobiologische, immunologische und genetische Methoden können Morphologie und Strategie des Grippevirus' aufgeklärt werden. So prägt etwa der amerikanische Virologe George Hirst 1941 in der Zeitschrift *Science* den Begriff Hämagglutinin (H) für die dominierende, in mindestens 18 Subtypen vorkommende Oberflächenstruktur auf dem Grippevirus. Der deutsche Biochemiker Alfred Gottschalk identifiziert in den 1950er Jahren das zweite charakteristische Oberflächenprotein, die in mindestens 9 Subtypen vorliegende Neuraminidase (N). Den unterschiedlichen Pandemien liegen verschiedene Kombinationen dieser Subtypen zugrunde. Der Grippetyp A/H1N1 von 1918/19 dominiert bis 1957, als er im Rahmen der sogenannten Asiatischen Grippe von A/H2N2-Linien

Wichtige Grundlagenwerke zum Studium der Spanischen Grippe-Pandemie: Warren T. Vaughans *Influenza – An Epidemilogic Study* sowie Walter Levinthals, Max Kuczynskis und Erich Wolffs *Die Grippe-Pandemie von 1918*.

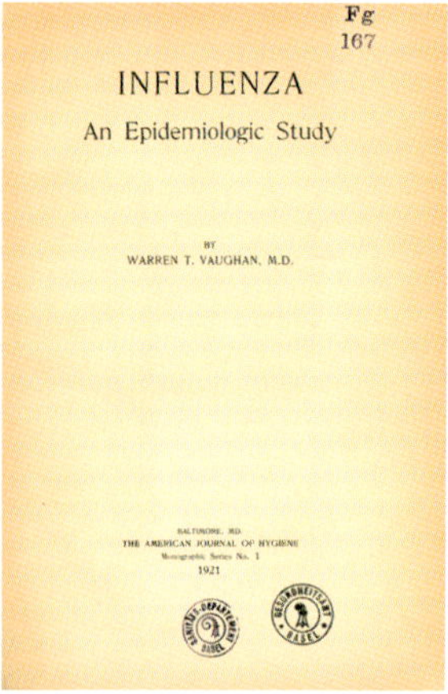

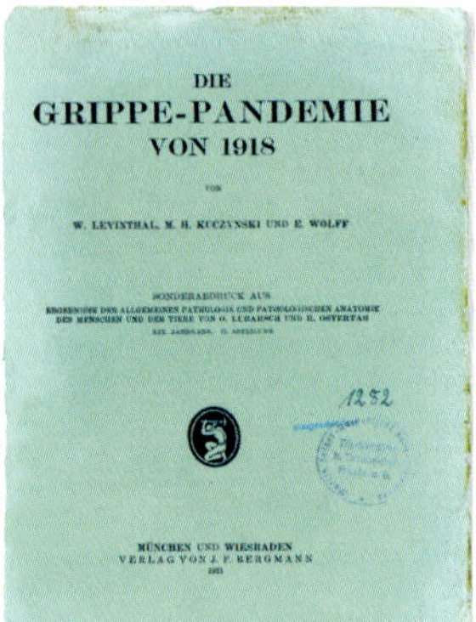

ersetzt wird. Ein neuer Subtyp A/H3N2 verursacht 1968 die vergleichsweise moderate Hongkong-Grippe-Pandemie.

Eine Variante des Subtyps A/H1N1 führt 1977/78 zur sogenannten Russischen Grippe, die sich ebenfalls zur Pandemie auswächst. In der Fachwelt munkelt man, daß es sich bei den Erregern um entwichene Viren aus sowjetischen Laborkühlschränken handle. Von diesem Zeitpunkt an zirkulierten jedenfalls mit A/H3N2 und A/H1N1 zwei unterschiedliche Subtypen nebeneinander. Die für die Spanische Grippe typischen A/H1N1-Linien liegen auch der Schweinegrippe-Pandemie des Jahres 2009 zugrunde. Erneut werden Ängste vor einer Wiederkehr der Pandemie von 1918 geäußert.

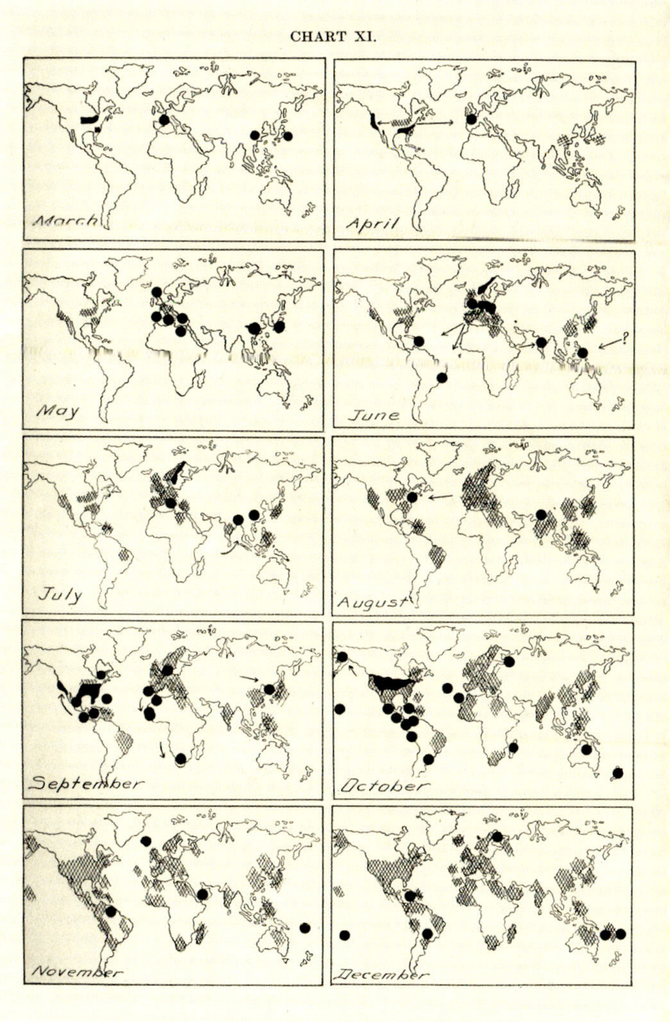

Kinematogramm von Warren T. Vaughan zur Ausbreitung der Influenza 1918, mit einem angenommenen Primärfocus in den USA.

Seit Jahrzehnten zielen die Forschungsbemühungen der Ärzte und Mikrobiologen auf eine effektive Grippeprophylaxe oder Therapie ab. Erste Impfungen mit inaktivierten, in embryonierten Hühnereiern hergestellten „Tot"-Impfstoffen werden schon Mitte der 1930er Jahre unternommen, erste Versuche mit Lebendimpfstoffen seit 1937. In fortwährenden Verbesserungen werden in der Folge neue, verträglichere Impfstoffe auf den Markt gebracht. Jedoch müssen die saisonalen Impfstoffe wegen der permanenten Mutationen des Grippevirus' Jahr für Jahr angepaßt werden. Pandemische Impfstoffe sollen im Pandemiefalle höchstens zehn bis zwölf Wochen nach dem Ausbruch zur Verfügung stehen. Im Falle der Pandemie 1918/19 hätten solche Impfstoffe den Hauptstoß der tödlichen Herbstwelle vermutlich abfangen können.

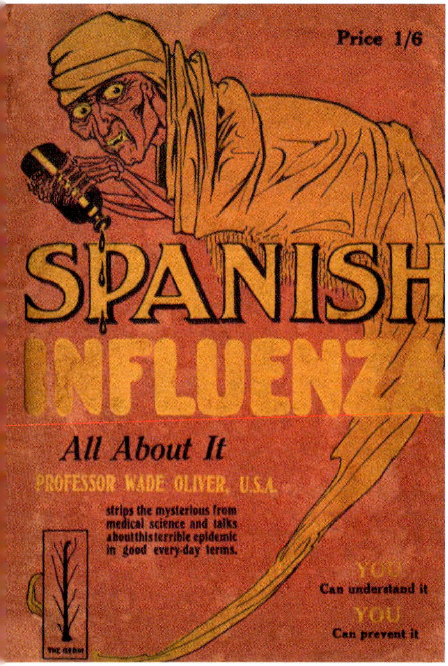

Noch während den Folgewellen der Pandemie Menschen zum Opfer fallen, erscheinen erste populärmedizinische Veröffentlichungen zur Spanischen Grippe. Hier der Umschlag des in Australien erschienenen Aufklärungsbändchens *Spanish Influenza – All About It* von Oliver Wades, einem Bakteriologen am Long Island Collage of Medicine, 1919.

Seit den 1960er Jahren stehen antivirale Substanzen bereit, die sowohl zur Infektionsprävention als auch zur therapeutischen Virenreduktion eingesetzt werden können. Wegen Resistenzbildung bei den M2-Ionenkanalblockern Amantadin und Rimantadin dominieren heute die Neuraminidasehemmer Oseltamivir (Tamiflu) und das rasch wirksame Inhalationspräparat Zanamivir (Relenza). Der Nutzen dieser ebenfalls mit zunehmenden Resistenzen konfrontierten Präparate wird jedoch von zahlreichen Ärzten angezweifelt.

Zur großen Herausforderung für die Mikrobiologie wird die Entschlüsselung des genetischen Bauplans des Pandemievirus von 1918 – ein praktisch unerreichbares Ziel, solange der tödliche Erreger nicht gefunden ist. Auf der Suche nach dem Virus unternimmt der 26jährige Doktorand an der University of Iowa Johan Hultin im Juni 1951 eine Forschungsreise nach Brevig, einem gottverlassenen Flecken an der äußersten Spitze Alaskas. Dort, in der ehemaligen Mission Teller, hat sich 1918 eine Grippetragödie zugetragen, die 72 Ureinwohnern das Leben kostete. Hultin erhält eine Grabungsgenehmigung, kann im Permafrost einer Leiche gefrorenes Lungengewebe entnehmen und bringt das Material zur Untersuchung nach Iowa. Die Laborergebnisse sind jedoch ernüchternd. Von Viren der Spanischen Grippe ist keine Spur. Hultin wendet sich anderen Aufgaben zu, wiewohl er sich weiter für die Grippe interessiert.

Viereinhalb Jahrzehnte nach diesem Unternehmen findet der amerikanische Mikrobiologe Jeffery Taubenberger in den Beständen des National Tissue Repository des Armed Forces Institute of Pathology die mit Formalin fixierten und in Paraffin eingebetteten Gewebeproben zweier 1918 an der Spanischen Grippe verstorbener Rekruten. Taubenberger kann aus den Präparaten genetisches Material gewinnen, es ist jedoch zu wenig, um den ganzen Virus zu entschlüsseln. Unverdrossen veröffentlicht er die Sequenzierung kleiner RNA-Fragmente in *Science*. Der damals bereits pensionierte Johan Hultin liest 1997 von Taubenbergers Bemühungen und bietet sich spontan an, noch einmal in Alaska nach dem dringend erforderlichen Lungengewebe zu graben. Von Taubenberger ermuntert macht sich Hultin schon eine Woche später in die ehemalige Teller-Mission auf und wiederholt die Grabungen. Diesmal bleiben die Mühen nicht unbelohnt: im gefrorenen Corpus einer fettleibigen Frauenleiche hat sich der Virus erhalten.

Später wird man auch in den Archiven des Royal London Hospitals fündig. Mit Geweberesten von insgesamt fünf Grippeopfern kann Taubenberger die vollständige Sequenzierung in Angriff nehmen. Nach zehn Jahren der Bemühungen kann er die RNA aller acht Gene des Pandemievirus' rekonstruieren. Mit der Veröffentlichung des Virusgenoms gelingt Taubenberger einer der wichtigsten wissenschaftlichen Durchbrüche des Jahres 2005, wie es Science formuliert. Der Artikel wird von The Lancet zum „Paper of the Year" 2005 gekürt – Taubenberger hat es geschafft, sein Name ist in aller Munde. Den weltweiten Bekanntheitsgrad Hultins und Taubenbergers zementiert schließlich die New Yorker Wissenschaftsjournalistin Gina Kolata, die in ihrem Bestseller Influenza – Die Jagd nach dem Virus von diesen wissenschaftlichen Heldentaten berichtet. Mit Taubenbergers Sequenzierungen können zahlreiche Rätsel um die Grippe gelöst werden, viele Fragen aber bleiben weiter offen, etwa jene, warum der Pandemievirus gerade junge Menschen hinwegraffte. So bleibt die Spanische Grippe auch weiterhin eine rätselhafte Krankheit, die sowohl Mediziner als auch Historiker noch viele Jahre beschäftigen wird.

Nach der Influenza die Tanzwut. Noch ist die Grippe nicht aus, da bemächtigt sich auch schon die Unterhaltungsindustrie der Seuche. Die fidele Tanznummer *The Influenza Blues* aus der Feder von Happy Klark und Arthur C. Brown wird 1919 zu einem „Hit Over Night". Auch von Walter Moloney erscheint ein One Step piano-Blues gleichen Namens, schließlich springt noch Essie Jenkins mit *The 1919 Influenza Blues* auf den rollenden Wagen.

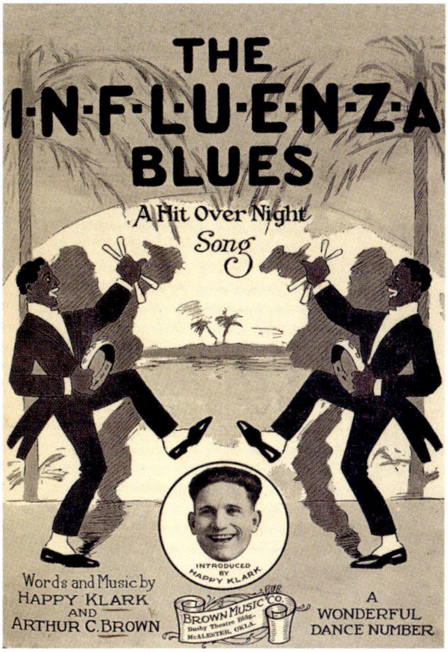

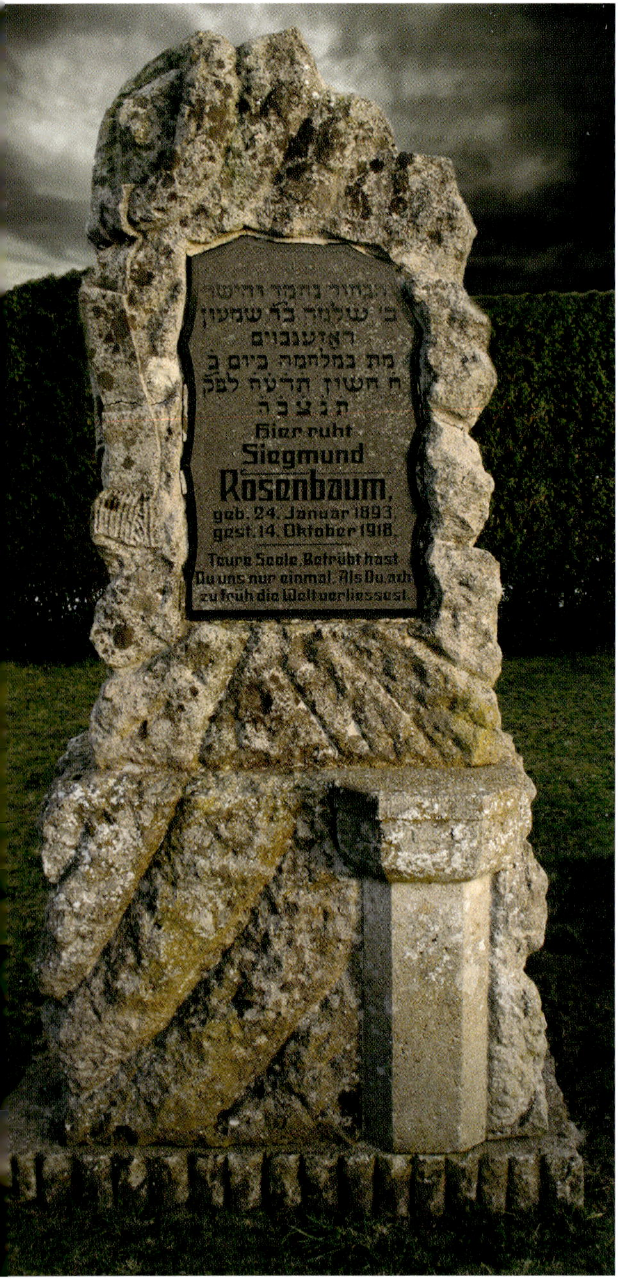
Hier ruht
Siegmund
Rosenbaum,
geb. 24. Januar 1893
gest. 14. Oktober 1918.
Teure Seele, Betrübt hast
Du uns nur einmal. Als Du ach
zu früh die Welt verliessest.

LINKS: Grabstein für den 25jährigen jüdischen Weltkriegsteilnehmer Siegmund Rosenbaum im hessischen Städtchen Hüttenberg, ein Grippeopfer.

UNTEN: Letzte Ruhestätte des Prager Arztes Michal Horníček, der 1918 in Ausübung seines Berufes den Grippetod gefunden hat.

RECHTE SEITE
OBEN: Gedenkstein zur Erinnerung an die Epidemieopfer des Jahres 1918 in Auckland/Neuseeland. UNTEN LINKS: Begräbnisstätte auf dem Wolschaner Friedhof in Prag für den jungen Bariton Čeněk Klaus. UNTEN MITTE: Gedenkstein für die im Dienst gestorbene Krankenschwester Jessie E. Linton in Thames/Neuseeland. UNTEN RECHTS: Grabstein für den 18jährigen Hamburger Luftschiffer Karl Awe auf dem Darmstädter Waldfriedhof.

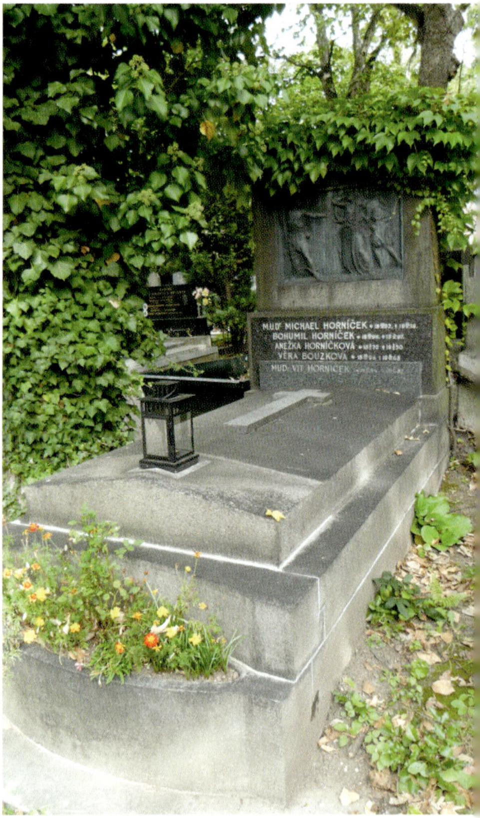
MUDr MICHAEL HORNÍČEK
BOHUMIL HORNÍČEK
ANEŽKA HORNÍČKOVÁ
VĚRA BOUZKOVÁ
MUDr VÍT HORNÍČEK

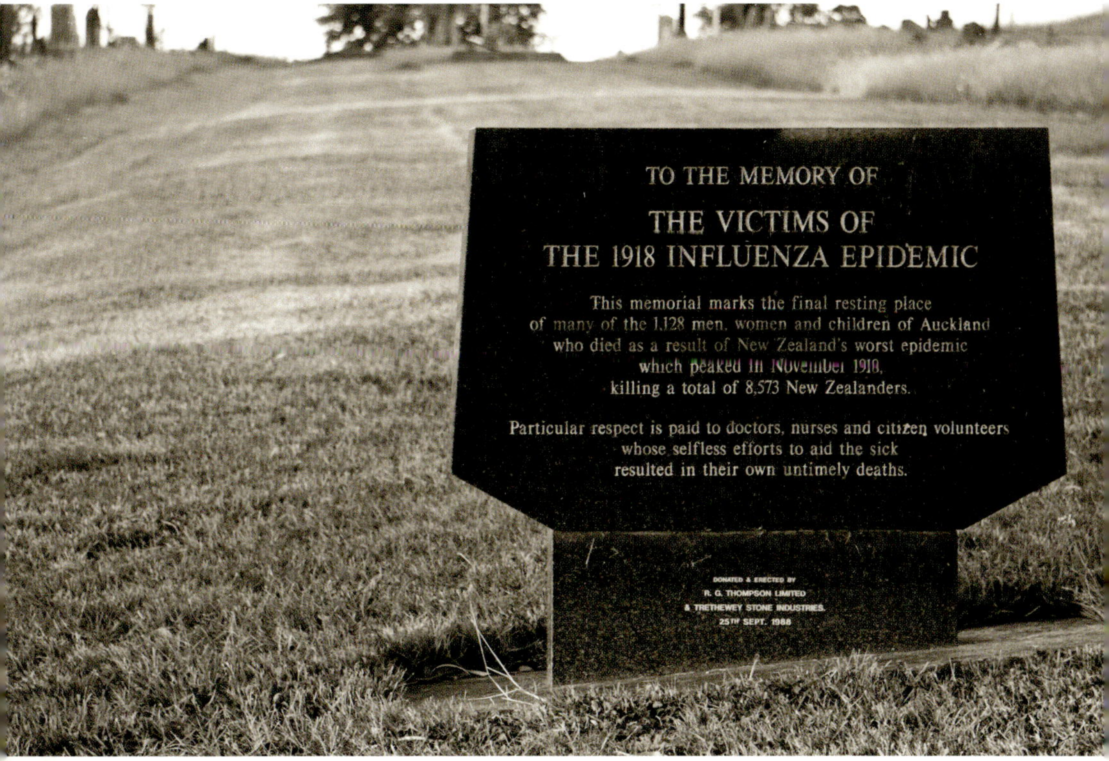
TO THE MEMORY OF
THE VICTIMS OF
THE 1918 INFLUENZA EPIDEMIC
This memorial marks the final resting place of many of the 1,128 men, women and children of Auckland who died as a result of New Zealand's worst epidemic which peaked in November 1918, killing a total of 8,573 New Zealanders.
Particular respect is paid to doctors, nurses and citizen volunteers whose selfless efforts to aid the sick resulted in their own untimely deaths.
DONATED & ERECTED BY
R. G. THOMPSON LIMITED
& TRETHEWEY STONE INDUSTRIES.
25TH SEPT. 1988

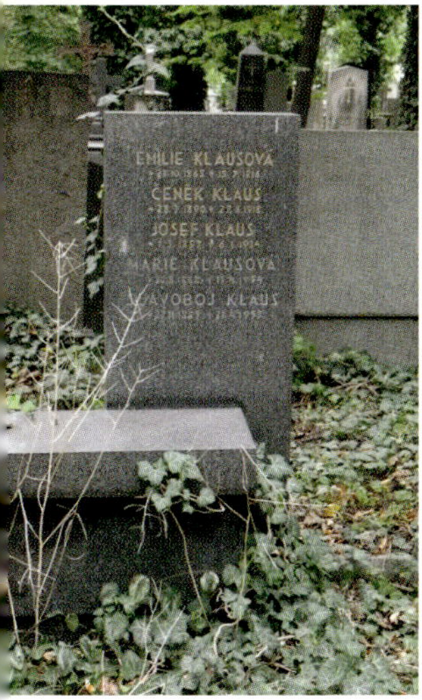
EMILIE KLAUSOVÁ
ČENĚK KLAUS
JOSEF KLAUS
MARIE KLAUSOVÁ

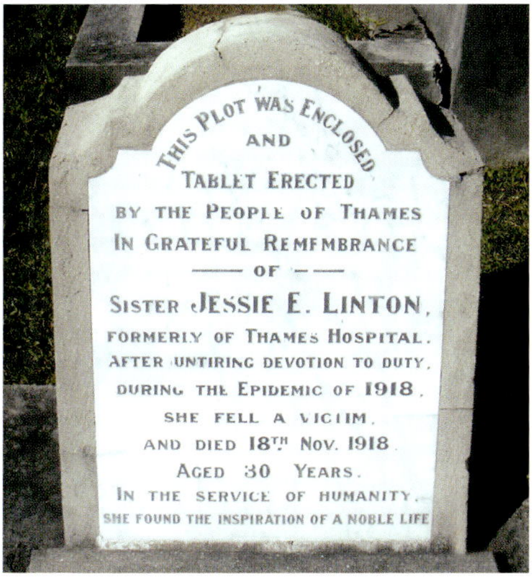
THIS PLOT WAS ENCLOSED
AND
TABLET ERECTED
BY THE PEOPLE OF THAMES
IN GRATEFUL REMEMBRANCE
OF
SISTER JESSIE E. LINTON,
FORMERLY OF THAMES HOSPITAL.
AFTER UNTIRING DEVOTION TO DUTY,
DURING THE EPIDEMIC OF 1918,
SHE FELL A VICTIM,
AND DIED 18TH NOV. 1918.
AGED 30 YEARS.
IN THE SERVICE OF HUMANITY,
SHE FOUND THE INSPIRATION OF A NOBLE LIFE

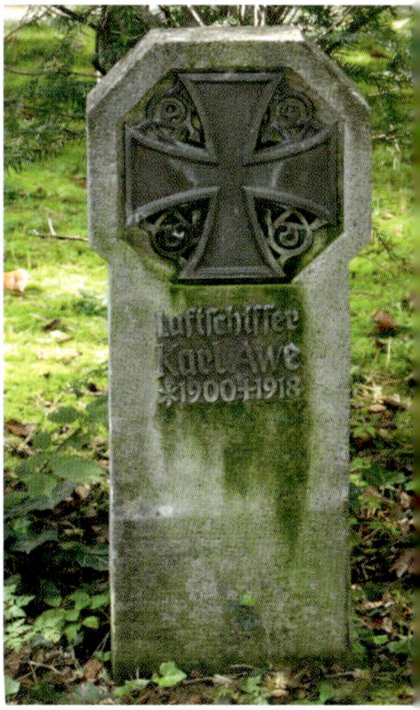
Luftschiffer
Karl Awe
1900-1918

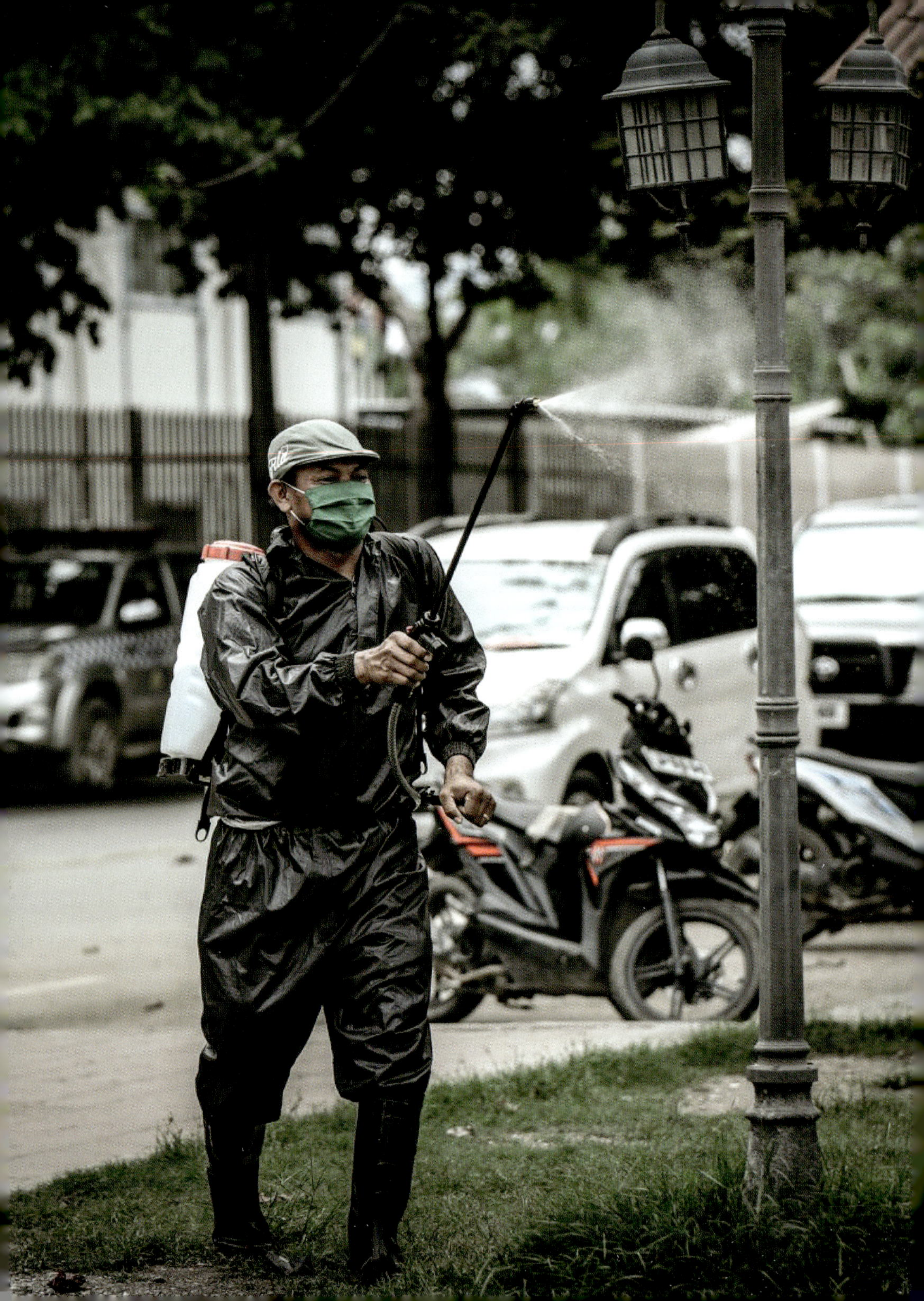

Vom Nachhall der Spanischen Grippe in Zeiten der Corona-Pandemie

Am 31. Dezember 2019, etwas mehr als hundert Jahre nach dem Ausbruch der Spanischen Grippe, unterrichtet die chinesische Regierung das WHO Country Office in Peking, daß in der Millionenstadt Wuhan eine neuartige, mit Sterbefällen verbundene Lungenkrankheit grassiert. Im Moment bestehe kein Grund zur Sorge, sagt man, wiewohl die Ursache noch unbekannt ist. China gibt der Weltgesundheitsorganisation am 12. Januar 2020 das Genom des sequenzierten Virus bekannt – jetzt laufen die medizinischen Forschungen an, nicht nur im Reich der Mitte. Um den 13. Jänner 2020 berichtet die WHO von Infektionsfällen auch in Thailand, aber noch ist sich die Weltöffentlichkeit keiner Gefahr bewußt. Als die Nationale Gesundheitskommission der Volksrepublik China am 20. Jänner 2020 bestätigt, daß sich die Krankheit durch Tröpfcheninfektion von Mensch zu Mensch fortpflanze, werden Befürchtungen um die Entstehung einer Pandemie laut. Die WHO ruft am 22. und 23. Januar in Genf einen Krisenstab zusammen, der die Lage bewerten und Handlungsstrategien entwerfen soll. Einen Tag später erklärt die chinesische Regierung Wuhan zur Sperrzone, niemand darf ohne triftigen Grund seine Wohnung verlassen. Dieser Umstand, und die ersten Corona-Fälle auch außerhalb Asiens, veranlassen die WHO, die Infektionskrankheit als „gesundheitliche Notlage von internationaler Tragweite“ einzustufen. In Europa nimmt man die Ereignisse weiterhin nur am Rande wahr,

Linke Seite: Desinfektionsmaßnahmen nahe des Präsidentenpalastes in Osttimor, 26. März 2020.

Immer nur Karl May ist langweilig, März 2020.

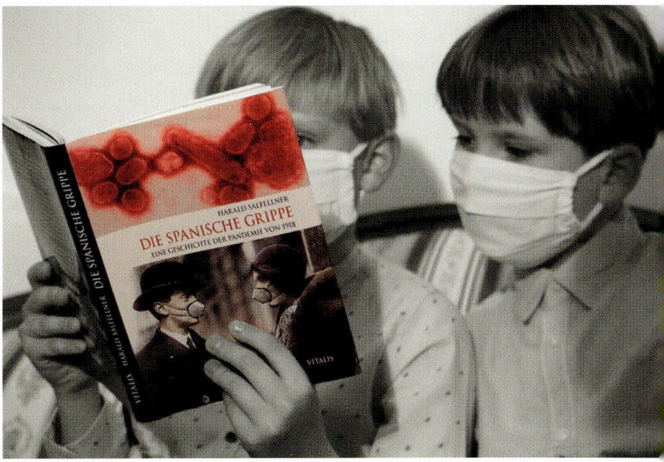

denn der Kontinent steht im Banne einer neuen Flüchtlingskrise, die sich an der türkisch-griechischen Grenze aufbaut und an die dramatischen Geschehnisse des Jahres 2015 denken läßt. Im Schatten dieser Vorkommnisse steigt die Rate der Neuinfektionen drastisch an, die Krankenhäuser der betroffenen chinesischen Provinz sind bald überbelegt, die Sterbezahlen schnellen in die Höhe. Da nicht ausreichend Schutzausrüstung bereitsteht, stekken sich die behandelnden Ärzte sowie das Pflegepersonal in den überfüllten Krankenhäusern an. Bereits Ende Januar werden Krankenfälle in Europa bekannt, die drohende Gefahr klopft nun auch an die eigene Tür: Frankreich meldet einen ersten Fall am 25. Januar, Deutschland am 28. Januar und Italien am 31. Januar. Österreich, wo in Orten wie St. Anton oder Ischgl die Skisaison auf vollen Touren läuft, hat Schonfrist bis zum 25. Februar und die Schweiz noch einen Tag länger. Die rasche

Leergekaufte Gemüseabteilung in einer Spar-Filiale in der steirischen Landeshauptstadt Graz, 14. März 2020.

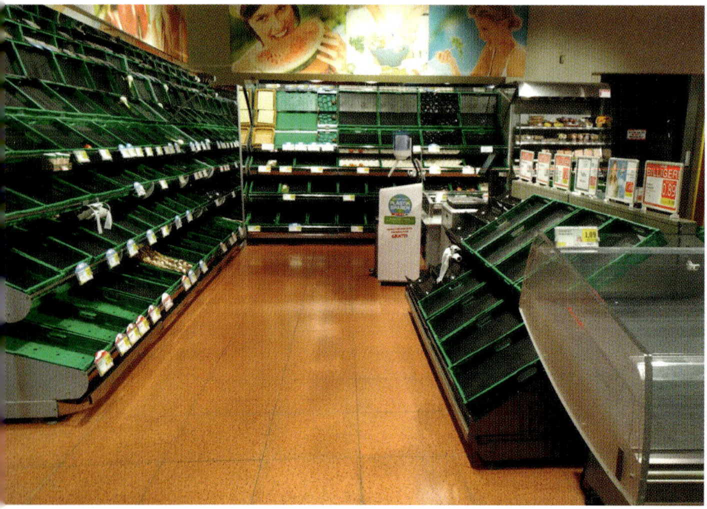

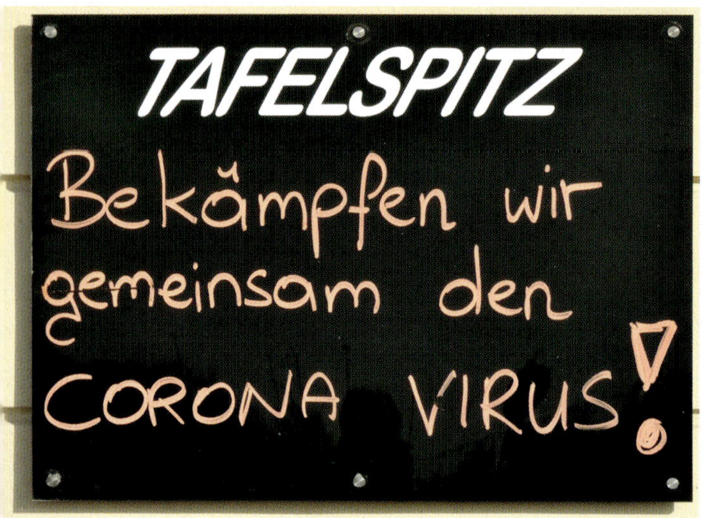

Durchhalteparolen auf einer Menütafel am Restaurant Tafelspitz in Wien-Meidling, 27. März 2020.

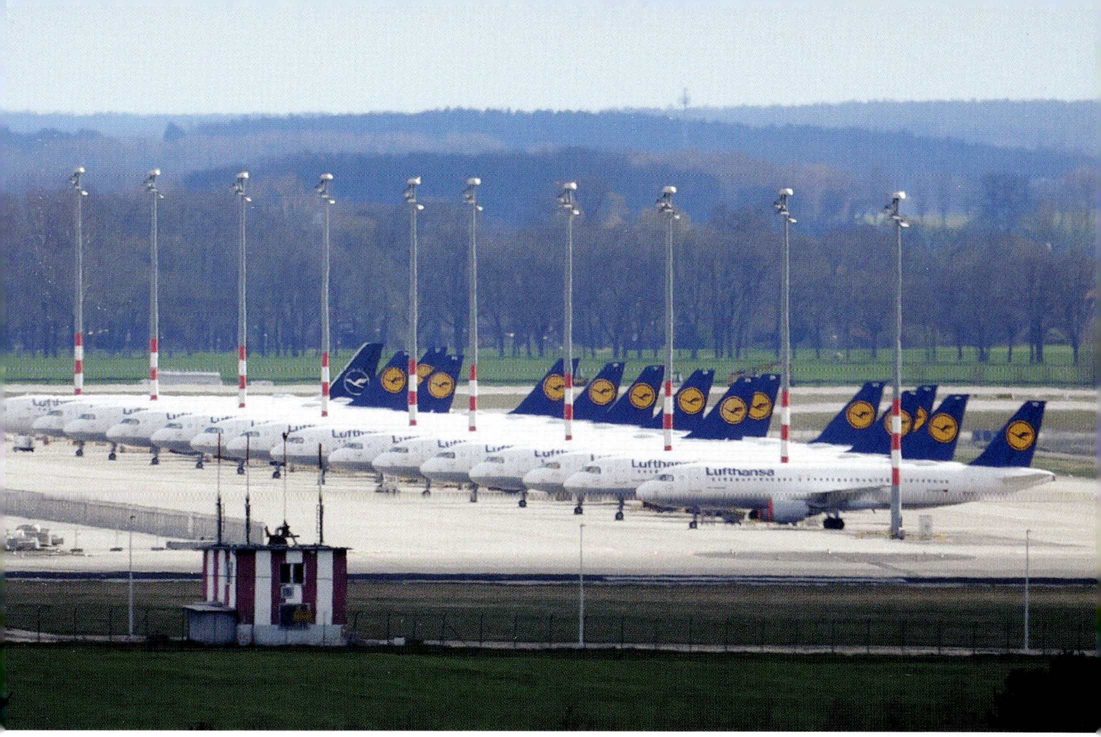

Fünfzehn Lufthansa-Maschinen auf dem Großflughafen Berlin Brandenburg abgestellt, gesehen vom Rudower Dörferblick aus, 21. März 2020.

Ausbreitung des Virus veranlaßt die Weltgesundheitsorganisation am 11. Februar 2020 zur Vergabe eines neuen Namens für die vom Corona-Virus ausgelöste Krankheit: COVID-19, hergeleitet von Corona Virus Disease 2019. Genau einen Monat später erklärt die WHO die Infektionswelle zur Pandemie.

Schon Mitte Februar ist die Krise in Italien allgegenwärtig, besonders die Regionen Lombardei und Venetien sind hart getroffen. Auf regionaler Ebene werden Beschränkungen des Personenverkehrs erlassen, Veranstaltungen abgesagt, Schulen sowie Universitäten geschlossen und Städte komplett abgeriegelt. Ab dem 9. März ist die Bewegungsfreiheit im ganzen Land eingeschränkt. Wie in China stößt auch in Italien das Gesundheitssystem schnell an seine Grenzen – die Ärzte stehen vor schweren Stunden: In Anbetracht ungenügender Ressourcen sind Triagen durchzuführen, also Entscheidungen zu treffen, welcher Patient behandelt wird, welcher unbehandelt seinem Schicksal überlassen. Kranke mit höherer Lebenserwartung werden bevorzugt. Zu so drastischen Verhältnissen kommt es an den einzelnen Brennpunkten, daß Erinnerungen an die Spanische Grippe wach werden. Bis Ende März 2020 sind der Corona-Krankheit allein in Italien mehr als 11.000 Menschen zum Opfer gefallen, ein Ende des Sterbens ist nicht in Sicht.

Mittlerweile hat das SARS-CoV-2, so die Chiffre für das neue Corona-Virus, Europa fest im Griff und auch außerhalb des Kontinents zeichnet sich eine Katastrophe ab: Über den Iran fegt eine Erkrankungswelle, das von anderen Seuchen heimgesuchte Afrika nimmt seinen Kampf gegen die Verbreitung des Virus auf und in den USA werden Befürchtungen laut, daß dort mit bis zu 240.000 Todesfällen zu rechnen sei.

OBEN: Temperaturmessung bei einer Angehörigen der New Jersey Army National Guard in Teaneck, 19. März 2020.

UNTEN: Fiebermessen durch Soldaten in Taiwan, 6. März 2020.

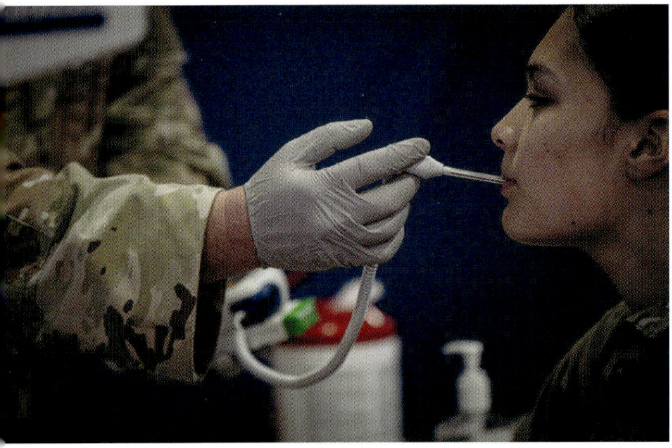

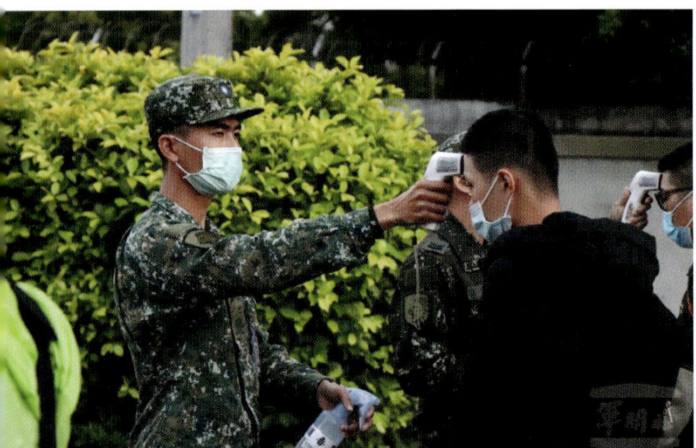

Nach einer Schrecksekunde ergreifen die europäischen Staaten im März strenge Maßnahmen: An allen Grenzen Europas werden die Schlagbäume heruntergelassen, innerhalb weniger Tage müssen sich die Menschen auf nie dagewesene Einschränkungen ihres bisherigen Alltags einstellen: Ausgangssperren, die drastische Verminderung sozialer Kontakte, den Verzicht auf jegliches kulturelle Leben. Ein Zeitalter der Häuslichkeit hebt an, von den Regierungen verordnet, von den verängstigten Bürgern murrend befolgt.

Die Gesundheitskatastrophe legt große Teile der Wirtschaft lahm: Zunächst kommt der Tourismus zum Erliegen, dann wanken hunderttausende Unter-

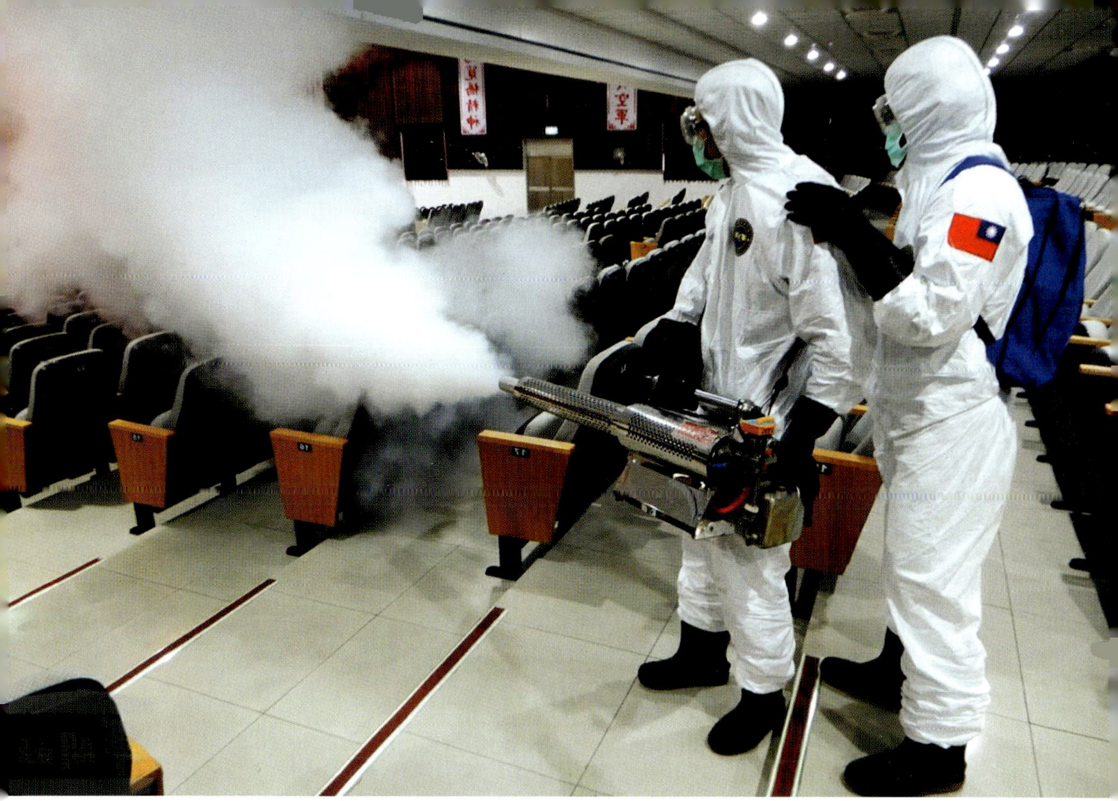

Entseuchung in einem Kinosaal in Taiwan, 26. Februar 2020.

nehmen, denen durch Geschäftsschließungen und Quarantänemaßnahmen alle Einkommen wegbrechen, und schließlich rutschen die Börsenkurse ab – Millionen Menschen stehen vor dem Nichts, Corona hat die Weltwirtschaft in eine veritable Krise gestürzt. Nur ein Tropfen auf den heißen Stein sind die in Bewegung gesetzten Euro-Milliarden für Überbrückungskredite und Soforthilfen.

In diesen dramatischen Tagen denken viele an die Spanische Grippe, die vor 102 Jahren weltweit ihre tödliche Ernte hielt; aber sind die Geschehnisse vergleichbar? Was läßt sich aus der Pandemie unserer Urgroßeltern ableiten, was ist ähnlich, wo der Unterschied? Einige Gedanken lassen sich schon zu Beginn der COVID-19-Seuche formulieren, doch erst wenn wir die ganze Tragweite dieser ersten Pandemie des 21. Jahrhunderts überblicken, wird ein umfassender Vergleich möglich sein.

Mit dem Aufflackern der Corona-Pandemie entwikkelt sich ein beispielloser Nachrichtensog, in so gut wie allen Medien ist wochenlang und pausenlos nur von der neuen Seuche zu hören. Zahlreiche Zeitungen richten Nachrichtenblogs ein, die im Minutentakt Meldungen zur COVID-19 bringen. Geradezu explosiv verbreitet sich das Angebot an Corona-Informationen im Internet. Im Hunger nach verwertbaren Materialien wenden die Redakteure ihre Aufmerksamkeit auf die Pandemie von 1918, die bereits zwei Jahre zuvor, anläßlich des 100. Jubiläums ihres Ausbruchs, auf der redaktionellen Pflichtenliste stand. Die Spanische Grippe avanciert zum großen Referenzereignis, an dem der COVID-19-Ausbruch gemessen werden soll. Die Bilder langer Reihen von Särgen in Italien, die von Soldaten zu den Friedhöfen geschafft werden, gleichen den Aufnahmen von 1918 verblüffend.

Die Gemeinsamkeiten sind nicht zu übersehen: Wie die Corona-Epidemie aus der chinesischen Provinz Wuhan, wird

Hinweisplakat der Kampagne: „Neues Coronavirus. So schützen wir uns“ des Bundesamtes für Gesundheit der Schweizerischen Eidgenossenschaft, 5. März 2020.

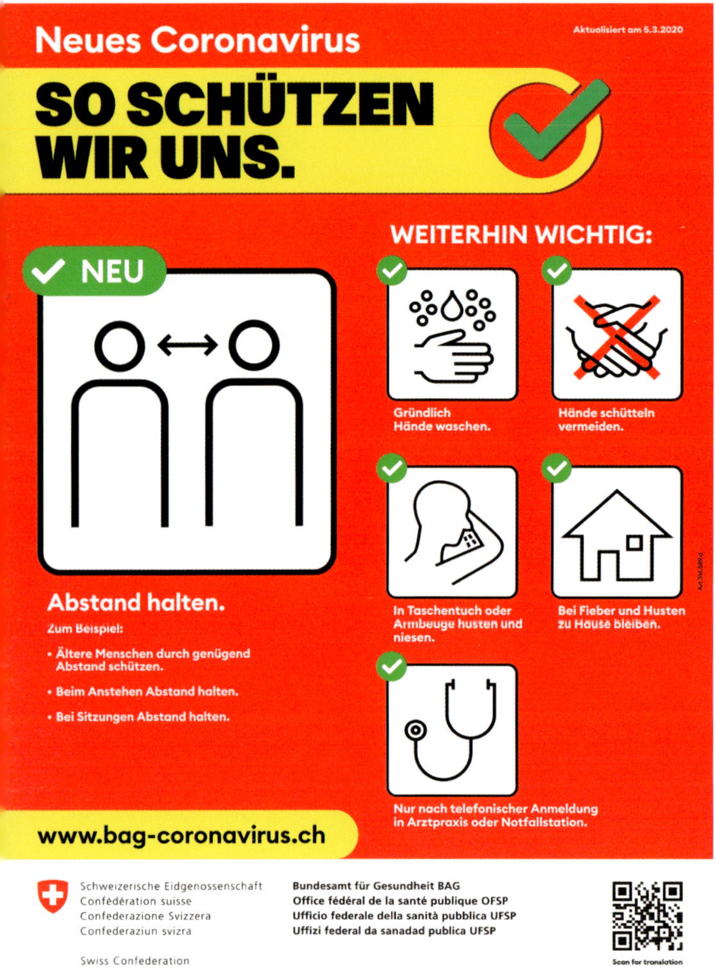
Neues Coronavirus
Aktualisiert am 5.3.2020
SO SCHÜTZEN WIR UNS.
NEU
Abstand halten.
Zum Beispiel:
• Ältere Menschen durch genügend Abstand schützen.
• Beim Anstehen Abstand halten.
• Bei Sitzungen Abstand halten.
WEITERHIN WICHTIG:
Gründlich Hände waschen.
Hände schütteln vermeiden.
In Taschentuch oder Armbeuge husten und niesen.
Bei Fieber und Husten zu Hause bleiben.
Nur nach telefonischer Anmeldung in Arztpraxis oder Notfallstation.
www.bag-coronavirus.ch
Schweizerische Eidgenossenschaft
Confédération suisse
Confederazione Svizzera
Confederaziun svizra
Swiss Confederation
Bundesamt für Gesundheit BAG
Office fédéral de la santé publique OFSP
Ufficio federale della sanità pubblica UFSP
Uffizi federal da sanadad publica UFSP
Scan for translation

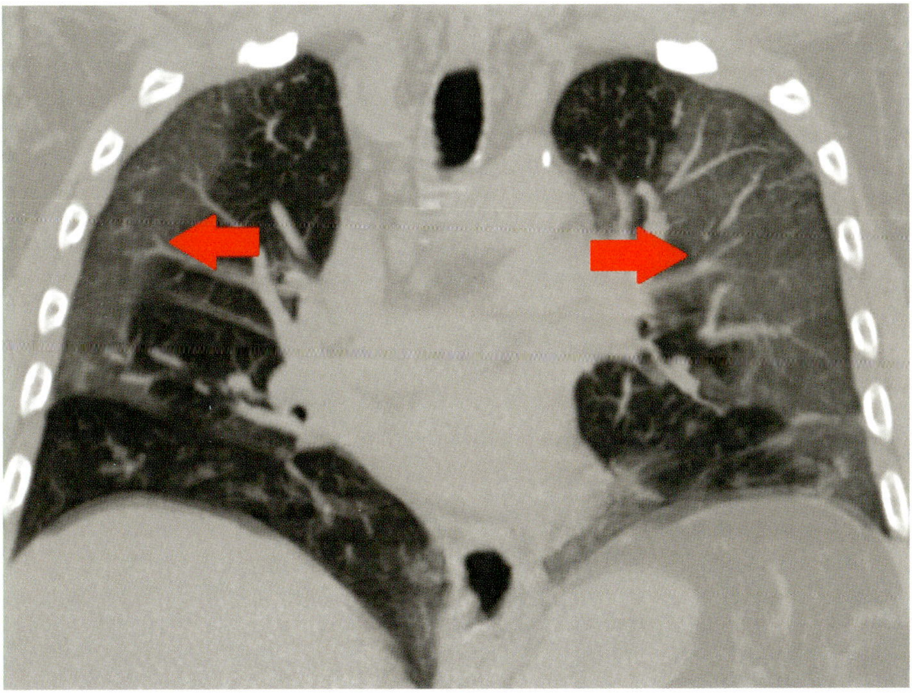

Thorax-CT mit den Zeichen einer Lungenentzündung infolge einer COVID-19-Infektion, 23. März 2020.

auch die Pandemie von 1918 von einigen Forschern auf ursächliche epidemische Ereignisse im Innersten Chinas zurückgeführt. Beide Seuchen sind viral bedingte Zoonosen des Respirationstraktes, die beim Husten und Niesen durch kleinste Tröpfchen von Mensch zu Mensch verbreitet werden. Die pathophysiologischen Mechanismen sind nahe verwandt, beide Erreger binden an dieselben ACE-2-Rezeptoren in respiratorischen und intestinalen Schleimhäuten. Im März 2020 sind epidemiologische Gegebenheiten der COVID-19 noch weitgehend unbekannt. So läßt sich noch nicht absehen, ob die Krankheit nach Durchseuchung der Bevölkerung abebben und verschwinden oder nach einem Intervall mit neuer Virulenz zurückkehren wird. Bei der in mehreren Wellen rezidivierenden Influenzapandemie 1918 zeigte sich nach einem verhältnismäßig milden Ausbruch im Frühsommer ein

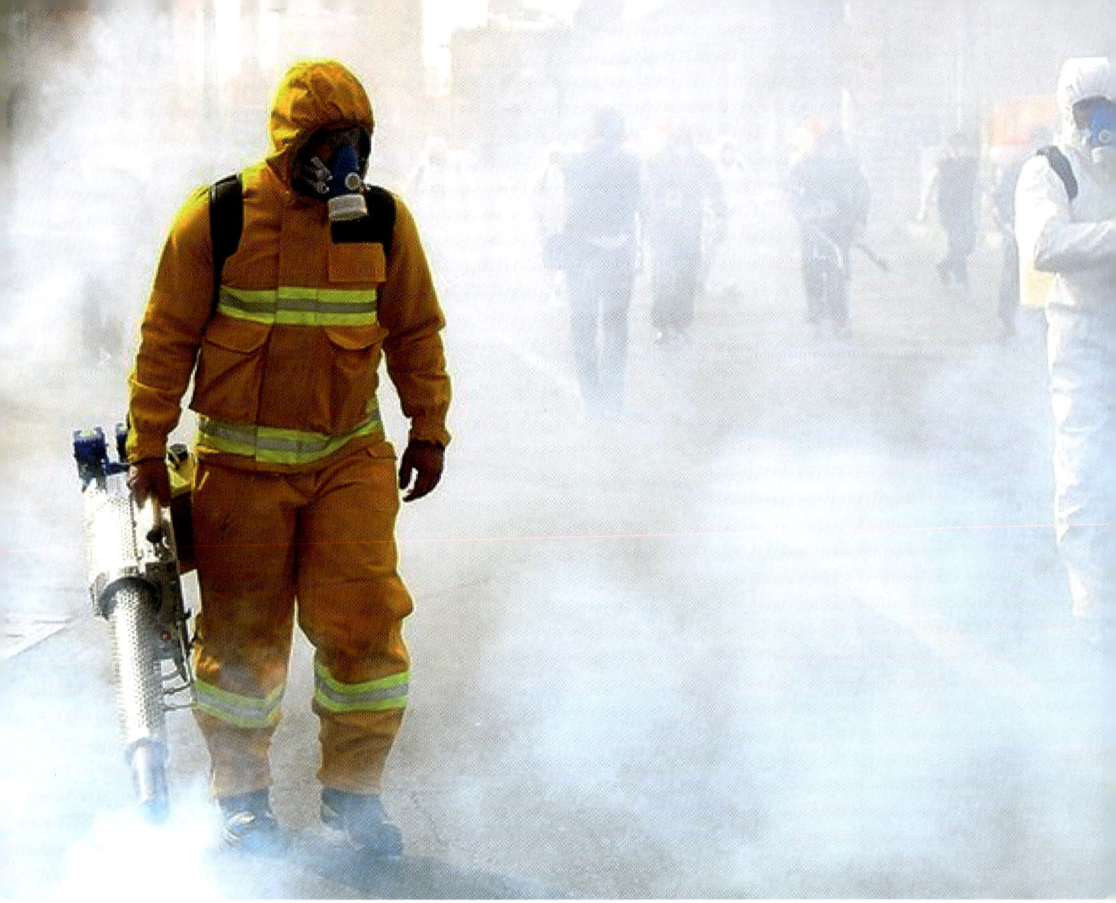

Srraßenentseuchung in einer iranischen Stadt, 12. März 2020.

nahezu grippefreier Hochsommer, dem dann eine mit hoher Sterblichkeit verbundene Herbstwelle folgte.

Während sich bei der pandemischen Influenza erste Symptome schon ein bis zwci Tage nach der Infektion einstellten, treten die Krankheitszeichen bei der COVID-19 erst nach einer Inkubationszeit von vier bis sechs Tagen auf, können aber auch bis zu 14 Tagen nach der Ansteckung manifest werden. Die lange Inkubationszeit ist von entscheidender Bedeutung für die Verbreitung des SARS-CoV-2, zumal Infizierte in dieser Zeit bereits Viren streuen können, also potentiell infektiös sind.

Sowohl bei COVID-19 als auch bei der Spanischen Grippe wird von leichten, nahezu asymptomatischen bis hin zu schwersten Verlaufsformen mit fatalen

Komplikationen berichtet. In klinischer Hinsicht sind die leichten Fälle kaum von der Grippe zu unterscheiden, obgleich die Häufigkeit der einzelnen Symptome verschieden gewichtet scheint. Die bei COVID-19 oft schon eingangs auftretende qualvolle Atemnot, wurde oft auch bei der Influenza 1918 als Zeichen der Lungenbeteiligung gesehen, vor allem in finalen Fällen schwerer Lungenentzündungen. Bei beiden Krankheiten ist in Fallstudien eher von verstopfter Nase zu lesen, als von feuchtem Schnupfen. Den zum Verwechseln ähnlichen Erscheinungsbildern begegnen die Ärzte damals wie heute mit den gleichen symptomatischen Behandlungsmethoden.

SARS-CoV-2 gefährdet besonders ältere Menschen meist über 80 Jahren oder Personen mit bestehenden Vorerkrankungen wie Lungenschäden, Krebsleiden, Immundefekten, Diabetes oder koronaren Herzerkrankungen – letztere galten auch 1918 als höchst gefährdet, wie eine markant erhöhte Herzinfarktrate während der Spanischen Grippe belegt. In bis zu 20 % aller hospitalisierten COVID-19-Patienten sind Herzschädigungen Mitursache einer deutlich erhöhten Sterblichkeit. Sowohl die bei älteren Corona-Betroffenen vermehrt vorkommenden ischämischen Herzanfälle als auch die bei Jüngeren festgestellte Häufung von Herzmuskelentzündungen finden ihre Entsprechungen in den pathologischen Berichten der Pandemie von 1918/19.

Desinfektion einer U-Bahn-Garnitur in der zentraliranischen Stadt Isfahan, 23. Februar 2020.

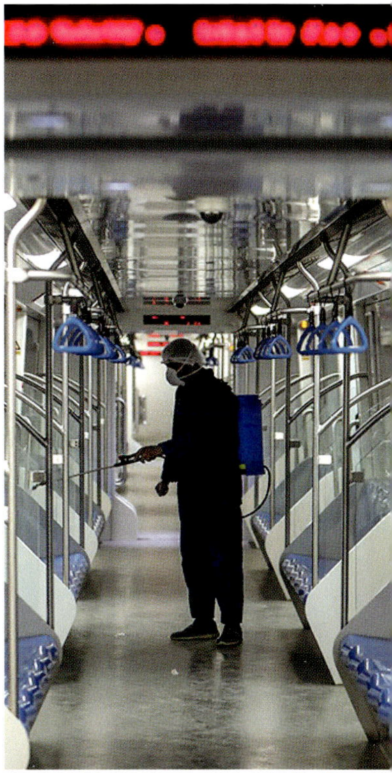

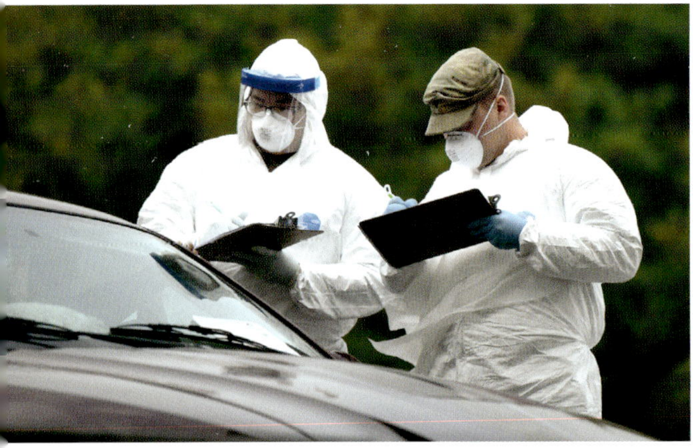

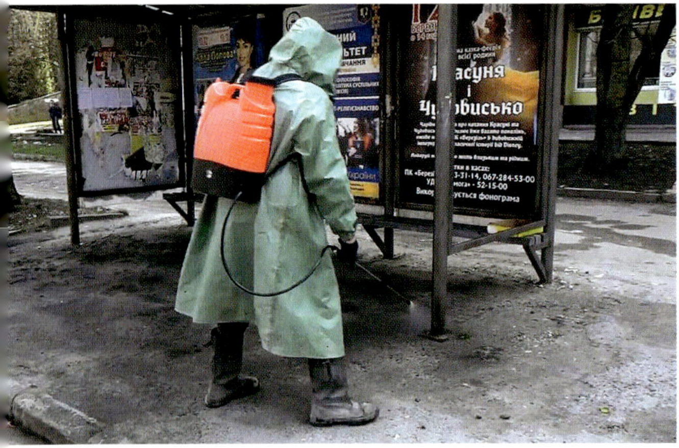

OBEN: Zwei Mitglieder des Louisiana National Guard's 62nd Support Team im Rahmen einer mobilen Coronaviren-Testung in Westwego, USA, 21. März 2020.

UNTEN: Entseuchung einer Haltestelle in der Ukraine, 19. März 2020.

Eine Reihe anderer 1918 gefürchteter Komplikationen werden bei COVID-19 nicht gesehen. Das gilt vor allem für die seinerzeit häufig als Komplikation auftretenden Pneumonien durch β-hämolysierende Streptokokken, Staphylokokken oder Pneumokokken. Diese grippeassoziierten Lungenentzündungen waren jedoch nicht zwingend mit einem tödlichen Ausgang verbunden, wie etwa die gut dokumentierte Krankengeschichte des Prager Dichters Franz Kafka verdeutlicht. Wie bei der Corona-Krankheit überstand die überwiegende Mehrheit der Patienten die Influenzainfektion ohne weitere Probleme. Die für COVID-19 charakteristischen, von Atemnot begleiteten Viruspneumonien waren auch bei der Spanischen Grippe keine Seltenheit und verschuldeten da bis zu 20 % aller fatalen Verläufe.

Bei COVID-19-Patienten werden in bis zu einem Fünftel der Fälle Darmstörungen beobachtet, dazu Bauchschmerzen, Blähungen und schleimig-blutige Stühle, ein Befund, der von 1918/19 her wohlbekannt ist. Zu Ende des Ersten Weltkrieges hatte man einige Mühe, die Bauchbeschwerden durch Influenza von den heute exotischen Kriegsseuchen Typhus und Ruhr abzugrenzen. In manchen Fällen täuschten die Bauchschmerzen 1918 eine Appendizitis vor und führten zu unnötigen chirurgischen Eingriffen.

Einen häufigen Befund bei der „Spanierin" boten exzessive Kopfschmerzen, die an eine Hirnhautentzündung denken ließen. Da umklammerte der eine stöhnend mit beiden Händen den Kopf oder brütete wie stumpfsinnig vor sich hin, dort warf sich ein zweiter schmerzverzerrt von einer Seite auf die andere und gebärdete sich wie rasend. Als gefürchtete, von Pathologen wiederholt beschriebene neurologische Komplikation galt die Encephalitis haemorrhagica acuta, seinerzeit Flohstich-Enzephalitis genannt, die sich bei der Obduktion in zahlreichen Blutpunkten an der medullären Schnittfläche des Gehirns offenbarte. Auch eitrige Hirnhautentzündungen waren keine Seltenheit, begleitet von Nackenstarre und hohem Fieber. Solche ernsten Folgen traten besonders bei kindlichen Grippepatienten als Folge häufiger Mittelohrentzündungen auf. Ob und wie die mysteriöse Encephalitis lethargica mit der Spanischen Grippe zusammenhing, deren Spätfolgen der Neurologe Oliver Sacks in seinem Roman *Awakenings*, zu deutsch *Zeit des Erwachens*, darstellte, läßt sich nicht mit Sicherheit sagen. Eine bei COVID-19 fehlende Erscheinung ist die 1918/19 vorherrschende haemorrhagische Neigung, die mit Einblutungen in die Atmungsorgane, die Nieren und Nebennieren sowie ins Zahnfleisch, Trommelfell, Innenohr oder in die Netzhaut einherging. Unstillbare Nasen-, Magen-, Darm-, Muskel- oder Gebärmutterblutungen konnten in kurzer Zeit den Tod im Schock herbeiführen.

Im Unterschied zu den Hauptrisikogruppen der COVID-19 fielen der Spanischen Grippe vor allem junge Menschen von 20–35 Jahren zum Opfer. Dreißig Jahre nach der Pandemie der Russischen Grippe von 1889/90 führte man dies auf die Reste einer Immunität zurück, die ältere Personen in Jugendjahren erworben hätten. Diese unzutreffende Vermutung findet ihr modernes Gegenstück im sogenannten Zytokinsturm, einer überschießenden Reaktion des

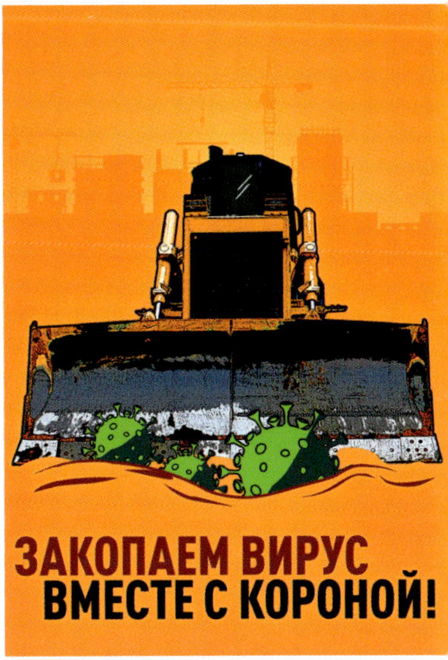

Ein Motivationsplakat für Bauarbeiter an der Baustelle eines Zentrums für Infektionskrankheiten in Neu-Moskau, 21. März 2020. „Laßt uns das Virus mitsamt seiner Krone begraben!".

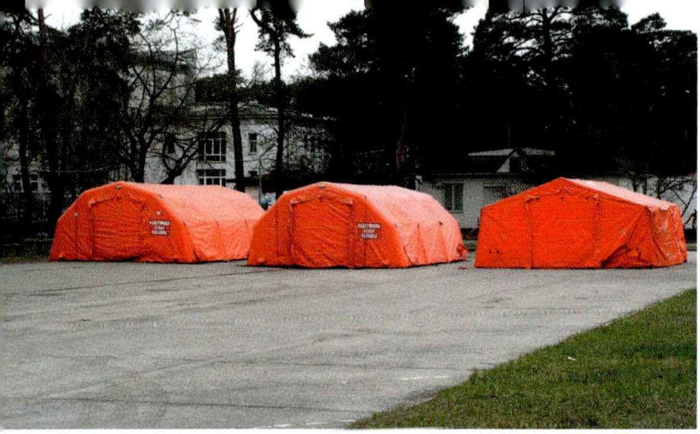

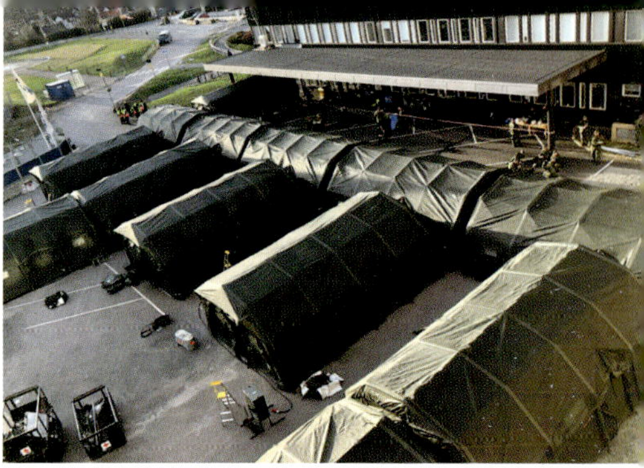

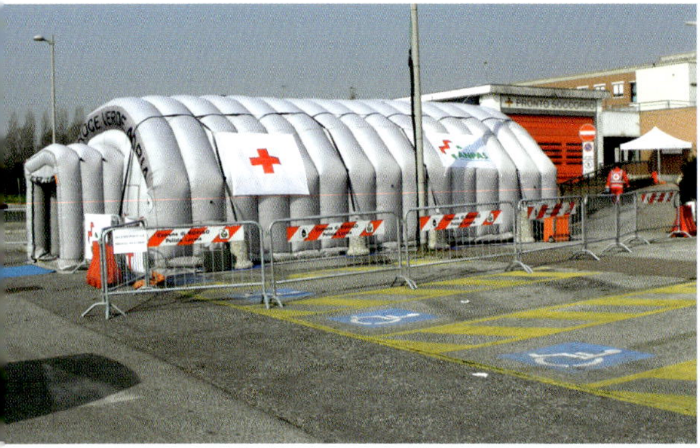

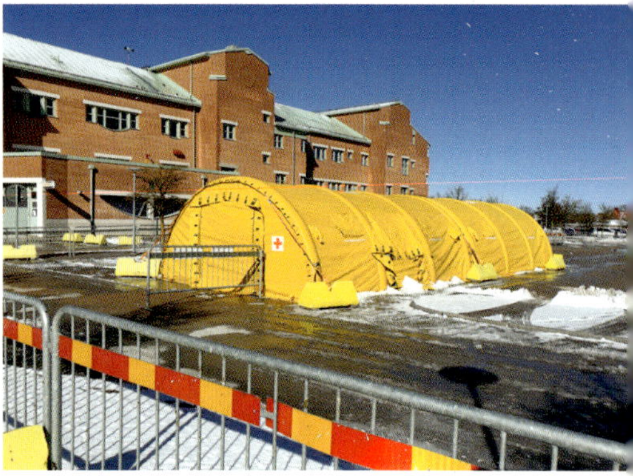

LINKS OBEN: Zelte für Corona-Verdächtige vor dem Spital in Włocławek (Polen), 20. März 2020.

LINKS UNTEN: Das Zelt für COVID-19-Patienten vor dem Zugang zur Notaufnahme des Krankenhauses Santa Maria della Misericordia in Rovigo, 12. März 2020.

RECHTS OBEN: Ein von der Armee errichtetes Feldspital außerhalb von Östra Sjukhuset in Göteborg (Schweden), 23. März 2020.

RECHTS UNTEN: Ein Lazarettzelt außerhalb von Visby auf Gotland (Schweden), 14. März 2020.

Immunsystems (Hyperzytokinämie). Die ob ihres reißerischen Namens im Laienschrifttum infektionsartig verbreitete Hypothese feiert als pathophysiologisches Modell bei der COVID-19 fröhliche Auferstehung. Warum die Spanische Grippe den Jungen und Kräftigen zum Verhängnis wurde, während sie das Greisenalter verschonte – der Ursache dieser Erscheinung ist man bis heute keinen Schritt nähergekommen.

Noch während der milden Sommerwelle 1918 empfahlen einige Ärzte, die Spanische Grippe lieber sogleich hinter sich zu bringen und eine feste Immunität aufzubauen, da Influenzen in der kalten Jahreszeit gefährlicher zu verlaufen pflegten. Auch dieser Vorschlag wurde während der Corona-Krise im März 2020 aus der Rüstkammer der Infektionsprävention geholt, allerdings nicht zum Selbstschutz, sondern im Interesse eines auf diese Art erzielbaren Herdenschutzes zugunsten der besonders bedrohten Risikogruppen. Der Ansatz wurde mit ethischen

Argumenten zurückgewiesen – aus gutem Grund: Nach und nach wurde schließlich bekannt, daß auch jüngere, durchaus vitale Menschen durch SARS-CoV-2 schwerste, auch tödliche Komplikationen erleiden können.

Ein deutlicher Unterschied zur COVID-19 liegt in der 1918 hohen Gefährdung von Kindern, wie die w-förmige Altersverteilung der Todesopfer zeigt. Schulkinder galten 1918 als „Infektionstreiber". Während der Spanischen Grippe zählten Schwangere im letzten Schwangerschaftsdrittel und Wöchnerinnen zu den Hochrisikopatienten, weshalb in den Gebärkliniken zahlreiche Totgeburten sowie verstorbenen Neugeborene und Mütter verzeichnet wurden. Nach SARS-CoV-2-Infektionen stellen sich bei schwangeren Frauen nur leichte Symptome ein, wenn auch schwere Verläufe mit der Notwendigkeit künstlicher Beatmung nicht ausgeschlossen sind. Zu einer vertikalen Übertragung im Mutterleib scheint es durch SARS-CoV-2 nicht zu kommen.

Provisorisches COVID-19-Lazarett im indischen Bundesstaat Odisha, 29. März 2020.

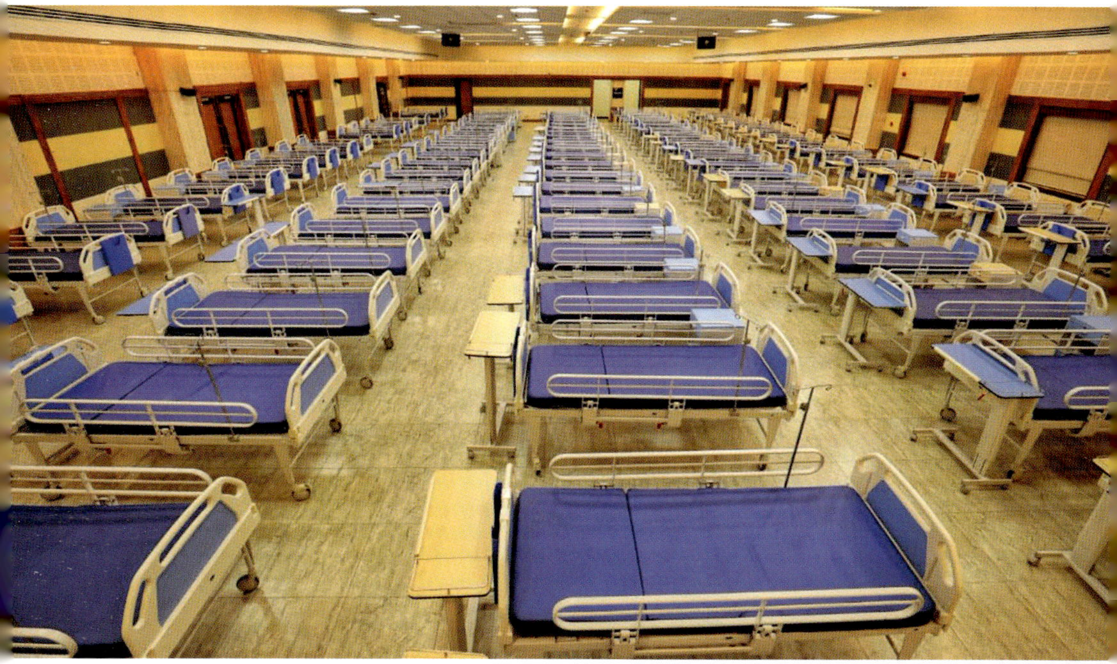

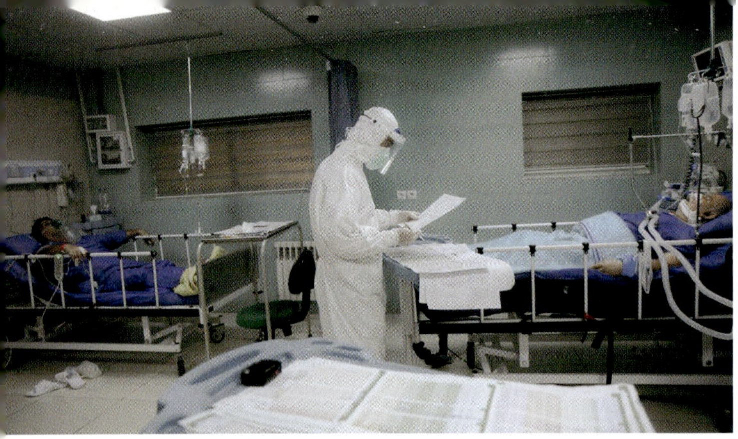

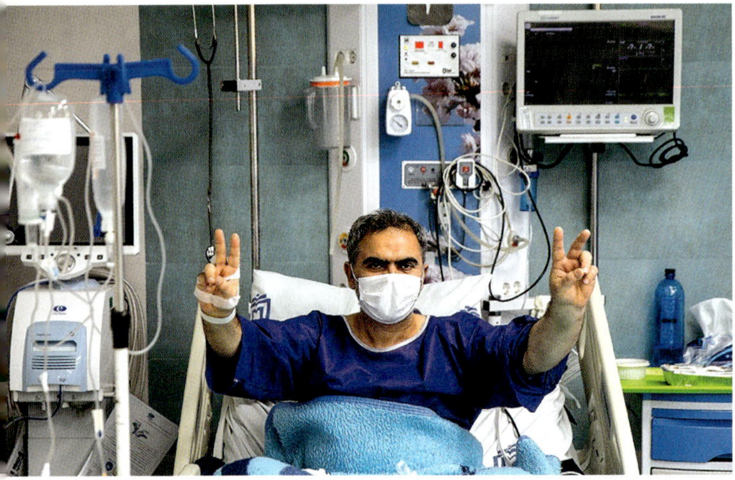

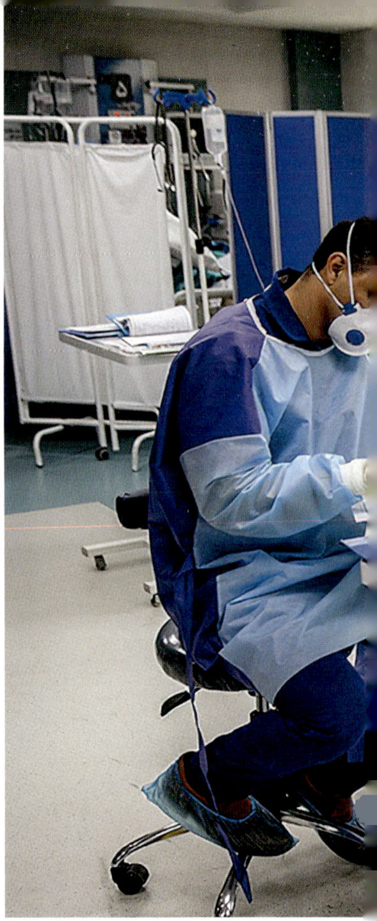

OBEN: In einem iranischen Hospital mit COVID-19-Patienten, 15. März 2020.

UNTEN: Zuversichtlicher Patient auf einer iranischen Intensivstation, 1. März 2020.

Die Bewältigung der Seuche – 1918 und heute

Augenfällige Parallelen zwischen COVID 19 und der Spanischen Grippe lassen sich nicht nur in den klinischen Gegebenheiten ausmachen, sondern auch in den Maßnahmen der Behörden. Schon 1918/19 wurden etwa in den USA und in europäischen Ländern wie der Schweiz und Frankreich, Mund-Nase-Schutzvorrichtungen zur Infektionsvermeidung propagiert. Zum Einsatz kamen einfache, oft in Heimarbeit gefertigte Masken aus Gazestoff. Diese „Influenzamasken" erinnerten die Zeitgenossen an die kräutergefüllten Pestschnäbel früherer Jahrhunderte. Wie auch in Corona-Zeiten nahm der anfängliche Eifer der Bevölkerung

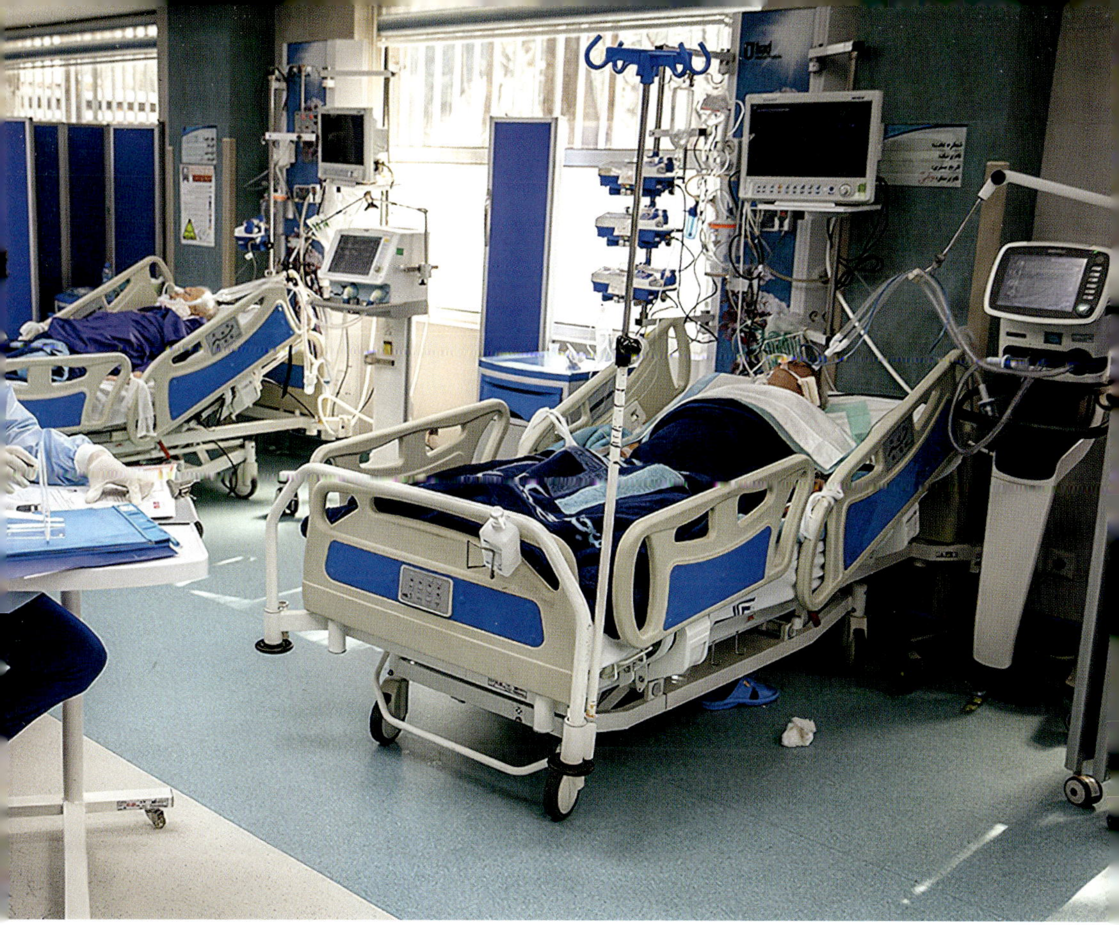

Coronaviruspatienten im Imam Khomeini Hospital in Teheran, 1. März 2020.

rasch ab, die bei Gebrauch feuchtwerdenden und die Atmung erschwerenden Masken zu tragen. In San Francisco hatte der Bürgermeister zwischen Oktober 1918 und Februar 1919 die Verwendung von Schutzmasken angeordnet, auf einigen Lichtbildern sind Szenen der Ermahnung oder auch Sanktionierung von Maskenmuffeln durch die Polizei zu sehen.

Die während des COVID-19-Ausbruchs beschworenen Hygienemaßnahmen standen auch 1918/19 hoch in Kurs, wie wohl damals und heute noch unklar ist, welchen Anteil die Berührung kontaminierter Oberflächen oder das vertraute Händeschütteln bei der Verbreitung der Keime hat. Unzweifelhaft ist, daß die Lipidhüllen beider Virentypen durch Einwirkung von

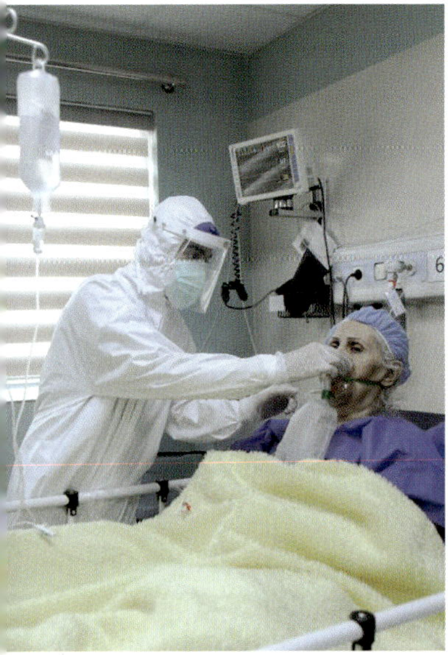

Ein iranischer Arzt bei der Behandlung einer betagten COVID-19-Patientin, 15. März 2020.

Tensiden, also der Wirkstoffe in Seifen, zerstört werden. Wie in COVID-19-Zeiten kamen bei der Spanischen Grippe verschiedene, oft auf alkoholischer Basis wirkende Desinfektionsmittel zum Einsatz, großflächig wurde Karbollösung aufgebracht, pulverisierte Borsäure geschnupft und das Markenprodukt Lysol versprüht, der Vorläufer des Sagrotans unserer Tage. Mit Pumpen und Sprühgeräten wurden schon 1918 öffentliche Räume desinfiziert bzw. Straßen befeuchtet, fürchtete man doch die Verbreitung der Erreger mit dem Straßenstaub. Die heute wie damals stark propagierte Händehygiene vermittelt vielen Verängstigten das Gefühl, etwas Sinnvolles gegen die Seuche unternehmen zu können.

Aus der therapeutischen Rüstkammer der Ärzte von 1918 stammt die Behandlung mit sogenanntem Rekonvaleszentenserum, das auch heute wieder zu Ehren kommt. Dabei werden Erkrankte mit antikörperhaltigem Serum wiederhergestellter COVID-19-Patienten behandelt. In Fällen von Lungenversagen (ARDS) können solche passiven Immunisierungen zu einer Besserung des Zustandes führen. Deshalb werden etwa in Deutschland Genesene aufgerufen, sich zu Plasmaspenden einzufinden. Mit vergleichbaren Sera erzielten die Ärzte der Pandemie von 1918 etwa in Duisburg und Zürich überraschende Erfolge, jedoch wurde auch von Therapieversagern berichtet, weshalb die Serumtherapie nicht zum erhofften Wundermittel wurde. Zudem ließ sich die Beschaffung der erforderlichen Serummengen im Oktober 1918 nicht bewerkstelligen. In Anbetracht der geringen therapeutischen Möglichkeiten hoffte man 1918 durch diverse Vakzinen einen Impfschutz erzielen zu können. Doch die meist auf irrigen Annahmen beruhenden Immunisierungsversuche verliefen ohne überzeugende Wirkung im Sand.

Zum Vergleich der Influenzapandemie 1918/19 mit der COVID-19 ist es erforderlich, sich die damaligen

Lebensumstände in Erinnerung zu rufen. Um 1918 belief sich die Weltbevölkerung auf annähernd 1,8 Milliarden Menschen, die größtenteils in ländlichen Gebieten, Dörfern und Kleinstädten lebten. Heute ist die Population unseres Planeten auf 7,8 Milliarden angewachsen, also auf mehr als das Vierfache. Etwa 55 % dieser Irdischen haust dicht gedrängt in weitgehend artifiziellen Städten. Auf heutige Bevölkerungszahlen hochgerechnet könnte eine Pandemie mit der Virulenz von 1918 sogar 100 bis 200 Millionen Opfer weltweit fordern. Mit knapp 500.000 verfügbaren Spitalsbetten, davon 28.000 Intensivbetten mit modernster Medizintechnik, könnte selbst das relativ gut ausgebaute deutsche Gesundheitswesen einem derartigen Massenzustrom intensivpflichtiger Patienten nicht gewachsen sein, geschweige denn ärmere Länder.

Halb Europa und insbesondere Deutschland und die österreichische Monarchie befanden sich 1918 nach vier Jahren Krieg in einem erbärmlichen, verelendeten Zustand. Die Zivilisten zu Hause hungerten und froren, die öffentliche Gesundheitspflege war weit hinter die Vorkriegsverhältnisse zurückgefallen, ein Gutteil der Mediziner stand im Fronteinsatz – im Binnenland herrschte ein drastischer Ärztemangel. Kriegsmüdigkeit und revolutionäre Stimmung hatten die Länder erfaßt, doch noch waren die politischen Strukturen einigermaßen intakt. Im Vielvölkerstaat der Donaumonarchie wuchsen die zentrifugalen Kräfte mit jedem Tag. So fiel die mit hoher Sterblichkeit verbundene Hauptwelle der Influenza in den Kulminationspunkt einer politischen Wendezeit. Im Niemandsland zwischen Monarchie und Republik begnügte man sich mit laxen Maßnahmen auf regionaler Ebene, die über die Schließung von Vergnügungsstätten, Schulen und Kindergärten für drei oder vier Wochen kaum hinausgingen. Wegen der schlechten Versorgungslage war an das Zusperren von Wirtschafts- oder Rüstungsbetrieben nicht zu denken,

Ein iranischer Arzt bei einem COVID-19-Patienten in einer Intensivstation, März 2020.

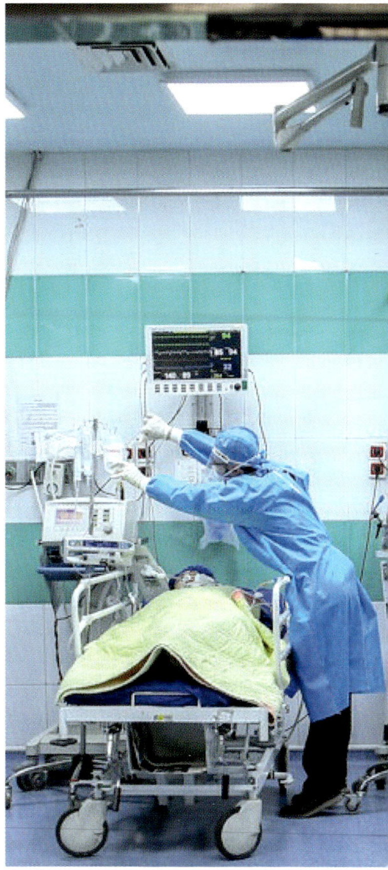

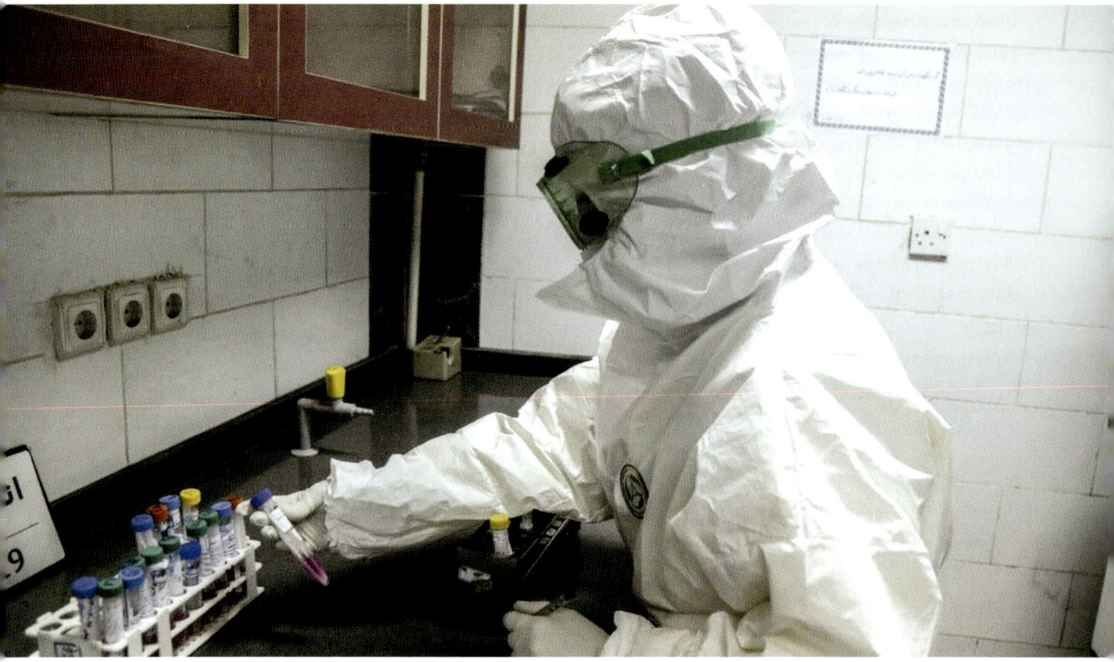

Corona-Testung, 24. März 2020.

zumal dies die rebellische Arbeiterschaft auf die Straße getrieben hätte. Vielmehr suchte man die Fabriken, Amtsstuben und Geschäfte trotz zahlreicher Krankenstände offenzuhalten, um die wankende öffentliche Ordnung zu stützen.

An nationale Quarantänemaßnahmen wie zuletzt bci COVID-19 war in der gegebenen Situation nicht zu denken. Von einem Sperrgürtel um die kriegführenden Staaten konnte nicht mehr die Rede sein: Unaufhörlich waren die Eingezogenen in den zurückliegenden Jahren an die Fronten gerollt, nun kehrten sie in Lazarettzügen zurück, hustend, krank, versehrt an Leib und Seele. Was marschieren konnte, brachte den Erreger per pedes nach Hause, allein oder in Formation.

Eine wichtige Grundlage im Kampf gegen die Verbreitung von SARS-CoV-2 bildet die strenge Meldepflicht. Eine solche hatte man in Österreich-

Ungarn nach der Pandemie der Russischen Grippe von 1889/90 zwar für Influenza eingeführt, das Bedrohungsbild war aber nach einem Vierteljahrhundert so weit verblaßt, daß die Grippe 1913 aus dem Kanon der anzeigepflichtigen Krankheiten gestrichen wurde. Schon aus Rücksicht auf die überlasteten Ärzte war es 1918 unmöglich, die Anzeigepflicht erneut einzuführen. So wußten die Gesundheitsämter nur Vages über das Ausmaß der Seuche. Im Innenteil der Tageszeitungen erfuhren die Leser Neuigkeiten über den Seuchenverlauf und was ihnen Ärzte und Gesundheitsfunktionäre anzuraten hatten, jedoch schaffte es die Spanische Grippe selbst am Höhepunkt der Pandemie nicht auf die Titelblätter, wo die Frontberichte und politischen Meldungen wetterleuchteten. Kurz und knapp wurde der hart getroffenen Einwohnerschaft zur Kenntnis gebracht, was zu sagen war. Die Spanische Seuche spielte sich ohne Live-Postings und Kurznachrichtendienste ab, und zumindest in Europa weitgehend ohne Bilder oder Fotos. Neutrale Mitteilungen zum Grippegeschehen durften gemeldet werden, erst wenn die Berichterstattung mit Polemik oder unmäßiger Kritik an den Verhältnissen verknüpft war, zückten die Zensoren die Stifte.

An Schurken, die Nutzen aus der Not der Betroffenen ziehen wollen, fehlt es bekanntlich auch in COVID-19-Zeiten nicht – sie bieten Leichtgläubigen falsche Corona-Tests an, bringen nicht zugelassene Medikamente in Umlauf und verdienen große Summen an völlig wirkungslosen Wundermitteln. Auch Wucherpreise, online und im Geschäft, in der Stunde des Mangels und der Not erpreßt, sorgen für verstörte Konsumenten. Freilich sahen auch 1918 Gauner und Geschäftemacher ihren Weizen blühen, als etwa Medikamente nur mehr für gutes Geld unter dem Pult erhältlich und auf dem Schwarzmarkt umgerechnet zwei Euro für eine einzige der damals nicht verschreibungspflichtigen Aspirintabletten zu berappen waren.

Bildsymbole mit Empfehlungen zur COVID-19-Pandemie, 24. März 2020.

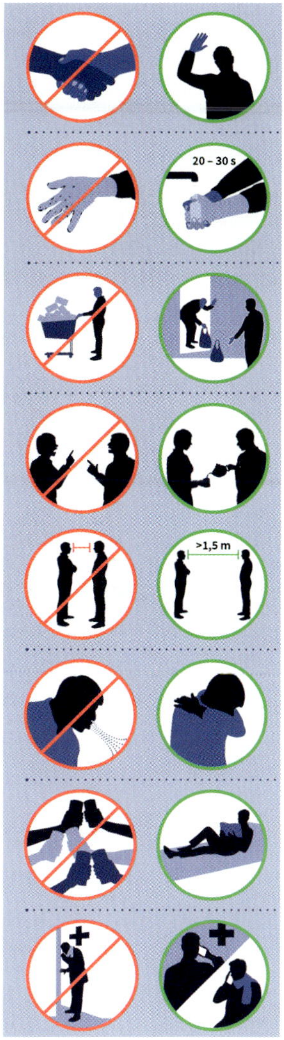

Auch mit leeren Heilsversprechungen war gutes Geld zu machen: Spirituosenhändler, Homöopathen, heimgekehrte Frontärzte – alle wußten ein todsicheres Mittelchen gegen die Spanische Grippe, für geringes Geld und per Nachnahme. In den Zeitungen und selbst Fachjournalen wurden fragliche Arzneien mit dem gebührenden wissenschaftlichen Anstrich angepriesen, die sich jedoch allesamt als untauglich erwiesen.

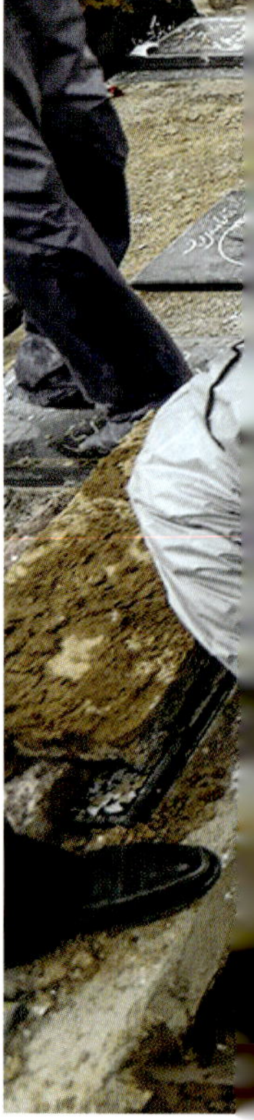

Animationsdarstellung eines Coronavirus SARS-CoV-2.

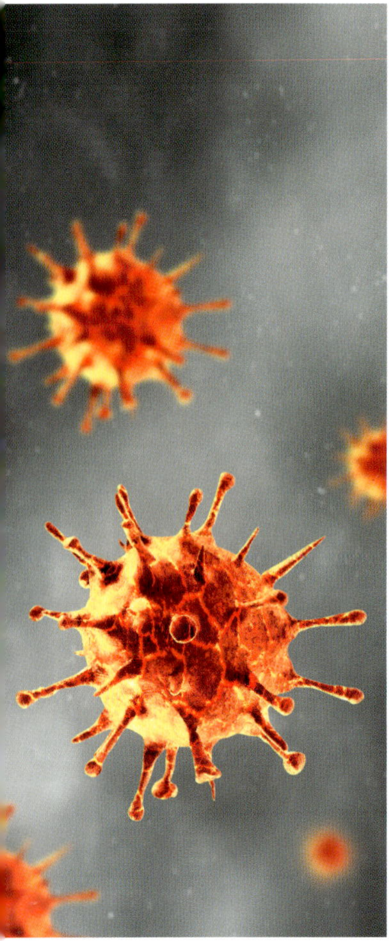

Starke Impulse empfing die medizinische Wissenschaft von der Pandemie des Jahres 1918. Zu den Experten der Stunde gehörte die Zunft der Pathologen, die in ihren Sektionskellern abertausende Reste einst blühenden Lebens zergliederten und auch Hygienikern und Mikrobiologen floß durch die Grippe überreichlich Anschauungsmaterial zu. In Fachzeitschriften wie der *Deutschen Medizinischen Wochenschrift* fochten Bakteriologen den Disput um den strittigen Erreger der Grippe aus, was schließlich den Durchbruch der Lehre von den ultramikroskopischen Viren besiegelte. Trotzdem konnte sich Richard Pfeiffers obsolete Influenzaätiologie im wissenschaftlich isolierten Deutschland bis in den Zweiten Weltkrieg hinein halten. Da hatte der mikrobiologische Paradigmenwechsel bereits den Aufstieg der Virologie und ab 1944 die ersten Grippeimpfungen an US-Soldaten möglich gemacht – eine Glanzleistung des medizinischen Fortschritts. Nach der Pandemie schlug die Stunde der Epidemiologen, und da weder die milden pandemischen Grippewellen 1957 oder 1968 oder 2009 Vergleichbares zu bieten hatten, stieg die Spanische Grippe auf zur Mutter aller Pandemien, wie es der deutsch-amerikanische Virologe Jeffery Taubenberger treffend formulierte. Wiewohl die Mortalität der COVID-19 im März 2020 noch in

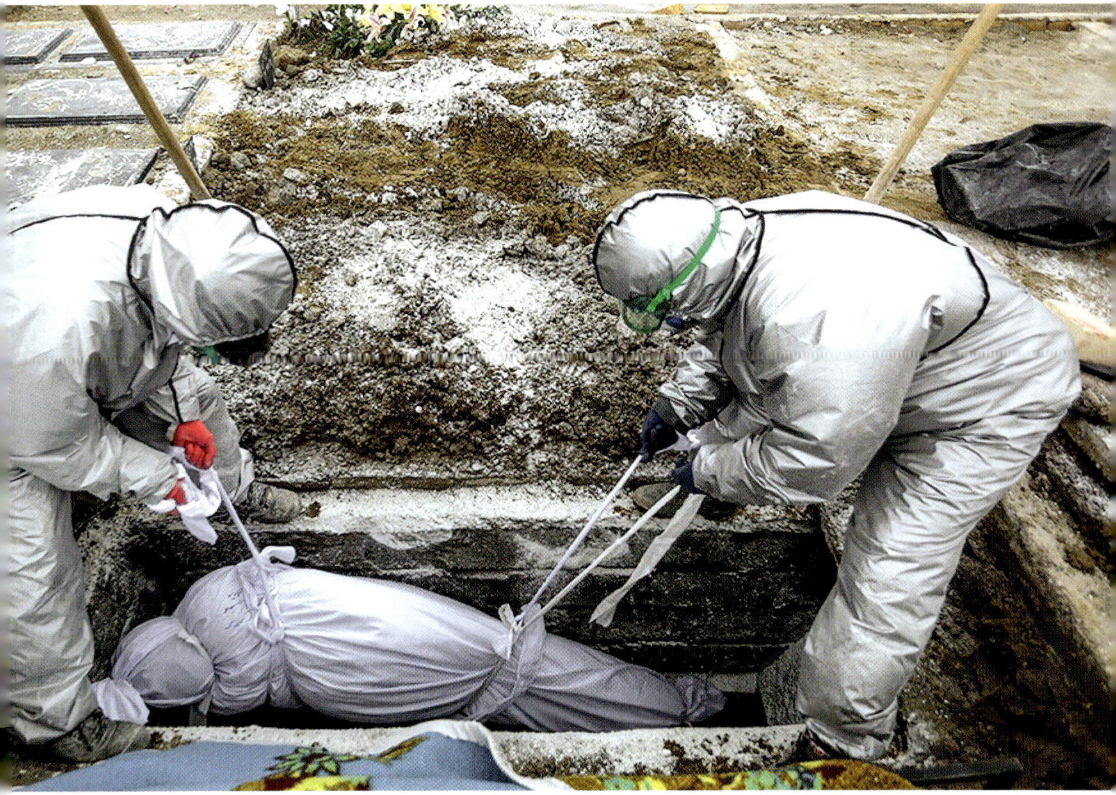

keinem Verhältnis zur Opferrate der Spanischen Grippe steht, leiden viele Menschen unter der beständig medial beschworenen Gefahr für Leib und Leben. Allabendlich geben Fernsehberichterstatter mit ernster Miene die jüngsten Erkrankungs- und Sterbeziffern bekannt. Im Umgang mit den Lebensrisiken, die sich besonders in Seuchenzeiten offenbaren, wird der tiefe Mentalitätswandel sichtbar, der sich seit der Spanischen Grippe vollzogen hat: An harte, archaisch anmutende Lebensumstände gewöhnt, gelang es unseren Urgroßeltern erstaunlich gut, die tödliche Grippeseuche zu meistern. Still und für sich allein bewältigten die Menschen die Katastrophe, beerdigten die Toten und setzten ihren Kampf ums Dasein fort.

Grablegung eines Coronaopfers in Hamadān, 29. März 2020.

Anmerkungen

[1]Stefan WINKLE, *Geisseln der Menschheit. Kulturgeschichte der Seuchen*, Berlin 2014 (weiter WINKLE), p. 1012.
[2]Michael Benedikt LESSING, *Handbuch der Geschichte der Medizin, Band I*, Berlin 1838, p. 452.
[3]WINKLE, p. 1029.
[4]WINKLE, p. 1028.
[5]WINKLE, p. 1031, 1474.
[6]Jiří REJZEK, *Český etymologický slovník*, Praha 2001, p. 230.
[7]Richard PFEIFFER, *Vorläufige Mittheilungen über die Erreger der Influenza*, Deutsche Medizinische Wochenschrift (weiter DMW), Nr. 2, 18. 1. 1892; p. 28.
[8]Richard PFEIFFER, Die *Aetiologie der Influenza*, Zeitschrift für Hygiene und Infektionskrankheiten, Bd. 13, Nr. 1, Dezember 1893; p. 357–86.
[9]Edwin O. JORDAN, *Observations on the Bacteriology of Influenza*. The Journal of Infectious Diseases, Vol. 25, No. 1, July 1919; p. 28–40.
[10]John M. EYLER, *The State of Science, Microbiology, and Vaccines Circa 1918*, Public Health Reports, Vol. 125, Suppl. 3, April 2010, p. 27–36.
[11]Richard PFEIFFER, *Das Influenzaproblem*, In: Wolfgang WEICHARDT (Hrsg.), *Ergebnisse der Hygiene Bakteriologie Immunitätsforschung und Experimentellen Therapie*, Bd. 5, Berlin 1922, p. 1–18.
[12]Neues Wiener Tagblatt, 27. 3. 1938, p. 17.
[13]Otto LEICHTENSTERN, Georg STICKER, *Influenza*, Wien und Leipzig 1912, p. 153.
[14]Georg HOPPE-SEYLER, *Zum Krankheitsbild und zur Behandlung der Grippe*, DMW, Nr. 3, 16. 1. 1919, p. 68.
[15]Georg HOPPE-SEYLER, *Zum Krankheitsbild und zur Behandlung der Grippe*, DMW, Nr. 3, 16. 1. 1919, p. 68.
[16]Georg HOPPE-SEYLER, *Zum Krankheitsbild und zur Behandlung der Grippe*, DMW, Nr. 3, 16. 1. 1919, p. 67–69.
[17]Ulrich FRIEDEMANN, *Ueber Serumtherapie der Grippepneumonie*, DMW, Nr. 47, 21. 11. 1918, p. 1293.
[18]A HOFFMANN, E. KEUPER, *Zur Influenzaepidemie*, DMW, Nr. 4, 23.1. 1919, p. 91.
[19]Jaroslav VYSOKÝ, *Chřipková epidemie v české dětské nemocnici r. 1918*, Časopis lékařů českých (weiter ČLČ), č. 17, 27. 4. 1919, p. 375–376.
[20]DMW, Nr. 4, 23. 1. 1919, p. 111.
[21]Marc HIERONIMUS, *Krankheit und Tod 1918 – Zum Umgang mit der Spanischen Grippe in Frankreich, England und dem Deutschen Reich*, Berlin 2006, p. 51–58.
[22]Julius SCHWALBE, *Zur Verhütung und Behandlung der Grippe. Eine Umfrage bei den deutschen Klinikern*, DMW, Nr. 12, 18. 3. 1920, p. 327.
[23]Lidové noviny (weiter LN), 11. 10. 1918, p. 3.
[24]Prager Tagblatt (weiter PT), 29. 8. 1918, p. 3.
[25]PT, 6. 10. 1918, p. 4.
[26]Neue Freie Presse (weiter NFP), 4. 6. 1918, p. 3.
[27]Prager Abendblatt (weiter PA), 18. 10. 1918, p. 3.
[28]Franz DÖRBECK, *Die Influenzapandemie des Jahres 1918*, DMW, Nr. 27, 3. 7. 1919, p. 745.
[29]PT, 4. 10. 1918, p. 3.
[30]DMW, Nr. 1, 1. 1. 1920, p. 28.
[31]PT, 31. 10. 1918, p. 7.
[32]British Medical Journal, Vol. 2, No. 3025, 21. 12. 1918, p. 704.
[33]PT, 24. 10. 1918, p. 10.
[34]Walter LEVINTHAL, Max H. KUCZYNSKI, Erich K. WOLFF, *Epidemiologie, Ätiologie, Pathomorphologie und Pathogenese der Grippe*, München, Wiesbaden 1921, (weiter LKW), p. 27.
[35]Adolf EDELMANN, *Zur klinischen Symptomatologie der lobären Influenzapneumonie,* Wiener klinische Wochenschrift, Nr. 33, 1918, p. 917–919.
[36]LKW, p. 28.
[37]Neuigkeits-Welt-Blatt, 2. 8. 1918, p. 6.
[38]*Der bakteriologische Charakter der „Spanischen Krankheit"*, DMW, Nr. 30, 25. 7. 1918, p. 832.
[39]David M. MORENS, Anthony S. FAUCI, *The 1918 Influenza Pandemic: Insights for the 21st Century*, The Journal of Infectious Diseases, Vol. 195, No. 7, 1. April 2007, p. 1023–1024.
[40]Jeffery K. TAUBENBERGER, David M. MORENS, *1918 Influenza: the Mother of All Pandemics*, Emerging Infectious Diseases, Vol. 12, No. 1, January 2006, p. 16–17.
[41]Signatur illegibile, *Spanish Influenza in Sinkiang: Heavy Death Toll*, 7. 12. 1918, FO 228/3115, TNA. Zitiert nach Mark Osborne HUMPHRIES, *Paths of Infection: The First World War and the Origins of the 1918 Influenza Pandemic*, War in History, Vol. 21, No. 1, January 2014, p. 55–81.
[42]Mark Osborne HUMPHRIES, *Paths of Infection: The First World War and the Origins of the 1918 Influenza Pandemic*, War in History, Vol. 21, No. 1, January 2014, p. 73.
[43]Nora WANG, *Chinesische Kontraktarbeiter in Frankreich im Ersten Weltkrieg*, In: Klaus J. BADE, Corrie van EIJL, Marlou SCHROVER (Hrsg.), *Enzyklopädie Migration in Europa. Vom 17. Jahrhundert bis zur Gegenwart*, Paderborn 2007.
[44]War Diary, Number 3 Native Labour General Hospital, WO 95/4115, TNA. Zitiert nach Mark Osborne HUMPHRIES, *Paths of Infection: The First World War and the Origins of the 1918 Influenza Pandemic*, War in History, Vol. 21, No. 1, January 2014, p. 76.
[45]Hans ZINSSER, *The etiology and epidemiology of influenza*, Medicine, Vol. 1, No. 2, August 1922, p. 213–309.
[46]Vgl. G. Dennis SHANKS, *No evidence of 1918 influenza pandemic origin in Chinese laborers/soldiers in France*, Journal of the Chinese Medical Association, Vol. 79, No. 1, January 2016, p. 46–48.
[47]*Influenza: Haskell, Kansas*, Public Health Reports, Vol. 33, No. 14, 5. 4. 1918, p. 502.
[48]John M. BARRY, *The Great Influenza. The Story of the Deadliest Pandemic in History*, New York 2009 (weiter BARRY), p. 95.
[49]BARRY, p. 169.
[50]Warren Taylor VAUGHAN, *Influenza: An Epidemiologic Study*, Baltimore 1921 (weiter VAUGHAN), p. 70f.
[51]Hans ZINSSER, *The Etiology and Epidemiology of Influenza,* New York 1922, p. 290.
[52]VAUGHAN, p. 70f.
[53]VAUGHAN, p. 74f.
[54]VAUGHAN, p. 93f.

[55]Berliner Klinische Wochenschrift (weiter BKW), Nr. 22, 30. 5. 1921, p. 575.
[56]Pester Lloyd (weiter PL), 4. 4. 1918, p. 16.
[57]Wiener Allgemeine Zeitung, 25. 5. 1918, p. 6.
[58]Neuigkeits-Welt-Blatt, 19. 4. 1918, p. 5.
[59]Grazer Mittags-Zeitung, 10. 5. 1918, p. 2.
[60]Neues Wiener Journal (weiter NWJ), 13. 5. 1918, p. 2.
[61]Antoni TRILLA, Guillem TRILLA, Carolyn DAER, *The 1918 "Spanish Flu" in Spain*, Clinical Infectious Diseases, Vol. 47, No. 5, 1. 9. 2008, p. 668–673.
[62]LKW, p. 21.
[63]Zitiert nach Pete DAVIES, *The Devil's Flu. The World's Deadliest Influenza Epidemic and the Scientific Hunt for the Virus That Caused It*, New York 2000, p. 59.
[64]Wilfried WITTE, *Tollkirschen und Quarantäne. Die Geschichte der Spanischen Grippe*, Berlin 2008, p. 8.
[65]NFP, 3. 6. 1918, p. 6.
[66]NFP, 30. 5. 1918, p. 10.
[67]LN, 2. 6. 1918, p. 5.
[68]NFP, 4. 6. 1918, p. 3 (Abendblatt).
[69]Arbeiter-Zeitung (weiter AZ), 13. 6. 1918, p. 6.
[70]AZ, 4. 6. 1918, p. 4; Pilsner Tagblatt, 4. 6. 1918, p. 4; Mährisches Tagblatt, 4. 6. 1918, p. 3, Tages-Post, 4. 6. 1918, p. 6, u. a.
[71]NWJ, 5. 6. 1918, p. 2.
[72]Clemens PIRQUET, *Volksgesundheit im Krieg. I. Teil*, Wien 1926, p. 9.
[73]Gustav von BERGMANN, *Die spanische Krankheit ist Influenza vera*, DMW, Nr. 34, 22. 8. 1918, p. 933.
[74]Kriegsgeschichtliche Forschungsanstalt des Heeres, *Der Weltkrieg 1914–1918. Die Kriegführung der Westfront 1918*, Berlin 1944, p. 337–338.
[75]Egon FREY, *Studien zur Epidemiologie der Influenza 1918,* Wiener klinische Wochenschrift, Nr. 52, 1918, p. 1570f.
[76]DMW, Nr. 16, 17. 4. 1919, p. 447.
[77]Hermann KAHLER, *Erfahrungen über die „Spanische Krankheit" (Influenza)*, Wiener klinische Wochenschrift, Nr. 41, 1918, p. 1104–1107.
[78]Gerhard VELBURG, *Rumänische Etappe. Der Weltkrieg, wie ich ihn sah*, Minden i. W., Berlin, Leipzig 1930, p. 311–312.
[79]Erich LUDENDORFF, *Meine Kriegserinnerungen 1914–1918*, Berlin 1921, p. 174f.
[80]Wolfgang U. ECKART, *Medizin und Krieg*, Paderborn 2014, p. 198f.
[81]Herbert MICHAELIS, Ernst SCHRAEPLER, Günter SCHEEL, *Ursachen und Folgen. Vom deutschen Zusammenbruch 1918 und 1945 bis zur staatlichen Neuordnung Deutschlands in der Gegenwart – Band II: Der militärische Zusammenbruch und das Ende des Kaiserreichs*, Berlin 1958, p. 385f.
[82]Carol R. BYERLY, *The U. S. Military and the Influenza Pandemic of 1918–1919*, Public Health Reports, Vol. 125, Suppl. 3, April 2010, p. 82–91; Matthew R. SMALLMAN-RAYNOR, Andrew D. CLIFF, *War Epidemics. An Historical Geography of Infectious Diseases in Military Conflict and Civil Strife 1850–2000*, Oxford, New York 2004, p. 403.
[83]BARRY, p. 179.
[84]BARRY, p. 172.
[85]Local Government Board, *Forty-eighth annual report of the Local Government Board, 1918–1919: supplement containing the report of the Medical Department for 1918–19,* London 1919.
[86]NFP, 1. 7. 1918, p. 6.
[87]Český deník (weiter Čd), 22. 6. 1918, p. 3.
[88]NFP, 1. 7. 1918, p. 6; LN, 2. 7. 1918, p. 3.
[89]AZ, 23. 6. 1918, p. 6
[90]NFP, 2. 7. 1918, p. 3 (Abendblatt).
[91]Fremden-Blatt, 2. 7. 1918, p. 5.
[92]Tages-Post, 2. 7. 1918, p. 4.
[93]Neuigkeits-Welt-Blatt, 22. 6. 1918, p. 5.
[94]Österreichische Volks-Zeitung, 29. 6. 1918, p. 4.
[95]Österreichische Volks-Zeitung, 29. 6. 1918, p. 4.
[96]Moravská orlice, 29. 6. 1918, p. 3; PA, 28. 6. 1918, p. 3.
[97]Wiener Bilder, 14. 7. 1918, p. 4.
[98]PL, 2. 7. 1918, p. 3 (Abendblatt).
[99]Ernst JÜNGER, *Feldpostbriefe an die Familie 1915–1918*, hrsg. von Heimo SCHWILK, Stuttgart 2014, p. 117f.
[100]Ernst JÜNGER, *Feldpostbriefe an die Familie 1915–1918*, hrsg. von Heimo SCHWILK, Stuttgart 2014, p. 118.
[101]NFP, 2. 7. 1918, p. 3 (Abendblatt).
[102]NWJ, 2. 7. 1918, p. 3.
[103]PA, 3. 7. 1918, p. 2.
[104]PT, 4. 7. 1918, p. 3.
[105]Österreichische Volkszeitung, 2. 7. 1918.
[106]PA, 3. 7. 1918, p. 2.
[107]NWJ, 2. 7. 1918, p. 3.
[108]Tägliche Rundschau, 5. 7. 1918.
[109]LN, 2. 7. 1918, p. 3.
[110]Čd, 3. 7. 1918, p. 2.
[111]NFP, 4. 7. 1918, p. 25.
[112]BARRY, p. 179.
[113]LN, 24. 7. 1918, p. 5; Národní politika (weiter Np), 24. 7. 1918, p. 6.
[114]PL, 24. 7. 1918, p. 8.
[115]Np, 2. 7. 1918, p. 6.
[116]LN, 7. 7. 1918, p. 4.
[117]Čd, 20. 7. 1918, p. 2.
[118]Np, 23. 7. 1918, p. 3 (odpolední vydání).
[119]LN, 26. 7. 1918, p. 4.
[120]Auszug aus der Tagespresse, 22. Juli 1918, p. 20.
[121]PT, 20. 7. 1918, p. 2 (Abend-Ausgabe).
[122]Neuigkeits-Welt-Blatt, 25. 7. 1918, p. 6.
[123]DMW, Nr. 33, 15. 8. 1918, p. 920.
[124]PL, 30. 7. 1918, p. 10.
[125]PT, 3. 8. 1918, p. 4; Čd, 4. 8. 1918, p. 5.
[126]Kikeriki, 28. 7. 1918, p. 2.
[127]PT, 5. 7. 1918, p. 3.
[128]Deutsche Zeitung Bohemia (weiter DZB), 6. 7. 1918, p. 3.
[129]NFP, 3. 7. 1918, p. 4 (Abendblatt).
[130]Np, 2. 7. 1918, p. 6.
[131]Čd, 3. 7. 1918, p. 2.
[132]Wiener Allgemeine Zeitung, 27. 9. 1918, p. 5.
[133]DZB, 6. 7. 1918, p. 3.
[134]PT, 5. 7. 1918, p. 3; DZB, 6. 7. 1918, p. 3.
[135]PA, 8. 7. 1918, p. 1.
[136]LN, 13. 7. 1918, p. 3.
[137]LN, 19. 7. 1918, p. 3.
[138]Fremden-Blatt, 2. 7. 1918, p. 5.
[139]Berliner Illustrierte Zeitung, 18. 7. 1918.
[140]DMW, Nr. 33, 15. 8. 1918, p. 920.
[141](Linzer) Tages-Post, 1. 7. 1918, p. 7.
[142]Arbeiterwille, 3. 7. 1918, p. 3.

[143]Np, 3. 7. 1918, p. 6.
[144]NWJ, 1. 7. 1918, p. 3.
[145]Kikeriki, 21. 7. 1918, p. 7.
[146]LN, 3. 7. 1918, p. 3; Np, 3. 7. 1918, p. 6
[147]PT, 9. 7. 1918, p. 3.
[148]Kriegszeitung des A. T. V. Graz, 11. 8. 1918, p. 1238.
[149]Wiener Zeitung, 28. 11. 1917, p. 1.
[150]Pilsner Tagblatt, 4. 7. 1918, p. 4.
[151]Wiener Allgemeine Zeitung, 1. 8. 1918, p. 5.
[152]PT, 2. 8. 1918, p. 3.
[153]Pilsner Tagblatt, 11. 7. 1918, p. 5.
[154]PT, 8. 9. 1918, p. 3.
[155]Otto LEICHTENSTERN, Georg STICKER, *Influenza*, Wien und Leipzig 1912, p. 229.
[156]Emil REISS, *Die Serumbehandlung der Grippe*, DMW, Nr. 48, 28. 11. 1918, p. 1328.
[157]Otto LEICHTENSTERN, Georg STICKER, *Influenza*, Wien und Leipzig 1912, p. 229.
[158]BARRY, p. 183.
[159]BARRY, p. 183.
[160]BARRY, p. 192.
[161]BARRY, p. 304.
[162]Čd, 20. 9. 1918, p. 2.
[163]AZ, 13. 9. 1918, p. 4.
[164]Reichenberger Zeitung, 26. 9. 1918, p. 2.
[165]LN, 27. 9. 1918, p. 3.
[166]PT, 25. 9. 1918, p. 2 (Abend-Ausgabe).
[167]PT, 20. 9. 1918, p. 3; DZB, 20. 9. 1918, p. 5.
[168]PA, 21. 9. 1918, p. 3.
[169]Čd, 22. 9. 1918, p. 4; Venkov, 21. 9. 1918, p. 3.
[170]Mährisches Tagblatt, 20. 9. 1918, p. 4.
[171]Čd, 22. 9. 1918, p. 4.
[172]Čd, 24. 9. 1918, p. 3.
[173]PL, 27. 9. 1918, p. 4.
[174]PL, 27. 9. 1918, p. 4.
[175]Wiener Allgemeine Zeitung, 27. 9. 1918, p. 5.
[176]Dělnické listy (weiter Dl), 2. 10. 1918, p. 5.
[177]PT, 12. 9. 1918, p. 3; Právo lidu, 12. 9. 1918, p. 6.
[178]Np, 28. 9. 1918, p. 6.
[179]Roman SANDGRUBER, *Traumzeit für Millionäre*, Graz 2013, p. 321.
[180]LN, 27. 9. 1918, p. 3; Venkov, 1. 10. 1918, p. 5.
[181]Marc HIERONIMUS, *Krankheit und Tod 1918 – Zum Umgang mit der Spanischen Grippe in Frankreich, England und dem Deutschen Reich*, Berlin 2006, p. 198.
[182]Čd, 3, 10, 1918, p. 4.
[183]Čd, 9. 10. 1918, p. 2.
[184] PA, 7. 10. 1918, p. 3
[185]PT, 19. 10. 1918, p. 3.
[186]Dl, 1. 10. 1918, p. 4.
[187]LN, 2. 10. 1918, p. 3.
[188]LN, 4. 10. 1918, p. 3.
[189]Karl HAMPE, *Kriegstagebuch 1914–1918*, Eintrag vom 20. Oktober. Hg. von Folker REICHERT und Eike WOLGAST, München 2004, p. 761.
[190]Čd, 13. 10. 1918, p. 4.
[191]Dl, 4. 10. 1918, p. 5; Venkov, 10. 10. 1918, p. 3.
[192]DMW, Nr. 43, 24. 10. 1918, p. 1200.
[193]PA, 18. 10. 1918, p. 4.
[194]Zitiert nach Robert JÜTTE, *Geschichte der Medizin. Verzweifelter Kampf gegen die Seuche*, Deutsches Ärzteblatt, Heft 1–2, 9. 1. 2006, p. A 33.
[195]PT, 16. 10. 1918, p. 3.
[196]Manfred VASOLD, *Die Spanische Grippe. Die Seuche und der Erste Weltkrieg*, Darmstadt 2009, o. P.
[197]Čd, 20. 10. 1918, p. 4.
[198]LN, 8. 10. 1918, p. 3.
[199]PT, 8. 10. 1918, p. 3.
[200]Čd, 8. 10. 1918, p. 2 (večerní vydání).
[201]České slovo (weiter Čs), 17. 10. 1918, p. 3.
[202]PT, 19. 10. 1918, p. 2 (Abend-Ausgabe).
[203]Čd, 21. 10. 1918, p. 2.
[204]PT, 27. 10. 1918, p. 5.
[205]PT, 20. 10. 1918, p. 3.
[206]PT, 4. 10. 1918, p. 2 (Abend-Ausgabe); in der *Reichenberger Zeitung* heißt es „Hugo Ritter von Schönerer". Reichenberger Zeitung, 5. 10. 1918, p. 6.
[207]Brigitte BIWALD, *Von Helden und Krüppeln. Das österreichungarische Militärsanitätswesen im Ersten Weltkrieg*, Zwei Bände, Wien 2002, p. 559.
[208]DZB, 3. 11. 1918, p. 7.
[209]PT, 3. 10. 1918, p. 3.
[210]Heute Staroměstské náměstí 5 (I-934), Staré Město, zur Zeit der Pandemie Hausnummer 6. Kafkas Eltern hatten die Wohnung im November 1913 angemietet. Das Gebäude wurde 1945 schwer beschädigt und ab 1946 um einen Stock vermindert wiederhergestellt. Die besagte Wohnung der Familie Kafka hat sich deshalb nicht erhalten. Harald SALFELLNER, *Franz Kafka und Prag*, Prag 2011, p. 219–222.
[211]Ottla Kafka an Josef David, 14. 10. 1918, In: Franz KAFKA, *Kritische Ausgabe. Briefe 1918-1920*, Frankfurt am Main 2013, p. 447.
[212]NFP, 18. 10. 1918, p. 9.
[213]NFP, 18. 10. 1918, p. 9.
[214]Věstník obecní hlavního města Prahy, č. 20, 24. 10. 1918, p. 298.
[215]PT, 16. 10. 1918, p. 3.
[216]PT, 13. 10. 1918, p. 5.
[217]PT, 18. 10. 1918, p. 2 (Abend-Ausgabe).
[218]NFP, 18. 10. 1918, p. 9.
[219]Manfred VASOLD, *Die Spanische Grippe. Die Seuche und der Erste Weltkrieg*, Darmstadt 2009, o. P.
[220]Recollections of Miss East and Miss Franklin, in Record Group 22.1, School of Public Health Nursing, Department of Nursing, Box 8, Folder 1, "Personal Experiences during the Outbreak," Simmons College Archives, Boston, Massachusetts.
[221]"Influenza Disappearance Signaled by Whistle Blast at Noon," San Francisco Chronicle, 22 Nov. 1918, p. 1.
[222]Thomas WOLFE, *Look Homeward, Angel. A Story of the Buried Life*, New York 1957, p. 540.
[223]Thomas WOLFE, *Look Homeward, Angel. A Story of the Buried Life*, New York 1957, p. 540.
[224]Hanns Heinz EWERS, *Nachtmahr*, München 1922, p. 144–145.
[225]Alfred HORN, Hans LEHNHART, *K. u. k. Eisenbahn Bilderalbum 3. Elektrische Bahnen*, Wien 1995, p. 477.
[226]BARRY, p. 180.
[227]LKW, p. 198f.
[228]LN, 4. 8. 1918, p. 4.
[229]PT, 22. 8. 1918, p. 3.
[230]PT, 23. 8. 1918, p. 3.
[231]PT, 5. 10. 1918, p. 5.
[232]*Die rätselhafte Epidemie. Zahlreiche Todesopfer der spanischen Grippe*, NWJ, 5. 10. 1918, p. 4.
[233]LKW, p. 22–23.
[234]Ernst WEISS, *Georg Letham – Arzt und Dichter*, Berlin/Wien/Leipzig 1931.

[235]Jakob WASSERMANN, *Kerkhovens dritte Existenz*, Wien 1934.
[236]Ödön von HORVATH, *Don Juan kommt aus dem Krieg*, Frankfurt a. M. 1975.
[237]Čd, 7. 12. 1918, p. 2.
[238]DMW, Nr. 48, 28. 11. 1918, p. 1336; DMW, Nr. 49, 5. 12. 1918, p. 1368.
[239]DMW, Nr. 47, 21. 11. 1918, p. 1312.
[240]Moravská orlice, 5. 12. 1918, p. 3.
[241]Johann HÖGLINGER, *Kriegstagebuch 1914–1918.* Abschrift durch sein „Patenkind" Erich Möstl, Rohrbach 1954, in Computer-Schrift übertragen von Mag. Anton Brand, Rohrbach 2014, p. 52.
[242]PT, 26. 11. 1918, p. 2 (Abend-Ausgabe).
[243]Čd, 8. 11. 1918, p. 3.
[244]PL, 22. 11. 1918, p. 5 (Abendblatt); Večerní České slovo, 20. 11. 1918, p. 3.
[245]Venkov, 26. 11. 1918, p. 4; Österreichische Volkszeitung, 26. 11. 1918.
[246]PT, 5. 12. 1918, p. 2.
[247]Wiener Zeitung, 10. 12. 1918, p. 2 (Wiener Abendpost).
[248]DMW, Nr. 45, 7. 11. 1918, p. 1256.
[249]Fälle von Suizid im Gefolge der Grippepandemie scheinen in den Grippestatistiken meist nicht auf. Die Erhebung der Fallzahlen ist insbesondere für 1918/19 wegen der zahlreichen politisch motivierten Freitode schwierig. Harald SALFELLNER, *Aber Arzt bin ich geblieben – Bilder aus dem Leben des steirischen Dichters Hans Kloepfer,* Prag 2017, p. 166.
[250]DZB, 14. 2. 1919, p. 3.
[251]Venkov, 16. 12. 1918, p. 3; PT, 17. 12. 1918, p. 2.
[252]PT, 3. 11. 1918, p. 5.
[253]Večerní České slovo, 20. 11. 1918, p. 3.
[254]DMW, Nr. 48, 28. 11. 1918, p. 1336; DMW, Nr. 49, 5. 12. 1918, p. 1368.
[255]Zlatá Praha, 4. 12. 1918, p. 95.
[256]Český svět, č. 16, 20. 12. 1918.
[257]Da die Abgrenzung letztlich willkürlich ist, lehnen es manche Autoren ab, die dritte Welle zur Spanischen Grippe zu stellen. Vgl. Christopher W. POTTER, *Chronicle of Influenza Pandemics*, In: Karl G. NICHOLSON, Robert G. WEBSTER, Alan J. HAY, *Textbook of Influenza*, Oxford 1998, p. 3–18.
[258]LKW, p. 23.
[259]Wiener Zeitung, 18. 1. 1919, p. 8.
[260]Moravská orlice, 25. 1. 1919, p. 3.
[261]Čd, 23. 1. 1919, p. 2.
[262]BARRY, p. 381.
[263]BARRY, p. 383.
[264]Hans ZINSSER, *The Etiology and Epidemiology of Influenza,* New York 1922, p. 295.
[265]Čd, 23. 2. 1919, p. 4.
[266]DMW, Nr. 45, 6. 11. 1919, p. 1256.
[267]VAUGHAN, p. 222f.
[268]VAUGHAN, p. 90f.
[269]C. C. C. VOGEL, *Immunitet after Influenza*, Hygienische Rundschau, 1920, p. 725.
[270]Wiener Medizinische Wochenschrift, Nr. 7, 7. 2. 1920, p. 355.
[271]LKW, p. 107.
[272]Historical Estimates of World Population, In: https://www.census.gov/population/international/data/worldpop/table_history.php.
[273]Jeffery K. TAUBENBERGER, David M. MORENS, *1918 Influenza: the Mother of All Pandemics*, Emerging Infectious Diseases, Vol. 12, No. 1, January 2006, p. 15–22; W. H. Frost, *Statistics of Influenza Morbidity: With Special Reference to Certain Factors in Case Incidence and Case Fatality,* Public Health Reports, Vol. 35, No. 11, 12. 3. 1920, p. 584–597; Frank Burnet, E. Clark, *Influenza: A Survey of the Last 50 Years in the Light of Modern Work on the Virus of Epidemic Influenza*, Melbourne 1942.
[274]Alfred W. CROSBY, *America's Forgotten Pandemic. The Influenza of 1918*, Cambridge 1989.
[275]Jeffery K. TAUBENBERGER, David M. MORENS, *1918 Influenza: the Mother of All Pandemics*, Emerging Infectious Diseases, Vol. 12, No. 1, January 2006, p. 15–22.
[276]Pierre DARMON, *La grippe espagnole submerge la France*, L'histoire, N°281, November 2003, p. 79–85. Der Autor extrapoliert die etwa 210.900 französischen Grippeopfer auf die Weltpopulation.
[277]Alfred W. CROSBY, *America's forgotten pandemic. The Influenza of 1918*, Cambridge 1989.
[278]Niall P. A. S. JOHNSON, Jürgen MÜLLER, *Updating the Accounts. Global Mortality of the 1918–1920 „Spanish Influenza Pandemic*, Bulletin of the History of Medicine, Vol. 76, No. 1, Spring 2002, p. 105–115; Niall P. A. S. JOHNSON, *Aspects of the historical geography of the 1918–19 influenza pandemic in Britain*, Cambridge 2001, p. 154–173.
[279]World Health Organization, *Influenza virus infections in humans*, February 2014.
[280]Siddharth CHANDRA, Goran KULJANIN, Jennifer WRAY, *Mortality From the Influenza Pandemic of 1918–1919: The Case of India, Demography*, Vol. 49, No. 3, August 2012), p. 857–865.
[281]G. MARKS, W. K. BEATTY, *Epidemics*, New York City 1976; Milton J. Rosenau, John M. LAST, *Maxcy-Rosenau Public Health and Preventative Medicine*, New York 1980.
[282]Hans ZINSSER, *The Etiology and Epidemiology of Influenza,* New York 1922, p. 295.
[283]Marc HIERONIMUS, *Krankheit und Tod 1918 – Zum Umgang mit der Spanischen Grippe in Frankreich, England und dem Deutschen Reich*, Inauguraldissertation zur Erlangung des Doktorgrades an der Philosophischen Fakultät der Universität Köln, Münster 2006, p. 12.
[284]Lion MURARD, Patrick ZYLBERMANN, *L'Hygiène dans la République. La santé publique en France, ou l'utopie contrariée 1870–1918*, Paris 1996, p. 565, zitiert nach Marc HIERONIMUS, *Krankheit und Tod 1918 – Zum Umgang mit der Spanischen Grippe in Frankreich, England und dem Deutschen Reich*, Inauguraldissertation zur Erlangung des Doktorgrades an der Philosophischen Fakultät der Universität Köln, Münster 2006, p. 12.
[285]DMW, Nr. 1, 1. 1. 1920, p. 21.

Dieser kurzen Geschichte der Spanischen Grippe liegt eine umfangreiche Untersuchung unter dem Titel *Die Pandemie der Spanischen Grippe 1918/19 unter besonderer Berücksichtigung der Böhmischen Länder und der mitteleuropäischen Verhältnisse* zugrunde, die der Autor in den Jahren 2012 bis 2017 als Doktorand am Institut für Medizingeschichte der 1. Medizinischen Fakultät der Prager Karls-Universität durchführte.

Ätiologie: Lehre von den Krankheitsursachen.
Bazillus: stäbchenförmiges Bakterium.
Bronchialatmen: lautes, mittel- bis hochfrequentes Atemgeräusch über den zentralen Atemwegen, sowohl beim Ein- als auch Ausatmen.
Chemotherapeutika: Chemische Verbindungen, die entweder als Medikamente der Krebstherapie das Wachstum entarteter Zellen hemmen sollen (Zytostatika) oder als Antiinfektiva gegen Mikroorganismen in Stellung gebracht werden (Antibiotika, Virustatika etc.).
Diuretika: Wirkstoffe, die die Harnausscheidung fördern.
Empyem: Ansammlung von Eiter in einer vorgeformten Körperhöhle (etwa im Pleuraspalt beim Pleuraempyem).
Encephalitis: Entzündung des Gehirns.
Exitus (letalis): Tod, tödlicher Ausgang.
Expektoration: Auswurf, Sputum.
Expektorantien: auswurffördernde Mittel.
Exzessmortalität: Maß der Sterblichkeit, die über das in gewöhnlichen Perioden Übliche hinausgeht.
filtrierbar: Eigenschaft kleinster Erreger bzw. Viren, die bei der Filtration von den üblichen Bakterienfiltern zurückgehalten werden.
foudroyant: fulminant, plötzlich einsetzend.
Gastroenteritis: Entzündung des Magen-Darmtraktes.
gastrointestinal: den Magen- und Darmtrakt betreffend.
Gastroenteritis: Entzündung des Magen-Darmtraktes.
hämorrhagisch: bluthaltig, zu Blutungen führend, mit Blutaustritt verbunden.
Herzinsuffizienz – Unzulänglichkeit der Herzleistung.
Infiltration: allgemein die Einlagerung von Abwehrzellen ins Gewebe (entzündliches Infiltrat), hier inbesondere auch die Ansammlung von Flüssigkeiten und Zellen in der Lunge (Lungeninfiltrate).
Inkubationszeit: Zeitraum zwischen einer Infektion und dem Auftreten erster Krankheitszeichen.
invisibel: unsichtbar.
ischämisch: blutleer, minderdurchblutet.
kardial: das Herz betreffend.
katarrhalisch: mit vermehrter Sekretabsonderung (vor allem der Atemwege) einhergehend.
kontagiös: ansteckend.
Larynx: Kehlkopf.
Laxans (Mz. Laxantien): Abführmittel.
livide: bläulich, blaßblau, fahl.
moribund: todgeweiht.
Mortalität: Sterblichkeit; Verhältnis der Zahl der Todesfälle zur Gesamtbevölkerung in einem definierten Zeitraum (meist pro 100.000 Bewohner und einem Jahr).
Neuralgie: Schmerzsyndrom im Bereich eines peripheren Nerven (z. B.

Trigeminusneuralgie im Versorgungsgebiet des Nervus trigeminus).
Pandemie: örtlich unbegrenzte, länder- oder erdteilübergreifende Ausbreitung einer Seuche bzw. Infektionskrankheit.
pathogen: (potentiell) krankheitserregend, krankmachend.
Pleura: Rippenfell
Pleuritis: Rippenfellentzündung
Pneumonie: Lungenentzündung.
Polypragmasie: Vielgeschäftigkeit, eine auf mehrere bis zahlreiche Heilmitteln bzw. Therapiemaßnahmen gestützte, konzeptlose Behandlungsstrategie.
Prävention: Maßnahmen zur Verhütung einer Krankheit.
prophylaktisch: vorbeugend.
Prostration: von lat. „Niederwerfen"; starke Beeinträchtigung des allgemeinen Gesundheitszustandes.
pyogen: Eiter bzw. eine Eiterung hervorrufend.
Rezidiv: Rückfall.
sedativ: beruhigend, dämpfend.
Sepsis: Blutvergiftung, systemische Entzündungsreaktion auf eine Infektion.
Sputum: Auswurf, ausgehustetes Sekret der Atemwegsschleimhaut.
subkutan: das Unterhautgewebe betreffend.
Tachykardie: Steigerung der Herzfrequenz auf über 100 Schläge/Minute.
Thorakotomie: Chirurgische Eröffnung der Brusthöhle.
Trachea: Luftröhre.
Tremor: Zittern.
ultramikroskopisch: die mikroskopische Untersuchung von Teilchen betreffend, die kleiner sind als die Auflösungsgrenze der Lichtmikroskopie (0,2 Mikrometer)
Virulenz: Grad der Agressivität von Mikroben im menschlichen Körper.
zyanotisch: blausüchtig, bläulich verfärbte Haut und Schleimhäute der Lippen und Fingernägel (bei O_2-Mangel).

Bildquellen

Legende: d=rechts (dexter), la=links (laevus), s=oben (superus), i=unten (inferus), c=Mitte (centralis)

alechtron.com 148dc • Ansichtskarte/Private Collection 51i, 59las, 72, 120i • Archiv Salfellner 125 • Archiv Vitalis 19i, 26ds, 29s, 71s, 81s, 81i, 95s, 95i, 99s, 104s, 104i, 105, 107s, 107i, 112i, 113i, 131s, 132ila, 134d, 135i, 141ila, 150lai, 150d, 152i, 155alle, 156s, 156i, 157i, 158s, 158i, 162la, 162d, 163alle • Archiv výtvarného umění, Praha 150la • Archivo ABC 55s • Arizona Republican 57 (von oben III) • Arthur Perbal 121id • Basler Nachrichten 38i • Bayer, Leverkusen 80s, 80ila, 80id, 81c • Bernadottebibliotekets arkiv 93s • Bestattungsmuseum, Wien 124i • Bibliothèque nationale de France, Paris 62s, 65, 119, 120s, 149 • Bibliothèque royale de Belgique 34la, 66s, 66i • British Daily Whig 128d • British Library, London, 161 • Bundesarchiv, Berlin 57i, 129la • California State Library 34d • Chicago Historical Society 36lai • Christchurch City Libraries 59d, 82sla, 109d • Clinch Valley News 74lai • Connecticut Historical Society 35s, 35c • Croquis Parisiens 11 • De Telegraaf 10 • Detroiter Abend-Post 50 (von oben V), 60i, 87s • Deutsche Medizinische Wochenschrift 16alle • Deutsches Medizinhistorisches Museum, Ingolstadt 126i • Die Bombe 100 • Die Muskete 100 • Duke University Libraries 83i • ECPAD 62i • El Paso Herald 50 (von oben I) • Ernst-Jünger-Stiftung 69 • etsy.com 148sd • Europeana 142/143 • Evening Public Ledger 56s • Evening Star 50 (von oben IV), 76cla • Fotolia (AdobeStock) 186 • Fremden-Blatt 96 • Gerow V. Watson 49i • Glenbow Archives 91lai • Green, Charles Lyman, *Medical diagnosis for the student and practitioner* 23 • Heger, Hans, *Die Pharmazie im Kriege* 82sd • historiadelamedicina.org 83s • Imperial War Museums, London 42lai, 42ds, 42di, 44i, 45s, 45i, 64i • Institut für Geschichte der

Universität Wien 82i • Kansas Historical Society 46 • Keystone 68 • La Vanguardia 15i • La Vie parisienne 134la • Le Figaro 57 (von oben I) • Le Grelot 15s • Leopold Museum, Wien 102ila • Leopold Museum, Wien 102id • Les archives municipales et métropolitaines de Brest 52las, 52lac, 52lai, 52ds, 52dc, 52di • Library and Archives Canada 91di • Library of Congress, Washington 6, 24, 27d, 29i, 32s, 36sd, 37, 39ila, 47i, 63, 79i, 92i, 121ila, 126s, 132id, 146 • microseg.org 148las • Mosman Library Services Digital Archive 92s • Moving Picture World 113sla • Müller, Leo, *Die Influenza* 17la • Museu Calouste Gulbenkian, Lisbon 97s, 97i • Muzeum Jindřichohradecka 99c • Národní galerie, Praha 136/137 • Nasjonalgalleriet, Oslo 21i • National Archives and Records Administration, Washington 1, 30, 31la, 31d, 32ila, 32id, 36sla, 40, 59lai, 70s, 98, 108i, 109la, 111i, 114i, 115, 129d, 132s • National Library of New Zealand, Wellington 87i, 130 • National Museum of Health and Medicine, Silver Springs 114s, 127, 153s, 153i, 154 • New-York Tribune 50 (von oben II, III), 78, 89d, 90 • Oakland Public Library 25 • Oblastní galerie, Liberec 136la • Oklahoma State University/Private Collection 47s, 48 • Österreichische Nationalbibliothek 102s • postallove.com 148ic • Prager Tagblatt 19s, 35i, 39s, 106 • Privatarchiv Familie Habsburg 135s • Private Collection 51s, 74las, 75s, 103, 145la • Public Health Image Library, CDC, Atlanta Umschlag/s, 9la • Public Health Reports 26di • Punch 13 • Reichspost 94 • Report on the Pandemic influenza 22alle • Sammlung Dr. Losos 124s • Josef Schmiergel 5, 165 • Scranton Wochenblatt 75i • Shorpy Historic Picture Archive 39id, 122/123 • Simplicissimus 14 • South China Morning Post 41 • Soyuzdetfilm 145di • St. Galler Stadtanzeiger 150i • St. Louis Globe Democrat 53 • Staatsarchiv St. Gallen 38s • State Archives and Records New South Wales 36i • State Library and Archives of Florida 33d • State Library of New South Wales 131i • State Library Victoria, Melbourne 85 • Tate Archive 141sla, 141sd • The Barre Daily Times 76di • The Bemidji Daily Pioneer 54 (von oben I) • The Bismarck Tribune 76lai • The Chattanooga News 64s, 73 • The Daily Ardmoreite 76s • The Guardian/Private Collection 42las • The Illustrated London News 21s • The Journal of the Royal Microscopical Society 17d • The Seattle Star 54 (von oben II) • The Tacoma Times 54 (von oben III) • The Topeka State Journal 54 (von oben IV), 76dc • The Washington Times 74d • The Week (Brisbane) 54 (von oben V) • Tulsa Daily World 57 (von oben II) • University of Virginia 128la • US National Library of Medicine, Bethesda 7, 18la, 26la, 71di, 79s • US Naval History and Heritage Command, Washington 8, 20, 28, 88/89, 91ds, 111las, 112s • US Navy Bureau of Medicine and Surgery 58, 70lai • University of North Carolina, Chapel Hill 117s, 117ila, 117id • Vaughan, Warren T., *Influenza. An Epidemiologic Study* Vorsatz, 156d, 157la, 159 • Virginia Commonwealth University Libraries 27la • Vorarlberger Wacht 139s • Wade, Oliver, *Spanish Influenza* 91las, 99i, 160 • Wairarapa Archive 86 • Wellcome Library, London Umschlag/i, 2/3, 33la, 60s, 84, 108s, 110, 118, 133la • Wiener Bilder 67 • Wikimedia Commons 44s, 55i, 56i, 77, 93i, 113d, 121s, 133d, 138, 139i, 141id, 144la, 144sc, 144sd, 144di, 145ds, 146ds, 147, 148lai, 148id, 151d, 152s, 164 (Juliao Fernandes), 166s (Flexman), 166i (Herzi Pinki), 167 (Bautsch), 168s (The National Guard), 168i (Military News Agency), 169 (Military News Agency), 171 (Opzwartbeek), 172 (Tasnim News Agency/Nasser Jafari), 173 (Hamidreza Nikoomaram), 174s (The National Gard), 174i (Ternopil), 176sla (Mariochom), 176 sd (Helén Sjöland), 176ila (Threecharlie), 176id (VisbyStar), 177 (Government of Odisha), 178s (Mehr News Agency/Mohammad Mohsenifar), 178i (Fars News Agency/Mohsen Atayi), 178/179 (Fars News Agency), 180 (Mehr News Agency/Mohammad Mohsenifar), 181 (Mehr Newsagency/Mohammad Mohsenifar), 182 (Mehr News Agency/Morteza Jabberian/CC), 183 (illustration hegasy.de), 185 (Fars News Agency), • Wisconsin Center for Film and Theater Research 49s • ZA/Private Collection 12 • Západočeská galerie, Plzeň 136c • Zlatá Praha 137c, 137d.

 ISBN 978-3-89919-794-5

UMSCHLAG OBEN: Transmissionselektronenmikroskopische Aufnahme des rekonstruierten Influenzavirus' von 1918, Photo von Dr. Terrence Tumpey/Cynthia Goldsmith. UMSCHLAG UNTEN: Propagation von Influenzaschutzmasken in den 1920er Jahren. VORSATZ: Vorführung in der Notfallsambulanz des Roten Kreuzes in Washington, D. C., während der Pandemiezeit. NACHSATZ: Grippestation des Walter Reed Hospitals in Washington, um 1918.

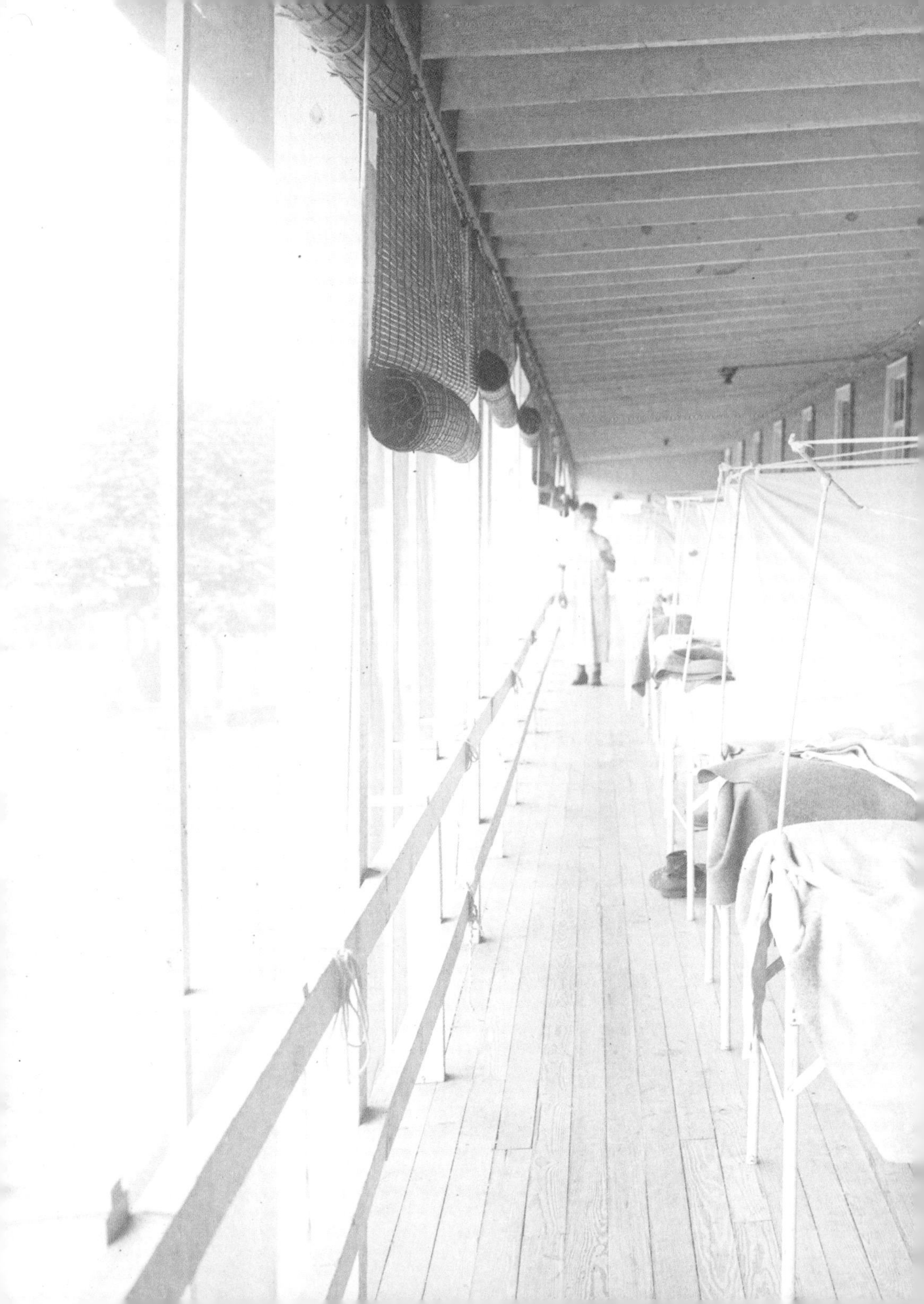